Inhaltsübersicht

Selbsthilfe mit Heilpflanzen — 5

Nervosität und Schlafstörungen — 17

Erkältungskrankheiten — 29

Blasen- und Nierenbeschwerden — 41

Magen- und Darmbeschwerden — 55

Rheuma und Gicht — 69

Gallen- und Leberbeschwerden — 83

Kinderkrankheiten — 89

Frauenbeschwerden und Wechseljahre — 103

Altersbeschwerden — 111

Herz- und Kreislaufstörungen — 129

Leichte Verletzungen, Hautreizungen — 135

Kleine Heilpflanzenkunde — 139

Zum Nachschlagen — 218

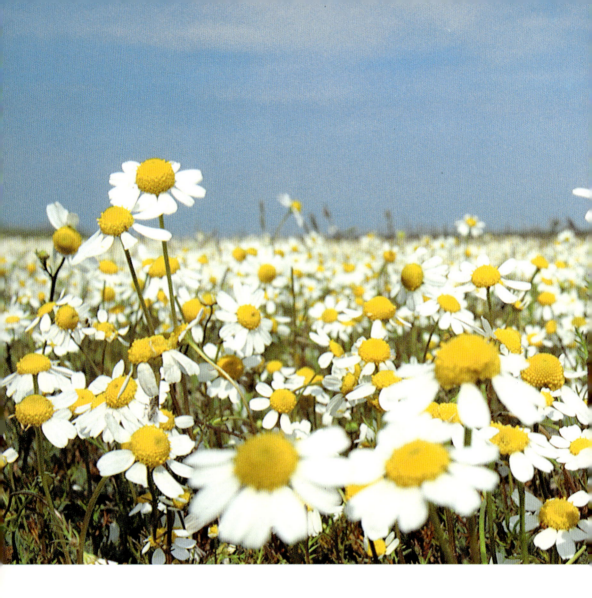

Apotheker Mannfried Pahlow
DER GROSSE GU RATGEBER

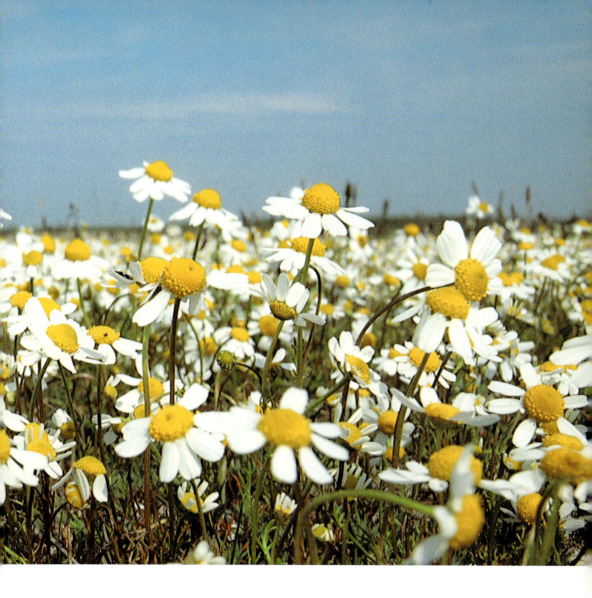

HEILPFLANZEN

Selbstbehandlung der häufigsten Alltagsbeschwerden und Erkrankungen mit ausgewählten Heilpflanzen. Bewährte Rezepte für Tees, Teemischungen, Tinkturen, Salben, Inhalationen, Umschläge, Bäder. Sachkundiger Rat, verläßliche Hilfen.

GU GRÄFE UND UNZER

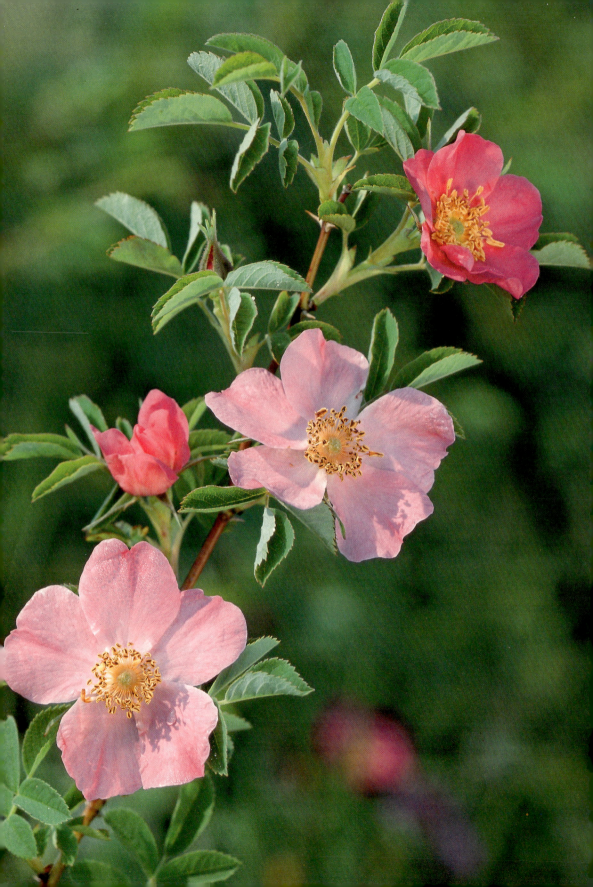

Selbsthilfe mit Heilpflanzen

Ein Wort zuvor ——————————————————— 6

Was Sie über Heilpflanzen wissen sollten ——————— 8

Wie wirken Heilpflanzen? 8
Heilpflanzen und ihre Inhaltsstoffe 8
Heilpflanzen richtig aufbewahren 12
Heilpflanzen selbst sammeln? 12

Die Selbstbehandlung ——————————————— 13

Zubereitung, Anwendung der Tees 13
Die Grenzen der Selbstbehandlung 15

← *Heckenrose*

Ein Wort zuvor

Heilpflanzen haben eine recht wechselvolle Geschichte: Einstmals waren sie die einzigen heilenden Mittel, die man kannte; das Wissen um ihre Wirkung wurde von Generation zu Generation weitergegeben. Die Arzt-Botaniker der Antike waren es zunächst, dann, im Mittelalter, die Mönche, die das Erfahrungswissen schriftlich niederlegten. Viele dieser Autoren haben in ihren Werken wesentliche, zum Teil heute noch gültige Aussagen über die heilende Wirkung von Pflanzen gemacht – im vierten vorchristlichen Jahrhundert waren es beispielsweise Hippokrates (460 bis 377 v.Chr.) und seine Schüler, 100 Jahre später Aristoteles, im zweiten nachchristlichen Jahrhundert wohl vor allem Galenos (Galen), achthundert Jahre später die Äbtissin Hildegard von Bingen (1098 bis 1179), um nur einige zu nennen.
Philippus Theophrastus Bombastus von Hohenheim (1493 bis 1541), genannt Paracelsus, bereicherte die Behandlung mit Heilpflanzen auf seine Weise: Er stellte die Signaturenlehre auf, nach der jedes Kraut durch Farbe oder Aussehen auf seine Verwendbarkeit hinweisen soll.
Um 1600 wurde die Entwicklung der Heilpflanzenkunde kurzfristig dadurch vernachlässigt, daß chemische Verbindungen als Heilmittel in die Medizin eingeführt wurden. Dennoch vertrauten die Menschen auf die heilenden Kräfte der Pflanzen. Mit der Erfindung des Buchdrucks erlangten Kräuterbücher weite Verbreitung; im 16. und 17. Jahrhundert erschienen die Werke von Leonhard Fuchs, Hieronymus Bock, von Petrus Andreas Matthiolus – Namen, die Heilpflanzenkennern noch heute geläufig sind. Im 19. Jahrhundert dann gaben der »Wasserdoktor« Pfarrer Sebastian Kneipp und der Schweizer Kräuterpfarrer Künzle der Heilpflanzenkunde neue Impulse.
Mittlerweile ist die Phytotherapie, die Heilpflanzenkunde, zu einer Wissenschaft geworden; Pflanzeninhaltsstoffe werden bestimmt, ihre Wirkung wird erforscht – es findet Erklärung, was man zuvor nur aus Erfahrung wußte.
Aus der Medizin sind Heilpflanzen nicht mehr wegzudenken; gerade die erfolgreichsten Medikamente enthalten oft Pflanzenwirkstoffe.
Dennoch: In den fünfziger Jahren wurden die Heilpflanzen wiederum für kurze Zeit von chemischen Präparaten verdrängt. Ihrer schnellen Wirkung wegen kritiklos auch zur Behandlung von Alltagsbeschwerden eingesetzt, schadeten diese Mittel oft mehr, als sie nützen konnten.
Denn: Was wirksam ist, hat auch Nebenwirkungen! Je schneller und stärker ein Mittel wirkt, desto größer können die Nebenwirkungen sein. So besann man sich wieder auf die Heilkräfte bewährter Arzneikräuter.
In dieser Renaissance der Heilpflanzen wurde, zumindest am Anfang, aber auch Wesentliches übersehen: die Grenzen ihrer Anwendbarkeit! Heilpflanzen wurden unterschiedslos als Heilmittel »aus der Apotheke Gottes« bejubelt, ihr Einsatz in verantwortungsloser Weise auch für Fälle empfohlen, in denen sie nichts ausrichten. Heilpflanzen können Heilung bringen, sie können lindernd und vorbeugend wirken – Wundermittel allerdings sind sie nicht. Eine Phytotherapie ist nur dann erfolgreich, wenn die richtigen Heilpflanzen gezielt eingesetzt und die Grenzen ihrer Anwendbarkeit sorgfältig beachtet werden – vor allem bei einer Selbstbehandlung.
In diesem Großen GU Ratgeber Heilpflanzen informiere ich Sie, verehrte Leser, über die verantwortungsbewußte Selbstbehandlung mit Heilpflanzen-Zubereitungen – mit Tees, Tinkturen, Bädern, Inhalationen, Umschlägen, Auflagen und Waschungen. Dafür habe ich hauptsächlich jene Heilpflanzen ausgewählt, die wissenschaftlich weitgehend erforscht, in ihrer Heilwirkung anerkannt und zumeist auch vom Bundesgesundheitsamt als natürliche Heilmittel zugelassen sind – Heilpflanzen also, auf die Verlaß ist.
In diesem Buch gebe ich Ihnen Anleitungen für die Behandlung der häufigsten Beschwerden und Mißbefindlichkeiten des Alltags, und zwar sowohl akuter als auch chronischer Art. Ich biete Hilfen an bei Rheuma und Gicht, bei Blasen- und Nierenbeschwerden, bei Erkältungskrankheiten, bei Nervosität und Schlafstörungen, bei Magen- und Darmbeschwerden, bei Gallen- und Leberstörungen, auch bei leichten Verletzungen, Hautreizungen und Wunden.
Besondere Aufmerksamkeit habe ich den Beschwerden im Kindesalter gewidmet, denn Kinder sind nicht »kleine Erwachsene«; sie müssen oft anders behandelt werden. Auch ältere Menschen finden in diesem Buch Hilfe für ihre speziellen Beschwerden. Ein Buch für alle, die sich mit

Ein Wort zuvor

Heilpflanzen-Anwendungen fit und gesund erhalten wollen oder die ihre Gesundheit schnell wieder erlangen möchten; es ist aber auch für diejenigen gedacht, die eine ärztliche Therapie mit Heilpflanzen sinnvoll unterstützen wollen. Ein Buch also für die gesundheitsbewußte Familie zum täglichen Gebrauch.

Damit Sie erfolgreich (be-)handeln können, habe ich alle dabei auftauchenden Fragen zu beantworten versucht.

Bitte informieren Sie sich sorgfältig über die vorschriftsmäßige Zubereitung der Heilpflanzen-Anwendungen, vor allem der Tees (→ Seite 13). Auch die Beachtung der Dosierungsvorschriften (→ Seite 13) ist unabdingbare Voraussetzung für die Wirksamkeit der Heilpflanzen.

Um die Qualität der Drogen, der getrockneten Heilpflanzen, zu erhalten, ist es notwendig, sie sachgerecht aufzubewahren; alles, was Sie über die Aufbewahrung wissen müssen, habe ich Ihnen zusammengestellt (→ Seite 12).

Der Wegweiser zur richtigen Behandlung (→ Seite 13) führt Sie schnell zu der für Sie passenden Anwendung.

Denken Sie daran: Heilpflanzen sind keine Allheilmittel! Deshalb gilt es, die Grenzen der Selbstbehandlung genau einzuhalten. Dazu habe ich Ihnen zum einen allgemeingültige Hinweise gegeben (→ Seite 15), zum anderen spezielle Warnungen bei einzelnen Beschwerdekomplexen. Diese Hinweise sollten Sie zu Ihrem eigenen Schutz unbedingt beachten.

Und damit Sie die wirksamen Heilpflanzen, die ich für Sie zur Anwendung empfohlen habe, näher kennenlernen, habe ich im Kapitel Kleine Heilpflanzenkunde (→ Seite 139) das wichtigste darüber zusammengestellt: Aussehen, Blüte- und Erntezeit, Standort, Wirkstoffe, ebenso die oftmals bewegte Geschichte.

Wer vor hat, sich einen kleinen Heilpflanzengarten anzulegen, oder wer seine Favoriten im eigenen Garten anbauen oder in Balkon- und Terrassen-Kübeln ziehen möchte, der findet auch in diesem Kapitel, unter dem Stichwort »Anbau«, darüber Auskunft.

Ich wünsche mir, daß dieses Buch Ihnen und Ihrer Familie ein verläßlicher Ratgeber ist.

Apotheker Mannfried Pahlow

Was Sie über Heilpflanzen wissen sollten

Wie wirken Heilpflanzen?

Früher hat man sich recht wenig Gedanken darüber gemacht, worauf die Wirkung von Heilpflanzen beruht. Aufgrund von Erfahrungen, die durch viele Generationen erworben und weitergegeben wurden, wußte man, daß bestimmte Pflanzen zahlreiche Erkrankungen lindern und ihre Heilung unterstützen können. Auf diese Erfahrungen verließ man sich – man mußte sich darauf verlassen, denn es war noch nicht möglich, Pflanzen und ihre Heilwirkung wissenschaftlich zu untersuchen.

Heute müssen wir uns nicht mehr nur mit der Erfahrung unserer Vorfahren zufriedengeben; wir wissen inzwischen, warum Heilpflanzen so wertvolle Arzneimittel sind. Mit Hilfe moderner wissenschaftlicher Methoden können die Inhaltsstoffe jeder Pflanze isoliert, analysiert und auf ihre Wirkung hin geprüft werden. Unendlich viele Stoffe sind dabei in den Zellen und dem Zellsaft unserer Heilpflanzen aufgespürt worden: wirksame und (scheinbar) unwirksame, oft in größerer Menge, oft nur in Spuren. Nach und nach gelang es der Wissenschaft, definitiv festzustellen, welche Heilpflanzen wirksam, welche ungeeignet sind. Die Bedeutung einer Heilpflanze sollte man aber nicht allein nach Art und Menge der gefundenen Wirkstoffe beurteilen; die »kleinen«, die »unscheinbaren« Begleitstoffe in einer Heilpflanze bestimmen die Wirkung entscheidend mit. Heilpflanzen sind nicht allein Wirkstoffträger, sie sind gewachsene Heilkraft. Die typische Wirkung einer Heilpflanze beruht auf der Gesamtheit aller ihrer Inhaltsstoffe. Dennoch sind einige Inhaltsstoffgruppen, die nicht nur für den Wissenschaftler interessant sind, bei der Beurteilung der Heilpflanzenwirkung sehr bedeutsam. Sie können sich darüber im Kapitel Heilpflanzen und ihre Inhaltsstoffe (→ linke Spalte) näher informieren.

Viele Heilpflanzen sind zur Behandlung jeweils mehrerer Krankheiten und Befindlichkeitsstörungen geeignet – das ist das Besondere an ihnen. Holunderblüten-Tee zum Beispiel ist altbewährt für Schwitzkuren und bei Erkältungen; dieser Tee lindert aber auch rheumatische Schmerzzustände. Thymian lindert Reiz- und Keuchhusten, hilft aber auch gegen Durchfall und Blähungen. Alle Heilpflanzen-Tees beeinflussen den gesamten Körperstoffwechsel aktivierend durch leichte Heilreize.

Heilpflanzen sind wirksam, und was wirksam ist, kann auch Nebenwirkungen haben, die unerwünscht sind und schädigen können. Deshalb muß ich Sie ausdrücklich davor warnen, einen Heilkräuter-Tee eigenmächtig zum »Haustee« zu erklären, ihn also ständig zu trinken.

Tee-Kuren, die länger als sechs bis acht Wochen dauern sollen, müssen mit dem Arzt abgesprochen werden. Oft sind aber die Beschwerden schon nach wenigen Tagen verschwunden, zumeist nach zwei bis drei Wochen.

Heilpflanzen und ihre Inhaltsstoffe

Wirkstoffe – Ballaststoffe

Bei den Wirkstoffen der Heilpflanzen handelt es sich um solche Stoffe, die eine Pflanze während ihres Wachstums in sich gebildet und gespeichert hat. Doch nicht alle diese Stoffwechselprodukte sind von direktem arzneilichem Wert. In jeder Heilpflanze sind Wirkstoffe und indifferente Stoffe nebeneinander vorhanden. Die indifferenten Stoffe, auch Ballaststoffe genannt, steuern oftmals die Wirksamkeit des pflanzlichen Heilmittels, indem sie die Aufnahme der Wirkstoffe in den Organismus beschleunigen oder verlangsamen.

Fast immer sind in einer Heilpflanze mehrere arzneilich wirksame Inhaltsstoffe vorhanden, von denen einer – der Hauptwirkstoff – den arzneilichen Einsatz der Heilpflanze bestimmt. Wie stark die Nebenwirkstoffe die Wirkung einer Heilpflanze beeinflussen, wird deutlich, wenn man den Hauptwirkstoff isoliert. Er wirkt dann oft anders. Erst das Zusammenspiel aller Inhaltsstoffe einschließlich der Ballaststoffe verleiht der Heilpflanze ihre spezifische Wirkung.

Die Wirkstoffe einer Heilpflanze sind nicht gleichmäßig über die Pflanze verteilt. Mal werden sie bevorzugt in Blüten, Blättern oder Wurzeln gespeichert, mal in Samen, Früchten oder der Rinde.

Was Sie über Heilpflanzen wissen sollten

Der Wirkstoffgehalt einer Heilpflanze schwankt – bedingt durch ihren Standort, durch Ernte und Einbringung. Das ist ein Nachteil, dem man aber weitgehend dadurch vorbeugen kann, daß man zur richtigen Zeit erntet und bei der Aufbereitung größte Sorgfalt walten läßt. Heilpflanzen aus der Apotheke sind wirkstoffreich. Gut vorbereitete Arzneipflanzen, richtig gelagert, verlieren auch durch das Trocknen nur wenig von ihrer Wirksamkeit.

Sehr viele Heilpflanzen kommen erst bei Anwendung über längere Zeit (zum Beispiel durch eine Tee-Kur über sechs bis acht Wochen) voll zur Wirkung. Genaue Angaben finden Sie bei den jeweiligen Tee-Rezepten.

Das Wort »Droge« steht hier für getrocknete, sachkundig aufbereitete Heilpflanzen oder Teile davon.

Die Apotheker verwendeten das Wort »Droge« schon immer als Bezeichnung für getrocknete Heilpflanzen; aus ihm leitet sich auch die für den Apotheker in einigen Ländern gebräuchliche Berufsbezeichnung »Drogist« ab. Erst in jüngster Zeit hat sich das Wort »Droge« auch als Bezeichnung für Suchtmittel verschiedener Art durchgesetzt.

Zum besseren Verständnis der Inhaltsstoffe und ihrer Wirkung ist es von Vorteil, die wichtigsten Wirkstoffgruppen unserer Heilpflanzen genauer kennenzulernen. Dabei kommt es weniger auf die chemische Zusammensetzung, sondern auf die Wirksamkeit bei bestimmten Erkrankungen an. Außer den nachfolgend aufgeführten Wirkstoffgruppen finden sich in Heilpflanzen auch noch andere Inhaltsstoffe, unter denen sich zwar der Laie nichts vorstellen kann, die aber dem Fachmann wichtige Hinweise geben. Eine allgemeine Erklärung dieser Stoffe wurde wegen der komplizierten Zusammensetzung (chemischer Aufbau) und des ebenso komplizierten Wirkungsmechanismus gar nicht erst versucht, weil ein solcher Versuch Stückwerk bleiben müßte.

Bitterstoffe

Es gibt eine große Zahl von Pflanzen, deren Inhaltsstoffe bitter schmecken. Doch wenn hier von Bitterstoffdrogen die Rede ist, so sind nur jene Heilpflanzen gemeint, deren Wirkprinzip allein auf das Vorhandensein sogenannter »Bittermittel« zurückgeführt werden kann.

Bitterstoffdrogen werden in der Phytotherapie Amara genannt. Bewährt hat sich die Unterteilung in:
- Die reinen Bittermittel, die Amara tonica,
- die Bittermittel, die neben den Bitterstoffen ätherisches Öl in nennenswerter Menge enthalten und deshalb bitteraromatisch schmecken, die Amara aromatica, und schließlich
- die Bittermittel, die auch Scharfstoffe oder ätherisches Öl enthalten, deshalb bitter und scharf oder bitteraromatisch schmecken, die Amara acria oder Acria aromatica.

Es gibt viele Heilpflanzen, die zu den reinen Bittermitteln, den Amara tonica, gezählt werden, doch hat sich eine überschaubare Anzahl herauskristallisiert, die als besonders wirksam empfohlen werden kann. Bitterstoffe regen die Magensaftsekretion intensiv an und entfalten darüber hinaus eine tonisierende (kräftigende) Allgemeinwirkung. Deshalb kann man Bitterstoffdrogen bei fehlendem Appetit und zur Verbesserung der Verdauung erfolgreich anwenden. Ebensogut wirken sie bei der Behebung von verschiedenen Schwächezuständen: Rekonvaleszenten, blutarme und nervös erschöpfte Menschen finden bei kurmäßiger Anwendung der Bitterstoffdrogen eine sichere Hilfe. Typische Bitterstoffdrogen sind Tausendgüldenkraut und Enzian.

Bitterstoffdrogen, die gleichzeitig ätherisches Öl enthalten, also Amara aromatica, unterscheiden sich in ihrer Wirkung zwar nicht wesentlich von den reinen Bittermitteln, den Amara tonica, sie bringen jedoch zusätzlich die Wirkung der ätherischen Öle mit, wodurch ihr Anwendungsbereich erweitert wird. Wermut und Schafgarbe sind wichtige Vertreter dieser Gruppe. Allgemein kann man über die Wirkung der Amara aromatica sagen, daß sie auf den Magen wie die Bitterstoffdrogen wirken. Oftmals wird diese Wirkung verstärkt, da die ätherischen Öle durch ihren Duft auf reflektorischem Wege die Magensaftsekretion anregen. Ihre Wirkung erstreckt sich aber auch auf den Darm und beeinflußt die Gallen- und Leberfunktion. Da ätherische Öle antiseptisch (bakterienfeindlich) wirken, kommt den Amara aromatica auch eine gewisse antibakterielle und antiparasitäre Wirkung (Wirkung gegen Bakterien und Parasiten) zu. Besonders bei Gärungserscheinungen im Darm ist die erweiter-

te Wirkung dieser Drogen sehr geschätzt. Außerdem wirken einige ein wenig harntreibend, eine Nebenwirkung, die meist recht willkommen ist.
Bittermittel, die Scharfstoffe enthalten und deshalb bitter und scharf schmecken, findet man unter den einheimischen Heilpflanzen kaum – als Amara acria verwendet man ausländische Heilpflanzen wie den Ingwer und andere. Diese Drogen verbessern die Kreislauffunktion. Die Wirkung der Bitterstoffe wird hier unterstützt durch die Scharfstoffe.
Professor Dr. Hans Glatzel, Internist und Ernährungsphysiologe, stellte fest, daß die Verdauung den Kreislauf wesentlich stärker belastet, als bisher angenommen wurde. Die Bitterstoffdrogen Amara, Amara aromatica und vor allem die Amara acria können dieser Belastung entgegenwirken.

Ätherische Öle
Wenn in dem Begriff »ätherische Öle« auch das Wort »Äther« enthalten ist, so haben sie doch nichts mit dem Äther zu tun, den man früher bei Narkosen verwendete.
Ätherische Öle sind pflanzliche Inhaltsstoffe, die aufgrund ihrer Beschaffenheit leicht flüchtig, in Wasser jedoch nur wenig oder überhaupt nicht löslich sind. Sie riechen stark, und zwar bis auf wenige Ausnahmen angenehm. Ätherische Öle kommen im Pflanzenreich häufig vor; es gibt kaum Pflanzen, die völlig frei sind von ätherischen Ölen. In der Pflanzenheilkunde werden aber nur die Heilpflanzen als ätherische Öldrogen zusammengefaßt, die einen besonders hohen Gehalt dieser »Duftöle« – nämlich 0,1 bis 10 Prozent – aufweisen. Dazu gehören speziell die Vertreter der beiden botanischen Familien Lippenblütler und Doldengewächse. In der Pflanze werden die ätherischen Öle in besonderen »Ölbehältern«, den Ölzellen, Ölgängen oder Öldrüsenhaaren, abgelagert. Ätherische Öle setzen sich aus sehr vielen verschiedenen Substanzen zusammen. So konnten in einem einzigen ätherischen Öl über 50 Einzelstoffe identifiziert werden.
Den Heilpflanzen, die ätherische Öle enthalten, sind folgende Heilwirkungen gemeinsam: Entzündungswidrig bei mehr oder weniger stark ausgeprägter Hautreizung, expektorierend (das Abhusten erleichternd), harntreibend, krampflösend sowie tonisierend (stärkend) auf Magen, Darm, Galle und Leber. Drogen mit ätherischem Öl bekämpfen Gärungserreger, Bakterien und möglicherweise sogar Viren. Hier muß man sich allerdings im klaren darüber sein, daß »bekämpfen« nicht gleichbedeutend ist mit »abtöten«.

Flavonoide
Die Bezeichnung »Flavonoide« (Flavone) ist ein Sammelbegriff für verschiedene Stoffe gleicher chemischer Grundstruktur. Es ist schwierig, die Wirkung der flavonoidhaltigen Drogen zu charakterisieren, denn ausschlaggebend sind die Art und die Menge der in ihnen enthaltenen Flavonoide. Flavonoide haben sehr unterschiedliche chemische und physikalische Eigenschaften, deshalb kann man keine einheitliche Wirkung annehmen. Dennoch sind einige Wirkungen bezeichnend: eine Wirkung bei abnormer Kapillarbrüchigkeit (Brüchigkeit feiner und feinster Blutgefäße), eine Wirkung bei bestimmten Herz- und Kreislaufstörungen, eine wassertreibende und eine krampflösende Wirkung im Verdauungstrakt. An der Gesamtwirkung einer Heilpflanze sind Flavonoide zweifellos immer aktiv beteiligt.

Gerbstoffe
Gerbstoffe im pharmazeutischen Sinne sind Pflanzeninhaltsstoffe, die in der Lage sind, Eiweißstoffe der Haut und der Schleimhaut zu binden und in widerstandsfähige, unlösliche Stoffe zu überführen. Darauf beruht auch ihre Heilwirkung: Sie entziehen den auf Haut oder Schleimhaut angesiedelten Bakterien den Nährboden. Wir kennen und verwenden Heilpflanzen, die Gerbstoffe als Hauptwirkstoff enthalten (beispielsweise Blutwurz und Heidelbeere), andere, bei denen Gerbstoff als erwünschter Nebenwirkstoff vorhanden ist, und Heilpflanzen, bei denen der Gerbstoff störend wirkt, da er den Magen reizen kann (zum Beispiel Bärentraubenblätter). Will man nicht auf letztere verzichten, so bereitet man die Tees auf kaltem Wege. Dann gelangt nur ein Bruchteil der Gerbstoffe in den Tee.
Als Gurgelmittel bei Angina, als Mundspülmittel bei entzündetem Zahnfleisch, als Umschlag zur Wundbehandlung, vor allen Dingen aber als Mittel gegen Durchfall leisten Gerbstoffdrogen gute Dienste. Teilbäder mit Gerbstoffdrogen bei Hämorrhoiden, Frostbeulen und Entzündungen sind gleichfalls empfehlenswerte Heilmaßnahmen.

Glykoside

Glykoside sind im Pflanzenreich verbreitet vorkommende Stoffe. Ihre Wirkungsvielfalt und Wirkungsverschiedenheit ist so groß, daß eine Zusammenfassung unter einem chemischen Begriff, nämlich dem der Glykoside, nicht viel aussagt – auf die Wirkungen kommt es an. Die Bezeichnung »Glykosiddrogen« ist aber zu einem festen Bestandteil der wissenschaftlichen Literatur geworden und wird deshalb hier erwähnt.
Allen Glykosiden ist gemeinsam, daß sie durch Hydrolyse (Aufspaltung unter Wasseraufnahme) in einen Zucker und einen Nicht-Zucker, das Aglykon, gespalten werden können. Das Aglykon bestimmt weitgehend die Wirkung. Beispiele: Die herzwirksamen und schleimlösenden Stoffe einiger Heilpflanzen, die abführenden Stoffe der Faulbaumrinde und die Wirkstoffe der Bärentraubenblätter sind Glykoside.
Auch die schweißtreibende Wirkung der Lindenblüten und die Wirkung vieler Bitterstoffdrogen sind auf Glykoside zurückzuführen.

Kieselsäure

Pflanzen aus der Familie der Schachtelhalme (Equisetaceen), der Rauhblattgewächse (Boraginaceen) und der Gräser (Gramineen) nehmen viel Kieselsäure aus dem Boden auf und lagern sie in ihren Zellmembranen oder ihrer Zellsubstanz (Protoplasma) ab. In manchen Fällen sind die Salze der Kieselsäure (Silikate) wasserlöslich.
Da nun die Kieselsäure auch ein unentbehrlicher Bestandteil des menschlichen Organismus ist, kann man mit Kieselsäuredrogen dort Besserung erzielen, wo durch Verminderung des Kieselsäureangebots in der Nahrung vor allem Bindegewebe, Haut, Haare oder Nägel geschädigt sind.
Eine pharmazeutisch vielgenutzte Droge ist das Schachtelhalmkraut, das innerlich als Tee, äußerlich zum Gurgeln, Mundspülen und als Badezusatz verwendet wird.

Saponine

Saponine sind pflanzliche Glykoside, die zusammen mit Wasser einen haltbaren Schaum ergeben, Öl in Wasser emulgieren und eine hämolytische Wirkung besitzen, das heißt, den roten Blutfarbstoff aus den roten Blutkörperchen austreten lassen. Saponindrogen können bei festsitzendem Husten gebraucht werden. Es kommt wegen der Oberflächenaktivität der Saponine zur Verflüssigung des zähen Schleims, der sich dann leichter abhusten läßt. Der vom Körper neu gebildete Schleim kann ungehindert abfließen.
Durch leichte Reizwirkung auf die Magenschleimhaut kommt es reflektorisch zur Vermehrung der Sekretion (Absonderung) aller Drüsen, was sich in den Bronchien günstig bemerkbar macht.
Manche Saponindrogen besitzen auch eine wassertreibende Wirkung und werden häufig für die sogenannten Blutreinigungskuren (Frühjahrs- und Herbstkur) herangezogen. Sie wirken auch gegen Hautunreinheiten und gegen rheumatische Beschwerden. Schließlich können manche Saponindrogen Ödeme ausschwemmen und entzündungswidrig wirksam sein. Und nicht zuletzt beeinflussen Saponine in Heilpflanzen die Resorption (Aufnahme) anderer pflanzlicher Wirkstoffe entscheidend, wodurch oft geringe Wirkstoffmengen »große« Wirkung zeigen.
Saponine sind aber auch nicht ganz ungefährlich – ein Zuviel reizt die Darmschleimhaut.

Schleim

Unter Schleim im botanisch-pharmakologischen Sinn versteht man kohlenhydrathaltige Stoffe, die mit Wasser stark aufquellen und eine viskose (fadenziehende) Flüssigkeit liefern. Schleimdrogen sind im Pflanzenreich weit verbreitet, doch in nur wenigen Pflanzen – beispielsweise Eibisch, Lein und Isländisch Moos – in solcher Menge enthalten, daß man sie therapeutisch nutzen kann. In den vielen anderen Fällen beeinflussen sie jedoch die Wirkungsintensität anderer pflanzlicher Wirkstoffe entscheidend.
Die pharmakologische Wirkung der Pflanzenschleime läßt sich mit »Reizmilderung« am besten beschreiben. Der Schleim legt sich als feine Schicht um die Schleimhäute und schützt sie so vor örtlich reizenden Stoffen oder wirkt reizmildernd. Entzündungen, vor allem solche der Schleimhäute, klingen unter dem Einfluß der Schleimdrogen schnell ab. Schleim wird nicht resorbiert, die Wirkung ist also rein lokal.
Eine hustenstillende Wirkung besitzen Schleimdrogen, wenn der Husten durch Reizzustände im Rachen und am Kehldeckel ausgelöst wird.
Schleimdrogen wirken leicht abführend, weil sie die Darmfüllung auflockern, Wasser zurückhalten und quellen (Leinsamen).

Selbsthilfe mit Heilpflanzen

Eine besondere Eigenschaft der Schleime ist die Abschwächung der Geschmacksempfindung, vor allem für Saueres. Ein eindrucksvolles Beispiel dafür: Himbeeren enthalten weniger Zucker und mehr Säuren als Johannisbeeren. Da sie aber reicher an Schleimstoffen sind, schmecken sie süßer als Johannisbeeren.

Vitamine, Mineralien und Spurenelemente
Bei einer Vorstellung der wichtigsten Pflanzeninhaltsstoffe dürfen die sogenannten »essentiellen Nährstoffe« nicht fehlen. Sie sind im Organismus nötig, um Gerüstsubstanzen (Bindegewebe, Knochen, Zähne) und Zellstrukturen aufzubauen, Bausteine für körpereigene Enzyme (Fermente) und Hormone zu liefern, Stoffwechselprozesse zu aktivieren und Organfunktionen und den Wasserhaushalt zu beeinflussen. Ohne diese Stoffe ist Leben schlechterdings nicht möglich. Ihr ausreichendes und ausgewogenes Angebot in der Nahrung ist lebenswichtig. Das erklärt die Bedeutung pflanzlicher Nahrung (Gemüse, Salat, Obst).
Auch bei der Behandlung von Krankheiten, bei denen ein Mangel an Mineralstoffen, Spurenelementen und Vitaminen vorliegt, sind Zubereitungen aus Heilpflanzen mit diesen Inhaltsstoffen besonders wichtig. Mineralstoffe, Spurenelemente und Vitamine gehen teilweise bei der Tee-Zubereitung in Lösung und sind dadurch auch an der Heilwirkung beteiligt. Ist ein bestimmtes Vitamin der Hauptwirkstoff einer Heilpflanze, dann kann die Droge gezielt als Vitaminlieferant eingesetzt werden. Das ist zum Beispiel bei der Hagebutte der Fall, die besonders viel Vitamin C enthält.

Heilpflanzen richtig aufbewahren

Bewahren Sie Heilkräuter immer in dunklen Glasgefäßen oder in Weißblechdosen auf. So sind sie vor Lichteinfall und Feuchtigkeit geschützt und behalten ihre Qualität.
Wichtig ist auch die Beschriftung der Aufbewahrungsgefäße, denn getrocknete und zerkleinerte Heilpflanzen, die Teedrogen, kann man nur schwer voneinander unterscheiden. Außerdem sollten Sie einen Zettel ins Gefäß legen, auf den Sie neben dem Datum, an dem Sie die Pflanze eingekauft oder Ihr Sammelgut aufbereitet haben, notieren, wer in Ihrer Familie mit diesem Tee behandelt worden ist, bei welchen Beschwerden und in welcher Dosierung er geholfen hat.
Heilkräuter von hochwertiger Qualität bekommen Sie bei Ihrem Apotheker, denn er ist gesetzlich dazu verpflichtet, alle Heilpflanzen vor der Abgabe auf Reinheit und Qualität zu überprüfen. Die Qualitätskriterien für Heilpflanzen sind in den jeweils gültigen Arzneibüchern festgelegt. Diese Kriterien sind auch im Hinblick auf die als wirksam erkannten Inhaltsstoffe recht streng.
Ihr Apotheker stellt Ihnen auch alle in diesem Ratgeber empfohlenen Tee-Mischungen zusammen (die Zahlenangaben in den Rezepten beziehen sich auf Gramm, zum Beispiel Kamille 20,0 = 20,0 Gramm Kamillenblüten).

Heilpflanzen selbst sammeln?

Sollten Sie einige Heilkräuter selbst sammeln wollen, dann müssen Sie unbedingt umfassende botanische Kenntnisse besitzen.
Ob Ihre Kenntnisse ausreichend sind, können Sie relativ leicht selbst überprüfen. Stellen Sie sich doch einmal folgende Fragen:
● Kann ich die von mir gesuchte Heilpflanze in der Natur zweifelsfrei erkennen?
● Weiß ich, daß einige Heilpflanzen giftige »Doppelgänger« haben?
● Weiß ich, welche Heilpflanzen giftig sind, deshalb zur Selbstmedikation ungeeignet, weil lebensgefährlich?
● Weiß ich, welche Heilpflanzen geschützt sind und auf keinen Fall gesammelt werden dürfen?
● Weiß ich, in welcher Umgebung ich Heilpflanzen sammeln kann – erkenne ich, ob eine

Wiese, ein Feld, ein Waldrand frei ist von Umweltverschmutzung?
● Weiß ich, zu welcher Tages- und Jahreszeit ich die Heilpflanze meiner Wahl sammeln soll, damit sie ihre optimale Wirkung entfalten kann?
● Weiß ich, welcher Pflanzenteil als »Droge« für den Tee genutzt wird – Blüten, Früchte, Samen, Wurzeln, Rinde oder das ganze Kraut?
● Weiß ich, wie die Sammelausbeute sachgerecht aufbereitet wird? Wenn ja, habe ich die Möglichkeit dazu?

Bitte beachten Sie
Wird die Wurzel verwendet, so verbietet sich das Sammeln, denn dadurch würde der Wildbestand der Heilpflanze gefährdet! Für arzneiliche Zwecke (auch für Tees) stammen Wurzeln aus Kulturen.

Sollten Sie mit Hilfe dieser »Gewissenserforschung« feststellen, daß Sie nur wenig über Heilpflanzen wissen, so verbietet sich das Selbersammeln für Sie zunächst.
Möchten Sie hingegen, angeregt durch diesen Ratgeber, mehr darüber erfahren, so können Sie mit bewährten Heilpflanzenbüchern und Sammelführern Ihre Kenntnisse erweitern (→ Bücher, die weiterhelfen, Seite 219).
Einige der in diesem Buch genannten Heilpflanzen können Sie im eigenen Garten oder als Kübelpflanzen auf Balkon oder Terrasse selbst anbauen. Wie man das macht, erfahren Sie im Kapitel »Kleine Heilpflanzenkunde« (→ Seite 139), jeweils unter dem Stichwort »Anbau«.

Die Selbstbehandlung

Zubereitung, Anwendung der Tees

Kräuter-Tees sind Arzneimittel. Wie andere Arzneimittel wirken sie nur dann optimal, wenn sie gezielt angewendet und richtig dosiert werden. Auch die vorschriftsmäßige Tee-Zubereitung ist von großer Bedeutung: Die verwendete Menge, die Wassertemperatur und die Dauer des Ausziehens, selbst die Art des Teetrinkens (schluckweise, warm, heiß oder kalt) sind bedeutsam. Bitte halten Sie sich bei all dem an die genauen Anweisungen in diesem Buch, damit der Tee seine Wirkung voll entfalten kann.
Um Ihnen den Umgang mit Heilpflanzen-Tees zu erleichtern, habe ich mich bemüht, für die meisten der in diesem Ratgeber empfohlenen Tees eine einheitliche Art der Zubereitung zu finden. Wenn bei den einzelnen Tee-Empfehlungen nichts anderes angegeben ist, gelten folgende Vorschriften:

Zubereitung der Tees:
2 gehäufte Teelöffel Droge (Einzeltee oder Tee-Mischung) mit 1/4 Liter siedendem Wasser übergießen, zugedeckt 10 Minuten ziehen lassen und durch ein Sieb abseihen.

Innerliche Anwendung der Tees:
2 bis 3 Tassen Tee schluckweise mäßig warm zwischen den Mahlzeiten trinken. Sie können die Tees mit Honig süßen, sofern Sie nicht zuckerkrank sind.
Bitte beachten Sie aber auch die im Text angegebenen Abweichungen gewissenhaft!

Äußerliche Anwendung der Tees:
Neben der innerlichen Anwendung, dem Teetrinken, kann man Heiltees auch äußerlich verwenden; das gilt vor allem für ungemischte Tees. Man spricht von äußerlicher Anwendung, wenn man mit dem Tee gurgelt, den Mund spült, das Zahnfleisch einreibt, Wunden behandelt, Dampfbäder, Einläufe, Umschläge, Teil- und Vollbäder macht oder die Augen spült.

Selbsthilfe mit Heilpflanzen

- Vollbäder:

Vollbäder mit Drogenauszügen machen Sie in Ihrer Badewanne bei Temperaturen zwischen 35 und 38 °C, Badedauer etwa 10 bis 15 Minuten. Anschließende Bettruhe ist zu empfehlen, weil die Bettwärme die Nachwirkung des Vollbades verstärkt. In der Apotheke bekommt man medizinische Badeextrakte auf pflanzlicher Basis. Es ist vorteilhaft, diese fertigen Extrakte zu verwenden, weil es etwas mühsam ist, sich den Kräuterauszug für ein Vollbad selbst zu bereiten. Dennoch habe ich dort, wo Kräuter-Vollbäder empfohlen sind, auch die Vorschriften für die Selbstherstellung angegeben.

- Teilbäder:

Teilbäder für verletzte Glieder (Finger, Hand, Fuß) sind sehr einfach auszuführen: Sie bereiten sich einen Tee und baden darin bei mäßiger Temperatur (35 bis 40 °C) die erkrankten Körperteile etwa 10 Minuten lang. Für 1 Liter Badeflüssigkeit benötigen Sie 1 Eßlöffel Droge; mit kaltem Wasser übergießen, aufkochen, 10 Minuten ziehen lassen, abseihen und auf die angegebene Temperatur abkühlen lassen.

- Ansteigende Fußbäder:

Eine wichtige Anwendung zur Abwehr von beginnenden Erkältungskrankheiten ist das ansteigende Fußbad. Es führt zu einer kräftigen Durchwärmung des ganzen Körpers, fördert die Durchblutung der Schleimhäute in der Nase sowie im Rachenraum und verhindert, daß eine beginnende Erkältungskrankheit, ein Virusinfekt, sich weiter ausbreitet, da Temperaturen über 38 °C den Krankheitserregern nicht gut bekommen.
Sie benötigen für das Bad eine hohe Fußbadewanne und warmes bis heißes Wasser. In die Fußbadewanne geben Sie 1 Liter Thymian-Tee (*Zubereitung* → Seite 13) und 1/2 Liter Schachtelhalm-Tee (*Zubereitung* → Seite 13). Nach Auffüllen mit Wasser von 37 °C wird mit dem Fußbad begonnen, die Temperatur durch Zugabe von heißem Wasser langsam gesteigert, so lange, wie es erträglich ist. Nach etwa 10 bis 15 Minuten beenden Sie das Fußbad, trocknen die Füße ab und ziehen warme Socken an.

- Inhalationen und Dampfbäder:

Hierfür geben Sie eine kleine Handvoll Teekräuter in einen Topf und übergießen sie mit 1/2 bis 1 Liter siedendem Wasser.
Bei der Inhalation atmen Sie, Kopf und Gefäß mit einem Tuch abgedeckt, die Kräuterdämpfe langsam und tief durch Mund und/oder Nase ein.
Beim Dampfbad lassen Sie die Dämpfe auf die Haut einwirken. Steigen keine Dämpfe mehr auf, dann muß der Ansatz noch einmal zur »Wiederbelebung« erhitzt werden, denn die Behandlung soll etwa 5 bis 10 Minuten dauern.
Für Dampfbäder im Anal- oder Genitalbereich (After oder Geschlechtsorgane) brauchen Sie ein standfestes Gefäß, auf das Sie sich setzen können. Für den Ansatz übergießen Sie 3 bis 4 Eßlöffel Kräuter mit 3 Liter siedendem Wasser.

- Umschläge:

Für feuchte Verbände oder Wundumschläge tränken Sie einen Wattebausch oder Mulltupfer mit dem Tee, drücken ihn leicht aus und bedecken damit die zu behandelnden Stellen. Der Wundumschlag bleibt einige Stunden liegen, der feuchte Verband so lange, bis er trocken ist. Um die Feuchtigkeit des Verbands zu erhalten, ohne ihn erneuern zu müssen, kann man ihn, nachdem er trocken geworden ist, mehrmals mit dem verwendeten Tee nachfeuchten.

- Waschungen:

Für Waschungen mit Kräuter-Tees (bei Hautunreinheiten sehr empfehlenswert) tauchen Sie ein sauberes Tuch oder ein Mulläppchen in den lauwarmen Tee und waschen unter kreisenden Bewegungen die »unreinen« Hautstellen. Wenn es darum geht, Krusten aus Blut, Sekret oder Eiter zu beseitigen, drücken Sie zunächst mehrmals ein mit Tee getränktes Mulläppchen (so heiß, wie Sie es vertragen) auf die verkrusteten Stellen und beginnen erst nach 10 Minuten mit der Reinigung. Dann sind die Krusten aufgeweicht und lassen sich schmerzlos abwaschen.

- Gurgellösung und Mundspülung:

Zum Gurgeln und Mundspülen verwendet man den normalen Kräuter-Tee – natürlich ungesüßt. Wichtig ist nur, daß die Behandlung lange genug durchgeführt wird. Die reine Gurgelzeit (abzüglich der zum Atmen notwendigen Unterbrechungen) soll mindestens 1 Minute betragen, das Mundspülen etwa 5 Minuten dauern.

● Augenwaschungen:
Auch für Augenwaschungen und – eventuell mit der gleichen Menge Wasser verdünnt – für Augenspülungen verwendet man den empfohlenen Tee ungesüßt: Die Augen werden mit einem teegetränkten Wattebausch oder Mulläppchen von außen nach innen, also von der Schläfe zur Nase hin, jeweils 3 Minuten lang ausgewaschen.

Für Augenspülungen benutzen Sie am besten eine Augenbadewanne, die Sie in der Apotheke kaufen können: Die mit dem Teeaufguß gefüllte Augenbadewanne ans Auge drücken, den Kopf langsam nach hinten neigen, das Auge öffnen und ein wenig hin und her bewegen, so wird es in der Flüssigkeit regelrecht »gebadet«. Diese Behandlung ist jeweils 3 bis 5 Minuten lang durchzuführen. Es ist ratsam, den Kräuter-Tee vor dem Augenbad zu filtrieren (Kaffeefilter) und dann noch einmal kurz aufzukochen.

● Kräuter-Säckchen:
Mit ihrer Hilfe kann man zum einen Geschwülste erweichen, reifen oder zerteilen, zum anderen Schmerzen lindern durch die Wärme. Deshalb sollen Kräuter-Säckchen sehr warm bis heiß aufgelegt werden; die Temperatur richtet sich nach der Verträglichkeit. Füllen Sie die Droge in ein kleines Leinensäckchen, das Sie dann für etwa 10 Minuten in kochendheißes Wasser, und, nachdem es abgetropft und etwas abgekühlt ist, auf die erkrankte Stelle legen.

> **Bitte beachten Sie**
> Wer kranke Venen hat oder unter Herz- und Kreislaufstörungen leidet, darf kein heißes Fußbad nehmen, es sei denn, der Arzt genehmigt es ausdrücklich.

Die Grenzen der Selbstbehandlung

Da viele Menschen alles, was die Natur zur Linderung von Beschwerden oder zur Heilung von Krankheiten anbietet, für unschädlich halten, gehen sie oft fahrlässig mit Heilpflanzen-Anwendungen um. Entweder sie überschätzen die Wirkung einer Heilpflanze oder sie sind der Meinung, daß eine Therapie, selbst wenn sie nichts nützt oder die Anwendung fehlerhaft war, auch nicht schaden kann. Das ist ein sehr großer und oftmals gefährlicher Irrtum! Wir wissen heute, daß Heilpflanzen mitunter erhebliche Nebenwirkungen haben. Falsch angewandt, überdosiert oder zu lange eingenommen, können sie den Kranken mehr schaden als nützen. Nur überlegt ausgesuchte Heilpflanzen, richtig zubereitet und dosiert, sind Heilmittel.

Bei der Selbstbehandlung jedweder Beschwerden ist daher Eigenverantwortung oberstes Gebot. Das bedeutet konkret, daß es ratsam ist, über Ihr Vorhaben mit dem Hausarzt zu sprechen, nicht zuletzt deswegen, um die rechte Diagnose erstellen zu lassen. Die Furcht, von ihm ausgelacht zu werden, ist völlig unbegründet, denn Ärzte befürworten durchaus die Phytotherapie (Behandlung mit Heilpflanzen), wenn diese auf Grund der Diagnose gerechtfertigt ist.

Wenn Sie (vermeintlich) harmlose Befindlichkeitsstörungen, ohne den Arzt zu befragen, behandeln möchten, weil Sie eigene Erfahrungen im Umgang mit Heilpflanzen besitzen, so gilt folgender Rat: Verschwinden die Beschwerden nicht nach längstens drei Tagen oder treten sie nach dem Absetzen der Tee-Anwendung bald wieder auf, so ist ein Arzt hinzuzuziehen. Starke Schmerzen sowie hohes Fieber sind Alarmsignale, die ebenfalls einen Arztbesuch erforderlich machen. Wenn nach der Heilpflanzen-Anwendung andere Beschwerden wie Magenweh, Übelkeit, Erbrechen oder Durchfälle auftreten, wenn sich allergische Hautveränderungen zeigen, so ist die Anwendung sofort abzubrechen und – sofern die Beschwerden nicht bald verschwinden (nach etwa zwei Tagen) – ärztlicher Rat unbedingt nötig.

Es bedarf wohl keiner Erwähnung, daß Schwangere oder organisch Kranke sich nicht selbst behandeln dürfen. Bei chronischen Erkrankungen können Heilpflanzen-Anwendungen neben den ärztlicherseits verordneten Maßnahmen als begleitende Therapie sehr hilfreich sein.

> **Bitte beachten Sie**
> Damit die Behandlung mit Heilpflanzen nicht in »Kurpfuscherei« ausartet, bitte ich, die Grenzen der Anwendung sorgfältig zu beachten; vor allem auch die Hinweise in den einzelnen Kapiteln!

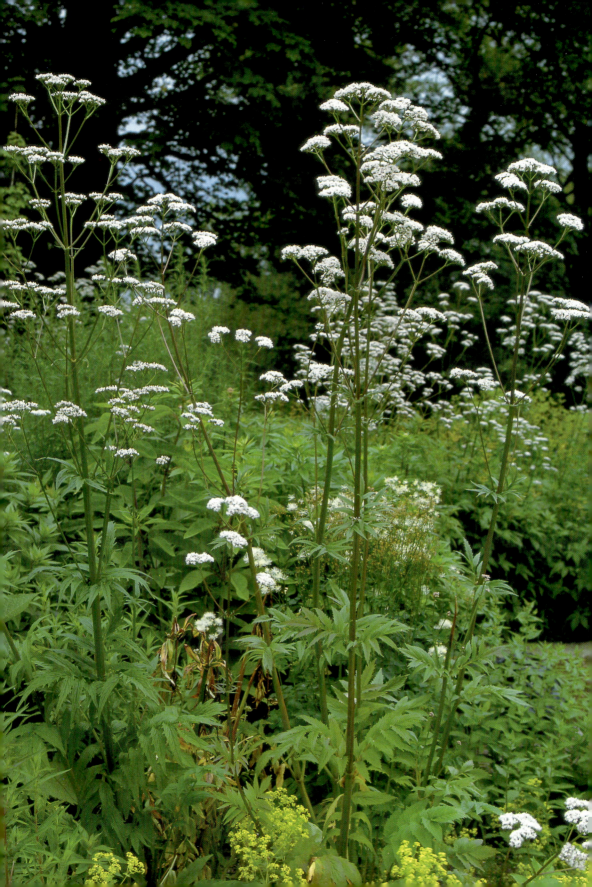

Nervosität und Schlafstörungen

Überforderung durch Streß _____ 18

Hilfe durch Heilpflanzen 18
Symptome und ihre Behandlung 18
    Ärger · Appetitlosigkeit · Magenbeschwerden · Erschöpfung 19

Schlafstörungen _____ 20

Hilfe durch Heilpflanzen 20
    Ein- und Durchschlafstörungen 20
    Beklemmungsgefühl 22
Weitere Empfehlungen 22

Neurovegetative Dystonie _____ 23

Symptome und ihre Ursachen 23
Hilfe durch Heilpflanzen 24
    Herzklopfen 24
    Magenbeschwerden · Appetitlosigkeit 24
    Schlaflosigkeit und Ängste 25
Kräuterbäder zur Entspannung 25
Zur Umstimmung 26
Herzhaftes Würzen 24

← *Baldrian*

Überforderung durch Streß

Viele Heilpflanzen, die wir heute gegen Nervosität, Streß und Schlafstörungen verwenden, kannte man zwar schon in alter Zeit, ihre Anwendungsgebiete waren jedoch oft andere.
Baldrian zum Beispiel wird erst seit dem 19. Jahrhundert als Beruhigungsmittel genutzt. Im fünften und vierten Jahrhundert vor Christus gebrauchte man ihn vor allem bei Frauenleiden; im Mittelalter (16. bis 17. Jahrhundert) bei Kopfschmerzen, Husten oder Sehstörungen.
Johanniskraut war früher, als Öl aufbereitet, hauptsächlich ein Wundheilmittel. Erst jetzt schätzt man es vor allem als eine Heilpflanze, die ausgleichend auf die Seele wirkt.
Es drängt sich deshalb die Frage auf: Ist Nervosität ein Symptom unserer Zeit? Zwar waren die Zeiten früher durchaus nicht nur friedvoll und gemütlich, aber die Menschen wurden mit ihren Problemen leichter fertig. Jeder hatte seinen Platz in der Gesellschaft; jeder wußte, was er zu tun und zu lassen hatte; dadurch bekam er eine gewisse Sicherheit in seinem Verhalten, eine gewisse »Standfestigkeit« in seinem Lebensbereich.
Tatsache ist, daß heute immer mehr Menschen ihren Alltag nicht verkraften: Leistungsabfall, Antriebsarmut, Gereiztheit, Nervosität, Ein- und Durchschlafstörungen, Ängste und Freudlosigkeit sind die Folgen. »Streß« ist das Schlagwort, und gestreßt, also überfordert, fühlen sich Arbeiter und Angestellte, Manager und Politiker, Hausfrauen und Mütter, Lehrlinge, Studenten, sogar Schulkinder (→ Seite 98). Sie alle wünschen sich Hilfe. »Da muß es doch etwas geben, was mir hilft!«, »Ist denn dagegen wirklich kein Kraut gewachsen?« Diese oder ähnliche Fragen hört man immer wieder.

Hilfe durch Heilpflanzen

Ich will keineswegs behaupten, daß man mit Heilkräuter-Tees alle Probleme lösen kann. Da ist sehr oft eine andere Therapie nötig! Doch gegen die Symptome der Überforderung können Heilpflanzen eine wertvolle Hilfe sein, weil sie Spannungen lösen, Ausgeglichenheit schaffen und so der Lebensfreude, der Heiterkeit wieder Einlaß gewähren. »Heiterkeit des Sinnes«, so Arthur Schopenhauer, »ist eine Eigenschaft, die uns am unmittelbarsten beglückt und sich augenblicklich selbst belohnt.«
Wenn es uns gelingt, nach getaner Arbeit Ruhe und Entspannung zu finden, dann können wir auch den Streß, dem wir mehr oder weniger alle ausgesetzt sind, leichter verkraften.

Im Laufe vieler Jahre habe ich unter den beruhigenden und entspannenden Heilpflanzen meine Favoriten gefunden.
Meist sind es altbewährte Heilpflanzen wie Baldrian, Melisse, Hopfen, Kamille oder Johanniskraut. Einige sind weniger bekannt, so die Passionsblume oder die Orangenblüten, andere wurden wiederentdeckt wie Hafer, Lavendelblüten oder Heublumen.
Sie alle verstehe und verwende ich als Mittler und Helfer, um Wohlbehagen und Ausgeglichenheit zu fördern – ohne körperlichen oder seelischen Schaden anzurichten. Sie richtig einzusetzen, einzeln oder in Tee-Mischungen, ist oberstes Gebot für den Erfolg. Meine Erfahrungen, die ich über Jahre und Jahrzehnte mit diesen Heilpflanzen gemacht habe, möchte ich an Sie weitergeben.

Symptome und ihre Behandlung

»War das ein Tag; ich will heute nichts mehr hören und sehen; Appetit habe ich auch keinen.« So oder ähnlich klagt mancher am Abend: Der Angestellte, der von seinem Chef »abgekanzelt« wurde, vielleicht ohne es verdient zu haben, die Frau, die nach ihrer Bürotätigkeit noch im Haushalt arbeiten muß; die Mutter, deren Kinder den ganzen Tag über irgend etwas von ihr wollten oder gar krank sind, der Lehrer, der mit seiner Klasse nicht zurechtgekommen ist, der Unternehmer, der schwierige Kunden zufriedenstellen mußte.

Beispiele über Beispiele lassen sich anführen. Sogar Kinder fühlen sich oft »unerträglich gestreßt« (→ Seite 98).
Wer in solchen Situationen den Ärger in sich hineinfrißt, wird kaum schlafen können; er wird den nächsten Tag noch schlechter überstehen, wieder nicht schlafen können – ein Teufelskreis. Schließlich bekommt er Magenbeschwerden, oft sogar Magengeschwüre, oder sein Herz und sein Kreislauf werden geschädigt.

Ärger

● **Melissen-Tee**

Entspannung ist notwendig, abschalten und sich wieder erholen! Ein warmer, starker Melissen-Tee ist da die beste Erste Hilfe.
Zubereitung: 2 gehäufte Teelöffel Melissenblätter mit 1/4 Liter siedendem Wasser übergießen, 10 Minuten lang ausziehen, danach abseihen.
Anwendung: 2 bis 3 Tassen Tee täglich trinken. Wer mag, kann mit Honig süßen (Diabetiker nicht süßen).
Der Melissen-Tee hilft auch, wenn sich der Ärger des Tages auf den Magen geschlagen hat, denn das ätherische Melissen-Öl beruhigt den nervösen Magen.

Appetitlosigkeit

● **Melissen-Tee mit Hopfen**

Wer keinen Appetit hat, kann die Wirkung verstärken, wenn er den Melissen-Tee mit Hopfen versetzt. Neben den beruhigenden Inhaltsstoffen enthalten die Hopfenzapfen auch Bitterstoffe, die für einen verbesserten Fluß der Verdauungssäfte sorgen, was spürbare Appetitanregung zur Folge hat.
Zubereitung: 2 gehäufte Teelöffel Melissenblätter und 1/2 Teelöffel Hopfenzapfen mit 1/4 Liter siedendem Wasser übergießen, 5 Minuten lang ausziehen, danach abseihen. Diesen Tee bitte nicht süßen, damit seine appetitanregende Wirkung nicht beeinträchtigt wird.
Anwendung: 2 bis 3 Tassen Tee täglich trinken.

Magenbeschwerden

● **Kamillen-Tee**

Die dritte Heilpflanze gegen Überforderung durch Streß ist die Kamille. Schon eine Tasse Kamillen-Tee kann Entspannung bringen, wenn der Magen Beschwerden macht, weil er durch Ärger übersäuert wurde. Kamillen-Tee beruhigt die gereizten Magennerven und unterbindet unphysiologische (unnatürliche) Säurebildung.
Zubereitung und Anwendung → Seite 13.
Es lohnt sich, wenn Sie mit diesen drei Heilpflanzen ein wenig experimentieren, um herauszufinden, welcher Einzeltee oder welche Tee-Mischung Ihnen die beste Entspannung bringt.

Erschöpfung

● **Tee-Mischung**

Wenn Sie schnelle Hilfe durch einen Tee wünschen, weil Sie zu erschöpft sind, um noch lange zu suchen, können Sie Ruhe und Entspannung, Schlaf und Erholung durch einen Beruhigungs- und Schlaf-Tee finden, den ich Ihnen für Ihre Hausapotheke empfehle. Dieser Tee eignet sich auch für eine kurmäßige Anwendung zur Stabilisierung der Nerven und zur dauerhaften Schlafförderung:

Johanniskraut	20,0
Melissenblätter	19,0
Himbeerblätter	13,0
Weißdornblätter- und -blüten	11,0
Pfefferminzblätter	10,0
Baldrianwurzeln	7,0
Hopfenzapfen	7,0
Passionsblumenkraut	7,0
Lavendelblüten	6,0

Zubereitung: 1 gehäuften Teelöffel dieser Mischung mit 1 Tasse siedendem Wasser übergießen, 3 bis 5 Minuten lang ausziehen, danach abseihen. Süßen mit Honig fördert die Wirkung (Diabetiker nicht süßen).
Anwendung: Bei Bedarf zur Entspannung 1 Tasse Tee 1 bis 1/2 Stunde vor dem Zubettgehen trinken. Bei kurmäßiger Anwendung vier bis acht Wochen lang täglich 2 bis 3 Tassen Tee trinken.

Bei Einschlafstörungen 1 bis 2 Tassen Tee schluckweise und ohne Eile 1 bis 1/2 Stunde vor dem Zubettgehen trinken.

● **Kräuterbäder**
Nehmen Sie sich Zeit für ein Kräuter-Bad am frühen Abend, vor allem dann, wenn der Abend »noch etwas bringen« soll. Es gibt Kräuter (oder fertige Badezusätze) mit pflanzlichen ätherischen Ölen, die entspannen, aber gleichzeitig tonisieren (stärken) und vitalisieren (aufmuntern). Dazu gehören die Melisse und der Lavendel.
Für ein Kräuter-Bad, das nur beruhigend und entspannend wirkt, empfehle ich Ihnen den Baldrian; er fördert außerdem den Schlaf.
Weil die Zubereitung einfacher ist, rate ich in der Regel, fertige Badezusätze zu verwenden (aus der Apotheke), doch können Sie sich Ihr Kräuter-Bad natürlich auch selbst zubereiten (→ Seite 25).

Schlafstörungen

In unserer hektischen Zeit leiden viele Menschen unter Schlafstörungen: Die einen können nicht einschlafen, andere werden nach einer kurzen Schlafdauer wieder wach, stehen in ihrer Verzweiflung dann auf und laufen ruhelos in ihrer Wohnung auf und ab.
»Ich habe die ganze Nacht kein Auge zugemacht und fühle mich wie gerädert«, das ist ein Satz, den man immer wieder hört. Das Sich-wie-gerädert-Fühlen ist es vor allem, worunter Menschen mit Schlafstörungen so sehr leiden. Eine ärztliche Untersuchung führt nur sehr selten zur Aufdeckung einer ernsten Erkrankung, die Schlaflosigkeit im Gefolge hat.
Schlaftabletten bringen keine dauerhafte Hilfe, sondern führen zu Abhängigkeit, Abstumpfung und Inaktivität. Eine Schlaftablette kann sogar das Gegenteil dessen bewirken, was ihr Name verspricht. Durch Absinken des Blutdrucks und durch Verminderung der Hirndurchblutung kann sie sogar Aggressionen und Ängste auslösen.

Hilfe durch Heilpflanzen

Hilfe in Form von Heilpflanzen-Anwendungen gibt es natürlich. Da jeder Mensch anders reagiert, möchte ich mehrere Möglichkeiten vorstellen, die Sie ausprobieren sollten, um so zu jener Anwendung zu finden, die Ihnen am besten hilft.

Ein- und Durchschlafstörungen

● **Schlafkissen**
Oft genügt schon das Schlafkissen. Es wurde früher häufig gebraucht, dann aber wurde es belächelt und als Humbug abgetan, bis neuere Untersuchungen die Schlafkissen-Therapie rehabilitiert haben.
Einige Heilpflanzen haben sich als Füllung für ein Schlafkissen bewährt. Die Reihenfolge, in der ich sie aufführe, entspricht meiner Wertschätzung: Hopfenzapfen – Johanniskraut – Lavendelblüten – Melissenblätter – Orangenblüten – Kamillenblüten – Baldrianwurzeln – Schafgarbenkraut.

Wenn man einmal von den Lavendelblüten absieht, die häufig einziger Bestandteil des Schlafkissens sind, halte ich Kräuter-Mischungen für geeigneter.
Probieren Sie doch einmal die folgenden Mischungen aus, die Ihnen Ihr Apotheker sicher gerne zusammenstellt:

Kräuter-Mischung 1
Hopfenzapfen	30,0
Lavendelblüten	20,0
Johanniskraut	20,0

Kräuter-Mischung 2
Hopfenzapfen	20,0
Baldrianwurzeln	20,0
Schafgarbenkraut	10,0
Kamillenblüten	10,0
Melissenblätter	10,0

Kräuter-Mischung 3
Melissenblätter	20,0
Johanniskraut	20,0
Baldrianwurzeln	20,0
Lavendelblüten	40,0

Kräuter-Mischung 4
Hopfenzapfen	40,0
Lavendelblüten	40,0

Kräuter-Mischung 5
Hopfenzapfen	30,0
Johanniskraut	30,0
Baldrianwurzeln	30,0

Eine Füllung bleibt im allgemeinen einen Monat lang wirksam.

So bereiten Sie das Kräuter-Säckchen (Schlafkissen) selbst zu: Nähen Sie sich aus feinem Leinen ein Säckchen mit einer Kantenlänge von 10 x 10 cm bis 15 x 15 cm. Versehen Sie die Öffnung mit einem Reißverschluß. Füllen Sie dann von der Mischung Ihrer Wahl soviel Kräuter locker ein (nicht hineinpressen!), daß Ihr Kissen prall gefüllt ist.
Legen Sie das Schlafkissen entweder unter Ihr Kopfkissen oder unter die Bettdecke. Sie können Ihren Kopf auch direkt darauf legen (dann aber sollten Sie einen Kissenbezug darüber ziehen).

Durch die Bettwärme steigen flüchtige Substanzen auf, die inhaliert werden und so in den Körper gelangen. Beim Hopfen ist es das 2–Methyl-3-buten-diol, das schon in kleinen Mengen beruhigend wirkt. Bei anderen Heilpflanzen sind es die ätherischen Öle, die eine beruhigende Wirkung haben.

● **Schlaftrunk**
Auch ein Schlaftrunk kann Ihnen helfen; ich gebe Ihnen zwei Rezepte an:
Zubereitung 1: 1/4 Liter Vollmilch mit 2 Teelöffeln zerdrückter Fenchelfrüchte kurz aufkochen. Nach dem Abseihen der Fenchelfrüchte und der »Milchhaut« mit 1 Teelöffel Honig süßen (Diabetiker nicht süßen).
Zubereitung 2: 1/4 Liter warme Vollmilch mit 1/4 Liter warmem Kamillen-Tee (*Zubereitung →* Seite 13) vermischen, dann 1 bis 2 Teelöffel Honig zugeben (Diabetiker nicht süßen).
Anwendung: Trinken Sie jeweils 1 Stunde und 1/2 Stunde vor dem Zubettgehen 1 kleine Tasse; den Rest Ihres Schlaftrunks stellen Sie sich in einer Thermosflasche auf den Nachttisch, um ihn bei nächtlichem Aufwachen zu trinken.
Nach diesen Rezepten können Sie auch einen Schlaftrunk für Ihr Kind zubereiten, als gute Schlafvorbereitung bei Unruhe (→ Schulschwierigkeiten, Prüfungsängste, Unruhe, Seite 98).

Als weitere Hilfe zur Schlafförderung, die aus einem alten Hausmittelbuch stammt, möchte ich Ihnen einen Schlaftrunk nennen, der zwar etwas umständlich herzustellen ist, aber eine sehr eindrucksvolle Wirkung hat. Auf alle Fälle ist er dem Baldrian-Wein, der in Apotheken, Reformhäusern und Drogerien als Schlafhilfe angeboten wird, ebenbürtig.

Ich gebe die *Zubereitungs- und Anwendungsvorschrift* so an, wie sie in dem Hausmittelbuch zu finden war:
»Wiege sehr sorgfältig 10 Gramm Baldrianwurzeln, 10 Gramm Hopfenzapfen, 10 Gramm Melissenblätter, 10 Gramm Johanniskraut und 10 Gramm Lavendelblüten ab. Zerstoße alles, so gut es geht, in einem Mörser. Dann fülle das Gemisch in eine große Flasche und übergieße die zerstoßenen Heilkräuter mit 1 Liter Rotwein. Stelle den Ansatz 10 Tage beiseite; vergiß aber

nicht, jeden Tag einmal umzuschütteln. Nach fünf Tagen gib eine kleine Stange Zimtrinde hinzu. Sind insgesamt 10 Tage vergangen, seihe das Ganze durch ein Flanelltuch und fülle es in eine andere Flasche ab. Dieses Schlafelixier ist einige Wochen haltbar. Immer, wenn man nicht schlafen kann, muß man 1/2 Stunde vor dem Zubettgehen 1 kleines Gläschen (etwa 50 bis 100 ml) davon trinken. Das fördert das Einschlafen, und das Warten auf den Schlaf ist nicht mehr quälend und angefüllt mit trüben Gedanken, sondern es wird als angenehm entspannend empfunden.«

● **Baldrian-Tee**
Auch der Baldrian-Tee (*Zubereitung* → Seite 13) ist eine bewährte Einschlafhilfe. Er darf von Nicht-Diabetikern ebenfalls mit Honig gesüßt werden. Wenn Sie Baldrian-Tropfen bevorzugen: 1/2 bis 1 Teelöffel Tropfen in einem Glas mit warmem Wasser vermischen. Diesen Schlaftrunk 1/2 Stunde vor dem Zubettgehen einnehmen.
Auch wenn die letzten beiden Vorschläge hauptsächlich für Erwachsene gedacht sind, gelten sie auch für Kinder, für die sie ebenso hilfreich sein können (→ Schulschwierigkeiten, Prüfungsängste, Unruhe, Seite 98).

● **Baldrian-Bad**
Eine ganz hervorragende Einschlafhilfe ist auch das Baldrian-Bad (*Zubereitung* → Seite 25).

Beklemmungsgefühl

● **Tee-Mischung**
Wenn Sie nicht schlafen können, weil Ihr Herz sich durch nervöse Störungen (unregelmäßiger Herzschlag, Beklemmungsgefühl in der Herzgegend) bemerkbar macht, oder wenn Sie nachts von Ängsten beunruhigt werden:

Weißdornblüten	30,0
Melissenblätter	20,0
Johanniskraut	20,0
Baldrianwurzeln	10,0

Zubereitung → Seite 13
Anwendung: Morgens und mittags je 1 Tasse ungesüßt, abends 1/2 Stunde vor dem Zubettgehen 1 Tasse Tee, gesüßt mit 1 bis 2 Teelöffeln Honig langsam und schluckweise trinken (Diabetiker nicht süßen!).
Die Weißdornblüten in diesem Tee unterstützen die Wirkung der anderen beruhigenden Heilpflanzen dadurch, daß sie das unruhige Herz kräftigen, die Schlagunregelmäßigkeit beseitigen, wodurch Ängste abgebaut werden.
Johanniskraut gilt als Mittel gegen leichte Depressionen und Angstzustände.

Weitere Empfehlungen

● **Kaffee oder Traubenzucker**
So absurd es auch klingen mag: Wenn Ihre Schlafstörung auf zu niedrigen Blutdruck und dadurch verminderte Gehirndurchblutung zurückzuführen ist, hilft eine Tasse Bohnenkaffee, mit Honig gesüßt und vor dem Zubettgehen getrunken (für Diabetiker nicht geeignet!). Diese einfache Anwendung sollten Sie unbedingt ausprobieren. Kaffee fördert die Hirndurchblutung, der Honig sorgt für genügend Glukose. Mangel an Glukose im Gehirn kann nämlich Ursache von Schlafstörungen sein.
Älteren Menschen beispielsweise, die nachts aufwachen und dann stundenlang nicht mehr einschlafen können, hilft auch, wenn sie ein Stück Schokolade oder – noch besser – ein Stück Traubenzucker essen; der Schlaf stellt sich danach bald wieder ein (für Diabetiker nicht geeignet!).

● **Das Schöne entdecken**
Versuchen Sie, sich von Ihren Sorgen zu lösen und bewußt das Schöne, das uns doch täglich immer wieder begegnet, zu erkennen und zu genießen. Viele Sorgen, mit denen wir uns bis in unsere Nächte hinein herumplagen, sind – bei Licht betrachtet, also ausgeruht und entspannt – gar nicht so groß, wie es uns nachts scheinen mag. Gerade ältere Menschen fühlen sich häufig einsam; weil sie wenig unternehmen und sich oft selbst isolieren, fehlt ihnen der An- und Aussprechpartner. Jeder Mensch aber braucht Freunde, die ihm neuen Auftrieb geben.
Jeder Mensch kann sich auch – wenn er will – eine wirklich nützliche Tätigkeit suchen; dann wird er gebraucht und muß sich nicht »abgeschoben« fühlen. Wer etwas tut, was ihm und anderen Freude macht, ist nach getaner Arbeit müde und kann

gut schlafen. Die »Arbeit« kann ein Hobby sein, das man zusammen mit Gleichgesinnten oder allein pflegt; es kann ein Spaziergang oder eine Wanderung sein. Auch ein Hund, um dessen Wohl man sich kümmern muß, und der zum »Gassigehen« zwingt, kann Hilfe bedeuten bei Ein- und Durchschlafschwierigkeiten. Möglichkeiten gibt es viele! Es kommt immer darauf an, Passendes zu finden.

- **Kalte Abwaschung**

Eine andere wirksame Einschlafhilfe ist die kalte Abwaschung, die von Pfarrer Sebastian Kneipp entwickelt wurde. Sie ist sehr einfach anzuwenden: Mit einem Tuch, das in Wasser mit Raumtemperatur getaucht und ausgedrückt wird, den ganzen Körper abwaschen und nicht mehr abtrocknen. Danach sofort ins Bett gehen und gut zudecken.

Neurovegetative Dystonie

Vielfach spricht man auch nur von vegetativer Dystonie oder benutzt die ältere Bezeichnung Neurasthenie (Nervenschwäche) für einen Komplex von Symptomen besonderer Breite und Unterschiedlichkeit.

Symptome und ihre Ursachen

Die häufigsten Symptome einer vegetativen Dystonie sind Herzklopfen, Herzbeklemmung, Unruhe und Angstzustände, Schlaflosigkeit, Schwindelgefühl, Kopfschmerzen sowie feuchte, naßkalte Hände und Füße. Manche Patienten leiden unter diesen Symptomen gleichzeitig, andere nur unter einigen. Die Heftigkeit der Symptome wird sehr unterschiedlich empfunden; die Beschwerden verstärken sich immer dann, wenn der Patient sich gekränkt fühlt oder wenn Unerwartetes auf ihn zukommt. Man kann deshalb sagen, wer an neurovegetativer Dystonie leidet, ist körperlich und seelisch gleichermaßen belastet (unpäßlich).

Was ist eigentlich die vegetative Dystonie? Sie ist keine Krankheit an sich – was wir spüren, sind Reaktionen an verschiedenen Stellen unseres Körpers, deren Ursachen im Ungleichgewicht des vegetativen Nervensystems zu suchen sind.

Das vegetative Nervensystem ist die Gesamtheit der Nerven- und Ganglienzellen. Es dient der Regelung der Lebensfunktionen: Es sorgt dafür, daß Atmung, Verdauung, Drüsensekretion und Wasserhaushalt »stimmen«. Wir können unser vegetatives Nervensystem nicht durch unseren Willen beeinflussen und spüren nur an den genannten Symptomen, daß es nicht im Gleichgewicht ist. Der Arzt findet – auch nach einer gründlichen Untersuchung – keine Organerkrankung. Trotzdem fühlt man sich wirklich krank, und das nicht selten in bezug auf ein bestimmtes Organ (Magen, Herz) oder die Extremitäten.

Ob es eine angeborene vegetative Dystonie gibt oder ob man sie durch besondere Erlebnisse oder Lebensgewohnheiten (Streß) erwirbt, ist noch nicht geklärt.

Hilfe durch Heilpflanzen

Auch gegen diese so lästigen und »ängstigenden« Symptome gibt es Heilkräuter! Es ist möglich, Überreaktionen des vegetativen Nervensystems zu dämpfen, ohne starke Mittel einzusetzen. Manchmal ist es ratsam, dabei jenes Organ besonders zu berücksichtigen, das die heftigsten Reaktionen zeigt (Herz, Magen). Meist ist es jedoch besser, das ganze Vegetativum zu »dämpfen«.

> **Bitte beachten Sie**
> Wenn Sie Irritationen am Herz oder am Magen spüren, dürfen Sie auf keinen Fall eine Selbstmedikation vornehmen, bevor Ihr Arzt nicht zweifelsfrei festgestellt hat, daß bei Ihnen kein organischer Schaden vorliegt. Unterrichten Sie Ihren Arzt in jedem Fall von Ihrem Vorhaben, sich mit Naturheilmitteln selbst zu helfen.

Da die Wahrnehmung der Beschwerden und das dadurch empfundene Krankheitsgefühl individuell unterschiedlich sind, müssen Sie ein wenig experimentieren, um das für Sie richtige Rezept zu finden.

Herzklopfen

● **Baldrian**
Bereitet Ihnen das Herz den meisten Ärger durch Herzklopfen oder Schlagunregelmäßigkeiten, dann können Baldrian-Tropfen (3mal täglich 30 Tropfen) oder ein Baldrian-Tee bereits spürbare Linderung bringen.
Zubereitung → Seite 13
Anwendung: 3 Tassen Tee pro Tag trinken.

● **Tee-Mischung**
Bewährt hat sich auch dieser Tee:

Baldrianwurzeln	30,0
Weißdornblüten	20,0
Melissenblätter	10,0

Zubereitung → Seite 13
Anwendung: 3mal täglich 1 Tasse Tee trinken.

Magenbeschwerden

● **Melissen-Tee**
Ist es der Magen (»mir schlägt alles auf den Magen«), der nervös reagiert, dann halte ich einen Melissen-Tee für besonders geeignet, denn er beruhigt, entkrampft, gleicht aus und fördert die Verdauung.
Zubereitung: 3 gehäufte Teelöffel Melissenblätter mit 1/4 Liter siedendem Wasser übergießen, zugedeckt 10 Minuten lang ausziehen, dann abseihen.
Anwendung: 3 Tassen Tee zwischen den Mahlzeiten trinken. Wenn Sie vor dem Zubettgehen von diesem Tee eine weitere Tasse trinken, werden Sie gut einschlafen.
Statt eines Melissen-Tees können Sie auch Kamillen-Tee trinken (*Zubereitung und Anwendung* → Seite 13).

Appetitlosigkeit

● **Tee-Mischung**
Leiden Sie außerdem unter Appetitlosigkeit, dann empfehle ich Ihnen diesen Tee:

Kamillenblüten	20,0
Melissenblätter	20,0
Pfefferminzblätter	5,0
Hopfenzapfen	5,0
Tausendgüldenkraut	5,0

Zubereitung: → Seite 13
Anwendung: 1/2 Stunde vor den Mahlzeiten 1 kleine Tasse Tee trinken.

● **Melissengeist**
Auch der Melissengeist (Klosterfrau) hat sich bei Appetitlosigkeit bewährt – das unruhige Herz profitiert ebenfalls davon:
Zubereitung: 1 Teelöffel Melissengeist in 1/8 Liter Wasser auflösen.
Anwendung: Vor den Mahlzeiten und vor dem Zubettgehen trinken.
Hinweis: Melissengeist enthält 80 Vol.% Alkohol!

Neurovegetative Dystonie

Schlaflosigkeit und Ängste

● **Tee-Mischung**
Überwiegen Schlaflosigkeit und Angstzustände, dann empfehle ich Ihnen diesen Tee:

Johanniskraut	30,0
Melissenblätter	20,0
Hopfenzapfen	10,0
Lavendelblüten	5,0
Orangenblüten	5,0

Zubereitung → Seite 13
Anwendung: 3mal täglich 1 Tasse Tee recht warm und schluckweise trinken, kurmäßig über einen Zeitraum von mindestens vier Wochen.

Kräuterbäder zur Entspannung

Zur Beruhigung des gestörten Vegetativums, zur Linderung der zahlreichen Beschwerden eignen sich medizinische Bäder besonders gut. An erster Stelle steht für mich das Lavendel-Bad (*Zubereitung* → Seite 26) oder das Lavendelöl-Bad aus der Apotheke.
Das Heublumen-Bad (*Zubereitung* → unten) eignet sich ebenfalls – ich empfehle es vor allem Frauen in den Wechseljahren (→ Seite 107).
Sie können das Lavendel- und das Heublumen-Bad auch abwechselnd anwenden.
Die Bade-Therapie können Sie mit einer Tee-Kur unterstützen. Es gibt viele Kräuter, die sich dafür eignen: Melisse, Baldrian, Johanniskraut, Passionsblumenkraut oder Hopfenzapfen.
Nehmen Sie 2- bis 3mal pro Woche ein Vollbad – anschließend mindestens 2 Stunden ruhen.

Zubereitung und Anwendung der empfohlenen Entspannungsbäder – die Mengenangaben gelten für ein Vollbad:

● **Baldrian-Bad**
100 Gramm Baldrianwurzeln (Baldrian-Tee) mit 2 Liter Wasser übergießen, zum Sieden erhitzen, etwa 10 Minuten lang auskochen, danach abseihen. Den Extrakt dem Badewasser zugeben. Sie können auch 100 Gramm Baldrian-Tinktur dem Badewasser zugeben.
Badetemperatur 35 bis 38 °C, Badedauer 10 bis 15 Minuten. Nach dem Baden ruhen.

● **Haferstroh-Bad**
100 bis 150 Gramm geschnittenes (gehäckseltes) Haferstroh mit 3 bis 5 Liter Wasser übergießen, zum Sieden erhitzen, etwa 20 Minuten lang auskochen, danach abseihen. Den Extrakt dem Badewasser zugeben.
Badetemperatur 35 bis 38 °C, Badedauer 10 bis 15 Minuten. Nach dem Baden ruhen.

● **Heublumen-Bad**
300 bis 500 Gramm Heublumen mit 5 Liter Wasser übergießen, zum Sieden erhitzen, etwa 15 Minuten lang auskochen, danach abseihen. Den Extrakt dem Badewasser zugeben.
Badetemperatur 35 bis 38 °C, Badedauer 10 bis 15 Minuten. Nach dem Baden ruhen.

Nervosität und Schlafstörungen

- **Hopfen-Bad**
50 Gramm Hopfenzapfen mit 3 Liter Wasser übergießen, zum Sieden erhitzen, etwa 20 Minuten lang ausziehen, danach abseihen. Den Extrakt dem Badewasser zugeben.
Badetemperatur 35 bis 38 °C, Badedauer 10 bis 15 Minuten. Nach dem Baden ruhen.

- **Lavendel-Bad**
50 bis 60 Gramm Lavendelblüten mit 1 Liter siedendem Wasser übergießen, 20 Minuten lang ausziehen, danach abseihen. Den Extrakt dem Badewasser zugeben.
Badetemperatur 35 bis 38 °C, Badedauer 10 bis 15 Minuten. Nach dem Baden ruhen.

- **Melissen-Bad**
60 bis 70 Gramm Melissenblätter mit 5 Liter siedendem Wasser übergießen, etwa 20 Minuten lang ausziehen, danach abseihen. Den Extrakt dem Badewasser zugeben.
Badetemperatur 35 bis 38 °C, Badedauer 10 bis 15 Minuten. Nach dem Baden ruhen.

Sie können sich auch fertige Badezusätze kaufen (Apotheke). Es ist jedoch wichtig, zwischen kosmetischen Bädern und Heilbädern zu unterscheiden: Es muß sichergestellt sein, daß die ätherischen Öle aus den Kräutern ausreichend im Badezusatz enthalten sind.

Zur Umstimmung

- **Tee-Mischung**
Der nachfolgende Tee wird von allen, die ihn ausprobiert haben, so sehr gelobt, daß ich ihn besonders empfehle:

Weißdornblüten	10,0
Johanniskraut	30,0
Melissenblätter	30,0
Hopfenzapfen	10,0
Orangenblüten	10,0
Lavendelblüten	10,0
Hibiskusblüten (Rote Malve)	10,0

Zubereitung: 2 gehäufte Teelöffel der Mischung mit 1/4 Liter siedendem Wasser übergießen, in einem zugedeckten Gefäß 5 Minuten lang ausziehen und abseihen.
Anwendung: Morgens und mittags jeweils nach dem Essen 1 Tasse Tee schluckweise und möglichst warm trinken.

Am Abend nehmen Sie (statt der 2 gehäuften Teelöffel) bei der Zubereitung 3 gehäufte Teelöffel und trinken den Tee mit Honig gesüßt (Diabetiker nicht süßen) 1/2 Stunde vor dem Zubettgehen, ebenfalls recht warm und schluckweise in aller Beschaulichkeit.
Nach einer Kur von vier bis acht Wochen ist meist eine Umstimmung erfolgt – eine Dämpfung des Vegetativums, wodurch die Symptome merklich schwächer geworden, wenn nicht gar verschwunden sind. Es wurde mir immer wieder berichtet, daß sich nach einer solchen Tee-Kur Lebensfreude und Lebensmut wieder einstellen.
Nach einer Pause von zwei bis vier Wochen darf die Tee-Kur wiederholt werden.

Neurovegetative Dystonie

Bitte beachten Sie
Die Hopfenzapfen verlieren beim Lagern ihre unter den Deckschuppen liegenden Drüsen, die sich als feines, gelbes Pulver am Grunde des Aufbewahrungsgefäßes ablagern. Diese Drüsen sind an der Wirkung des Hopfens wesentlich beteiligt. Um eine gleichmäßige Tee-Wirkung zu gewährleisten, empfehle ich Ihnen, das Gefäß, in dem Sie die Droge aufbewahren, vor jeder Tee-Entnahme gründlich zu schütteln (durchzumischen).

Wegen des hohen Anteils an Johanniskraut sind während der Kur Sonnenbäder, Höhensonnen- und Solarienbestrahlungen verboten; Johanniskraut erhöht die Empfindlichkeit der Haut gegen Sonnenlicht (→ Seite 176).

- **Tropfen-Mischung**

Wenn Sie die vorgeschlagene Tee-Kur nicht machen möchten, weil Sie zum Beispiel glauben, keine Zeit dafür zu haben, dann können Sie auch Tropfen ausprobieren. Ihr Apotheker wird sie Ihnen mischen:

Avena-Urtinktur	30,0
Passiflora-Urtinktur	30,0
Bitterorangen-Tinktur (Tinctura Aurantii)	10,0
Baldrian-Tinktur (Tinctura Valerianae)	10,0

Anwendung: 2mal täglich je 10 bis 20 Tropfen auf Zucker (Diabetiker in Wasser) nehmen; vor dem Schlafengehen empfiehlt es sich, die Menge zu verdoppeln.

Herzhaftes Würzen

Ein weiterer Rat zum Thema neurovegetative Dystonie wird Sie sicher sehr verwundern. Ich behaupte nämlich, daß herzhaftes Würzen, vor allem mit scharfen und bitteraromatischen Gewürzen, das Leiden mildert.

Ich empfehle Ihnen Paprika (bis Stärke 5 der ungarischen Einteilung, die Sorte »Rosen-Paprika«), Pfeffer, Ingwer, Galgant, Kurkuma, Zimt, Nelken, Muskatnuß, Speisesenf (auch den scharfen), Beifuß, Majoran, Thymian, Basilikum, Melisse, Pfefferminze und Bitterorangen-Schalen.

Herzhaftes Würzen belastet den Magen nicht, obwohl man es früher annahm – weder provoziert es eine unnatürliche Säurebildung im Magen noch schadet es den Nieren.

Herzhaftes Würzen entlastet vielmehr den Kreislauf, steigert die Herzleistung und die Fermentaktivität fast aller Verdauungssäfte. Wenn Sie sich ein höheres Vitalniveau und damit intensiveres Erleben wünschen, dann empfehle ich Ihnen, herzhaft zu würzen – dies gilt besonders dann, wenn Sie an nervöser Erschöpfung leiden. Experimentieren Sie mit den vielen Gewürzen, die es gibt – zum Wohle Ihrer Gesundheit!

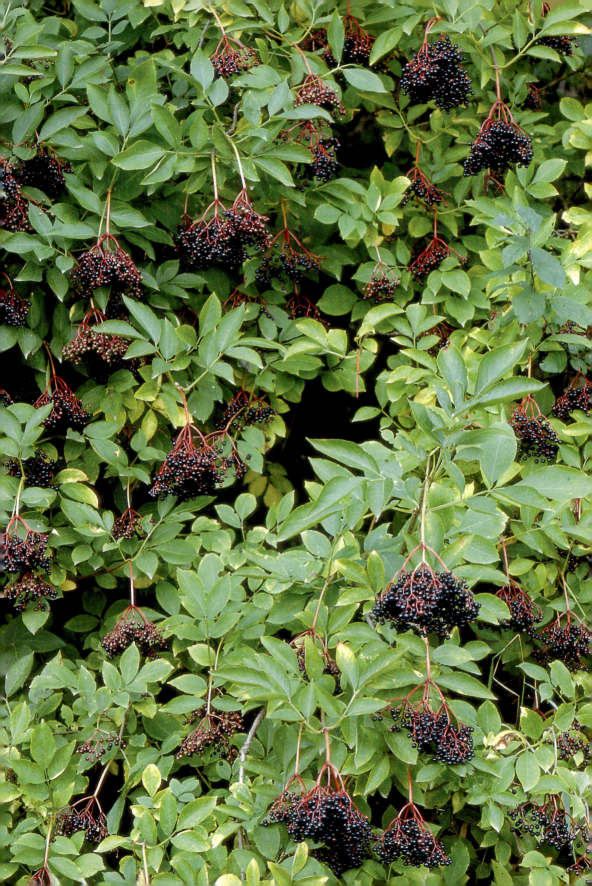

Erkältungskrankheiten

Vorbeugen ist besser als heilen _____ 30

Die Abwehrkräfte stärken 30
Hilfe durch Heilpflanzen 30
    Zur Vorbeugung · Bei den ersten Beschwerden 31

Erkältungssymptome und ihre Behandlung _____ 32

    Halsweh 32
    Heiserkeit · Schnupfen 33
    Stirn- und Nebenhöhlenkatarrhe 34
Husten 35
    Reizhusten · Krampfartiger Husten, Keuchhusten 35
    Husten mit zähem Schleim 36
    Mischformen von Husten 37
    Fieber 38
    Zur Stärkung der Abwehrkräfte 38
Kräuterbäder bei Erkältung 39

← *Holunder*

Vorbeugen ist besser als heilen

Es gibt kaum Krankheiten und Befindlichkeitsstörungen, denen man so erfolgreich vorbeugen kann wie den Erkältungskrankheiten, der »Grippe«, wie der Laie sagt. (Gemeint sind hier die grippalen Infekte, nicht aber die Influenza, die echte Virusgrippe.) Fast jeder ist ein- bis zweimal pro Jahr erkältet. Wir haben uns schon so sehr daran gewöhnt, in der kalten Jahreszeit einen Schnupfen, einen rauhen Hals und/oder einen Husten zu bekommen, daß wir diese Infekte für unabwendbar und harmlos halten und uns keine besondere Mühe geben, uns davor zu schützen. Wenn die Stimme des Kollegen am Arbeitsplatz sich verändert, wenn der Nachbar niest oder hustet, im Kindergarten oder in der Schule viele Kinder fehlen, dann geht die »Grippe« um, und es ist nur eine Frage der Zeit, »bis es uns selbst erwischt«.

Die Abwehrkräfte stärken

Ich behaupte: Das muß nicht sein! Wenn wir unsere körpereigenen Abwehrkräfte stärken, wird es den Krankheitserregern (meist sind es Viren) schwer gemacht, sich einzunisten.
Unsere Abwehrkräfte stärken wir durch Abhärtung, zum Beispiel, wenn wir bei jedem Wetter spazierengehen, wenn wir dafür sorgen, daß Wohnung und Arbeitsräume nicht überheizt und häufig gelüftet werden.
Der Ernährung kommt bei der Infektabwehr ebenfalls große Bedeutung zu: Gemüse, Salate und viel frisches Obst sollten den Speiseplan beherrschen. Auch regelmäßige Sauna-Besuche stärken die Abwehrkräfte.
Wenn wir es dann noch umgehen können, bereits infizierten Menschen die Hand zu schütteln, wenn wir beim Händewaschen Gemeinschaftshandtücher meiden, können wir in den meisten Fällen eine Ansteckung verhindern.
Wer darüber hinaus für ausreichenden Schlaf sorgt und keine Anstrengungen besonderer Art unternimmt, unterstützt sein Immunsystem bei der Infektabwehr. Wichtig ist es auch, sich zweckmäßig anzuziehen und darauf zu achten, daß die Füße immer warm und trocken sind. Wenn wir dann noch einen aktivierenden und stabilisierenden Kräuter-Tee zum Haustee »erheben«, sind wir gut geschützt und können dem feuchten, kalten Winterwetter ruhig entgegensehen.

Hilfe durch Heilpflanzen

Die Zahl der Heilpflanzen, die bei Erkältungskrankheiten wirksam sind, ist sehr groß, so daß ich eine Auswahl treffen mußte. Ich empfehle Ihnen im folgenden ausschließlich jene Heilpflanzen, mit denen ich seit über 40 Jahren gute Erfahrungen mache, die gut vertragen werden und von der Wissenschaft zumeist auch als wirksam anerkannt sind. Einige werden Ihnen auch an anderer Stelle begegnen, denn es gibt viele Heilpflanzen, die gegen mehrere, oft unterschiedliche Beschwerden eingesetzt werden. Thymian zum Beispiel ist ein bewährtes Magenmittel, doch ebenso wirksam bei Reiz– und Krampfhusten.
Die empfohlenen Heilpflanzen reichen aus, um allen Erkältungssymptomen zu begegnen.
Eibischwurzeln, Fenchelfrüchte, Holunderblüten, Isländisches Moos, Lindenblüten, Primelwurzeln (Schlüsselblume), Salbeiblätter, Spitzwegerichblätter, Thymiankraut und Wollblumenblüten sind meine Favoriten in alphabetischer Reihenfolge. Zur Unterstützung ihrer Wirksamkeit verwende ich auch gerne die vitaminreichen Hagebutten, die Melissenblätter und die Kamillenblüten.
Vielleicht vermissen Sie in meiner Aufzählung den Huflattich. In der Tat, Huflattichblätter–Tee ist ein hervorragender Husten-Tee, doch er enthält in geringen, wechselnden Mengen Pyrrolizidin-Alkaloide. Diese Alkaloide können in höheren Konzentrationen die Leber schädigen und sollen auch Krebserkrankungen auslösen.
Daß Menschen durch einen Huflattich-Erkältungs- oder -Husten-Tee Schaden genommen haben, ist bis heute jedoch nicht eindeutig bewiesen. Um aber sicher zu gehen, habe ich den Huflattich in allen meinen Tee-Rezepten durch das Isländische Moos, durch Malvenblüten oder Malvenblätter ersetzt, die wie Huflattich ausreichende Mengen an reizlinderndem Pflanzenschleim enthalten. Isländisches Moos wirkt darüber hinaus

durch den Gehalt an bitteren Flechtensäuren tonisierend (kräftigend) und sogar antibiotisch (gegen Bakterien). Auf Seite 174 stelle ich Ihnen diese bewährte Heilpflanze, die lange Zeit vergessen war, ausführlich vor.

Wer aber dem Huflattich treu bleiben möchte, der kann in meinen Rezepten statt Isländisches Moos oder Malvenblätter oder -blüten getrost die angegebene Menge an Huflattichblättern (jedoch nicht länger als 6 Wochen pro Jahr) verwenden.

Zur Vorbeugung

● **Tee-Mischungen**

Hier drei Rezepte für Tee-Mischungen, mit denen Sie Erkältungskrankheiten vorbeugen können. Die Tees schmecken sehr gut, auch zu den Mahlzeiten.

Tee-Mischung 1
Holunderblüten	20,0
Hagebutten (ohne Kerne)	20,0
Melissenblätter	20,0
Himbeerblätter	40,0

Tee-Mischung 2
Lindenblüten	25,0
Melissenblätter	25,0
Kamillenblüten	20,0
Hibiskusblüten (Rote Malve)	20,0

Tee-Mischung 3
Isländisches Moos	
(oder Spitzwegerichblätter)	20,0
Kamillenblüten	10,0
Brombeerblätter	20,0
Hagebutten (mit Kernen)	50,0

Zubereitung: 3 gehäufte Eßlöffel der jeweiligen Mischung mit 1 Liter siedendem Wasser übergießen, 5 Minuten lang ausziehen, danach abseihen.

Anwendung: 3 bis 5 Tassen Tee pro Tag trinken. Mit Honig gesüßt, wirkt er noch besser (Diabetiker nicht süßen).

Bei den ersten Beschwerden

In der Regel beginnen grippale Infekte (Erkältungskrankheiten) langsam. Man spürt, »daß etwas nicht stimmt«. Mund- und Rachenschleimhäute sind trocken, die Stimme verändert sich leicht, und im Hals beginnt es zu kratzen oder leicht zu brennen. Oder die Nasenschleimhäute sind trocken, man muß niesen, bei der Nasenatmung spürt man ein Kribbeln, und die Schleimhaut im hinteren Teil der Nase, am Zäpfchen und im Rachen fühlt sich wund an.

Wer jetzt unverzüglich reagiert, kann einen grippalen Infekt in der Regel abwenden.

● **Ansteigendes Fußbad**

An erster Stelle sollte ein ansteigendes Fußbad stehen, wie es auf Seite 14 beschrieben ist.

● **Tees, die sich bewährt haben**

Ich empfehle, die Stärkung der Abwehrkräfte durch das ansteigende Fußbad noch mit Lindenblüten-Tee oder Holunderblüten-Tee (Flieder-Tee) zu unterstützen (*Zubereitung* → Seite 74). Beide Tees gelten als Schwitz-Tees, doch wenn Sie sie nur mäßig warm und schluckweise trinken, bleiben Schweißausbrüche aus.

● **Tee-Mischung**

Es hat sich für diese Zwecke auch folgende Tee-Mischung bewährt:

Melissenblätter	20,0
Holunderblüten	20,0
Isländisches Moos	
(oder Spitzwegerichblätter)	10,0
Hagebutten	30,0

Zubereitung und Anwendung → Seite 13. Süßen mit Honig ist empfehlenswert (Diabetiker nicht süßen).

● **Tees zum Gurgeln**

Sie können dem beginnenden Infekt noch weiter »gegensteuern«, indem Sie abwechselnd mit Salbei-Tee, Thymian-Tee und Kamillen-Tee gurgeln (*Zubereitung* → Seite 13). Bei dreimaligem Gurgeln am Tag kommt jeder Tee einmal dran; die Reihenfolge ist beliebig.

- **Tinkturen-Mischung**

Für ganz Eilige habe ich eine Tinkturen-Mischung anzubieten, die man Ihnen in jeder Apotheke herstellen kann:

Tinctura Ratanhiae	5,0
Tinctura Myrrhae	5,0
Tinctura Tormentillae	5,0
Oleum Thymi aetherea gtt.V (5 Tropfen)	

Anwendung: Von dieser Gurgellösung geben Sie 10 bis 20 Tropfen in ein Glas mit lauwarmem Wasser und gurgeln damit 3mal täglich.

- **Thymian-Bad**

Ein Thymian-Bad (→ Seite 39) vor dem Zubettgehen hilft ebenfalls, den beginnenden Infekt abzuwehren.

Jede Heilpflanze hat eine ihr eigene Wirkung, die sie von den anderen unterscheidet. In der richtigen Kombination können Heilpflanzen deshalb bei einer ganzen Reihe verschiedener Beschwerden, wie sie zu Beginn einer Erkältung auftreten, helfen.

Erkältungssymptome und ihre Behandlung

Wenn Sie zu spät mit den Vorbeugemaßnahmen begonnen haben und es Ihnen nicht gelungen ist, den Infekt abzuwenden, dann geht es darum, die lästigen Symptome zu lindern. Dafür eignen sich Heilpflanzen-Anwendungen besonders gut.
Wichtig: Beachten Sie jedoch unbedingt die »Grenzen der Selbstbehandlung« (→ Seite 15).
Manchmal sind stärkere Mittel notwendig, die der Arzt bestimmt. Aber eine unterstützende Heilpflanzen-Therapie ist immer sinnvoll.

Halsweh

Der rauhe Hals, die Schluckbeschwerden und die entzündete Rachenschleimhaut sind besonders unangenehm.

- **Eibisch-Tee**

Mit einem Eibisch-Tee, der sehr viel Pflanzenschleim enthält, können Sie rasch eine Linderung herbeiführen. Der Eibisch-Schleim legt sich nämlich als schützende Schicht über die entzündeten Schleimhäute in Mund und Rachen. Das Schlukken wird weitgehend beschwerdefrei. Unter dem schützenden Pflanzenschleim kann die Entzündung ungestört ausheilen.
Ein Eibisch-Tee muß als Kaltansatz zubereitet werden, weil neben dem erwünschten Schleim sehr viel Stärke in der Eibischwurzel enthalten ist. Beim Übergießen der Wurzeln mit siedendem Wasser würden die Zellen durch die Stärke verkleistern, der erwünschte Schleim also nicht in den Tee gelangen.
Zubereitung: 1 Eßlöffel geschnittene Eibischwurzeln mit 1/4 Liter kaltem Wasser übergießen, unter gelegentlichem Umrühren 2 bis 3 Stunden lang ausziehen. Nach dem Abseihen kann der Tee auf Trinktemperatur erwärmt werden.
Anwendung: Am zweckmäßigsten ist es, 2 bis 3 Tassen Eibisch-Tee täglich langsam und schluckweise zu trinken; der lindernde Eibisch-Schleim gelangt so auch in die äußersten Winkel des Rachenraumes. Sie können mit dem Tee zusätzlich gurgeln und den Mund spülen.

Erkältungssymptome und ihre Behandlung

● **Isländisches Moos-Tee**

Ähnlich wirkt das schleimreiche Isländische Moos, aus dem Sie sich ebenfalls einen Tee bereiten können, mit dem Sie zusätzlich gurgeln. Es gibt zwei Möglichkeiten, den Tee sachgerecht zuzubereiten:

Zubereitung 1: 2 Teelöffel der geschnittenen Droge mit 1/4 Liter siedendem Wasser übergießen, 10 Minuten lang ausziehen, danach abseihen.

Zubereitung 2: 2 Teelöffel der geschnittenen Droge mit 1/4 Liter siedendem Wasser übergießen, nach 1/2 Minute abseihen. Die Flüssigkeit, die fast nur Bitterstoffe enthält, wegschütten. Erneut mit 1/4 Liter siedendem Wasser übergießen, 10 bis 15 Minuten lang ausziehen und abseihen.

Der zweite Aufguß enthält weniger Bitterstoffe und ist deshalb für Kinder besser geeignet. Da aber durch diese Behandlung die antibiotische Wirkung der Flechtensäuren größtenteils verlorengeht, sollten zumindest Erwachsene der ersten Zubereitungsart den Vorzug geben.

● **Kleine Empfehlungen**

In Apotheken erhältlich sind auch Isländisch Moos-Pastillen, die Sie zur Reizlinderung zwischendurch lutschen können. Auch die desinfizierenden Salbei-Bonbons helfen.

Das Gurgeln mit Salbei-Tee, Thymian-Tee und Kamillen-Tee im Wechsel, wie es auf Seite 31 zur Infektabwehr empfohlen wurde, ist auch nach erfolgter Infektion ratsam, da es den Mund- und Rachenraum desinfiziert.

Heiserkeit

Bei Heiserkeit sind die Stimmbänder angegriffen. Sie sollten deshalb so wenig wie möglich sprechen, wenn Sie heiser sind. Warme Halswickel und warme Getränke, so warm, wie Sie sie vertragen, sind die beste Anfangstherapie.

● **Heiße Tees**

Bei den heißen Getränken kommt es nicht auf die Flüssigkeitsmenge an; wichtig ist, daß Sie sehr häufig (möglichst alle 1/2 Stunde) etwas Heißes trinken. Am besten abwechselnd Kamillen-Tee und Tee aus Isländisch Moos, da diese Tees einander in ihrer Wirkung gut ergänzen.

Zubereitung → Seite 13

● **Halswickel**

Besonders wirksam bei Heiserkeit ist ein Halswickel. Sie sollten ihn, einem alten Hausmittelrezept entsprechend, mit Kartoffeln bereiten. Erfahrungsgemäß ist er dem einfachen Heißwasserwickel überlegen, weil er die Wärme besser hält.

Zubereitung und Anwendung: 3 bis 5 weichgekochte, noch sehr warme Kartoffeln zerdrücken. Den Brei in ein dünnes Tuch einschlagen, den Umschlag so um den Hals legen, daß er vom Kinn bis zu den Schultern reicht. Ein wollenes Tuch darüber wickeln. Der Wickel bleibt so lange liegen, bis er seine durchwärmende Wirkung verloren hat. Sie können ihn ohne Bedenken 3- bis 5mal täglich anwenden.

Vorsicht bei der Temperatur der Kartoffeln! Sie dürfen nicht heißer sein, als Sie sie an der Innenseite der Arme gut vertragen. Vorher ausprobieren!

● **Inhalieren mit Kamillen-Tee**

Eine Zusatz-Therapie ist das Inhalieren mit Kamillen-Tee (*Zubereitung* → Seite 14) oder mit 1/4 Teelöffel Emser Salz (*Anwendung* → Seite 14).

> **Bitte beachten Sie**
> Wenn sich Halsweh oder Heiserkeit zu einer echten Angina mit hohem Fieber (über 39 °C) und anhaltenden Rachenschmerzen ausweiten oder wenn die Mandeln stark geschwollen sind, dann müssen Sie den Arzt befragen.

Schnupfen

Schnupfen ist wohl das häufigste Symptom jeder einfachen Erkältung. Wenn er sich erst einmal festgesetzt hat, ist es schwer, ihn wieder loszuwerden. Unbehandelt bleibt der Schnupfen sieben Tage, behandelt eine Woche lang bestehen, besagt eine Volksweisheit; und in alten Hausmittelbüchern ist oft zu lesen: »Drei Tage kommt er, drei Tage steht er, drei Tage geht er.«

Ganz so hilflos, wie es scheint, sind wir dem Schnupfen aber doch nicht ausgeliefert. Wir können ihn lindern, die verstopfte Nase freihalten, den Fließschnupfen bessern und die Dauer der Beschwerden abkürzen. Ein wirkliches Heilmittel jedoch haben weder die Schulmedizin noch die Naturheilkunde zu bieten, denn die Schnupfen-Viren sind weitgehend unbekannt.

● **Erkältungs-Tee**
Bei beginnendem Schnupfen sollten Sie sofort einen Erkältungs-Tee trinken und ein ansteigendes Fußbad machen (→ Seite 14). Am Abend ist das Inhalieren mit Kamillen-Tee oder Thymian-Tee (*Zubereitung* → Seite 13) empfehlenswert.

● **Tee-Mischung**
Alle Wirkkräfte, die man von einem guten Erkältungs-Tee erwartet, sind in den Einzeldrogen dieser Mischung enthalten:

Hagebutten (mit Kernen)	20,0
Holunderblüten	14,0
Kamillenblüten	14,0
Lindenblüten	14,0
Brombeerblätter	11,0
Salbeiblätter	10,0
Weidenrinde	10,0
Hibiskusblüten (Rote Malve)	5,0

Zubereitung: 3 Teelöffel Mischung mit 1/4 Liter siedendem Wasser übergießen und 5 Minuten lang ausziehen. Süßen mit Honig ist zu empfehlen (Diabetiker nicht süßen).

● **Majoran-Salbe**
Ein gutes Mittel zur Verbesserung der Nasenatmung (vor allem bei kleinen Kindern → Seite 91) ist die Majoran-Salbe, mit der Nasenrücken, Oberlippe und Hals eingerieben werden. Diese Salbe bekommen Sie in der Apotheke.

● **Homöopathische Mittel**
Empfehlenswert sind zwei aus Heilpflanzen hergestellte homöopathische Schnupfenmittel: bei verstopfter Nase und rauhem Hals Nux vomica D6; bei »laufender Nase« mit wundmachendem Sekret das aus der Küchenzwiebel bereitete Allium cepa D6.
Anwendung: 3- bis 6mal täglich jeweils 5 bis 10 Tropfen oder 5 bis 10 Streukügelchen im Mund zergehen lassen. Säuglingen gibt man alle 2 Stunden ein Streukügelchen der 4. Dezimalpotenz (D4); größere Kinder erhalten stündlich 2 Tropfen von Allium cepa D4.

Stirn- und Nebenhöhlenkatarrhe

Wenn man den Schnupfen nicht behandelt, kann es vorkommen, daß die Krankheitserreger in die Nebenhöhlen gelangen und sich dort ansiedeln. Ein dumpfes Druckgefühl im Bereich der Nasennebenhöhlen oder Kopfschmerzen im Bereich der Stirn sind erste Anzeichen dafür. Solche Sekundärinfektionen sind recht hartnäckig.

Bitte beachten Sie
Ich rate Ihnen dringend, sofort den Arzt aufzusuchen, wenn Sie diese Anzeichen spüren.

● **Inhalieren mit Tees oder ätherischen Ölen**
Unterstützen können Sie die ärztliche Therapie durch häufiges Inhalieren mit Kamillen-Tee, Thymian-Tee (*Zubereitung* → Seite 14) oder mit den folgenden ätherischen Ölen, die man Ihnen in der Apotheke mischt:

Latschenkiefern-Öl	5,0
Eukalyptus-Öl	3,0
Thymian-Öl	2,0

Zubereitung: 3 bis 5 Tropfen in das Inhalationswasser geben (*Anwendung* → Seite 14).

● **Erkältungs-Tee**
Reichliches Trinken des bei Schnupfen angegebenen Erkältungs-Tees (→ linke Spalte) trägt ebenfalls zur Linderung der Beschwerden bei.

● **Honigwaben**
Die Volksmedizin empfiehlt das Kauen eines Stückchens echter Bienenwabe, die noch reichlich Honig enthält. Man bekommt sie im Reformhaus (für Diabetiker nicht geeignet).

Husten

Husten ist nicht gleich Husten. Wer mit Heilpflanzen-Tees erfolgreich gegen seinen Husten angehen will, muß deutlich unterscheiden, ob es sich um einen Reizhusten oder einen Husten mit zähem Bronchialschleim handelt.
Husten als Begleitsymptom einer Erkältung spricht auf die Selbstbehandlung mit Heilpflanzen-Tees sehr gut an. Schon nach wenigen Tassen Tee spüren Sie Linderung, und alsbald ist der Husten verschwunden. Unbehandelt kann er sich oft wochenlang halten.
Nicht immer aber ist ein Husten nur die Begleiterscheinung einer einfachen Erkältung: Auch ernste Bronchial- und Lungenleiden haben Husten zur Folge. In solchen Fällen ist ärztliche Therapie natürlich dringend geboten.

Bitte beachten Sie

Wenn Sie unter Husten leiden und gleichzeitig hohes Fieber haben (über 39 °C), müssen Sie sofort den Arzt aufsuchen. Auch dann, wenn der Husten trotz Ihrer Behandlung nach einer Woche noch nicht vorüber ist oder wenn er nach Absetzen der Tee-Therapie sofort wieder einsetzt, ist ärztliches Einschreiten nötig!

Reizhusten

Wer beim Wechsel vom Zimmer ins Freie, von einem warmen in einen kalten Raum oder umgekehrt plötzlich von Hustenanfällen geplagt wird, die länger andauern und die Augen zum Tränen bringen, oder wer einen solchen Hustenanfall ohne »Vorwarnung« beim Sprechen bekommt, leidet unter einem Reizhusten. Verursacht wird der Reizhusten durch angegriffene Rachen- oder Bronchialschleimhäute. Hierbei verschaffen Heilpflanzen mit hohem Schleimgehalt Linderung.

● **Eibisch-Tee, Isländisch Moos-Tee**
Ein Eibisch-Tee (*Zubereitung* → Seite 32) ist eine gute Hilfe: Trinken Sie mehrmals täglich 1 Tasse frisch bereiteten, erwärmten Eibisch-Tee.
Ähnlich wirkt ein Tee aus Isländisch Moos (*Zubereitung* → Seite 33), von dem Sie ebenfalls mehrmals täglich 1 Tasse trinken sollten.

Ob mit Honig gesüßt werden soll oder nicht, ist umstritten. Ich halte den Honig bei Erkältungshusten für so wichtig, daß ich rate, damit zu süßen (das gilt natürlich nicht für Diabetiker). Es wird aber auch die Meinung vertreten, Honig reize die geschädigte Schleimhaut in Mund und Rachen. Probieren Sie aus, wie Sie darauf reagieren.

● **Tee-Mischung**
Eine Tee-Mischung gegen Reizhusten ist folgendermaßen zusammengesetzt:

Spitzwegerichblätter	20,0
Malvenblüten (blau)	20,0
Melissenblätter	20,0
Himbeerblätter	20,0

Zubereitung → Seite 13
Anwendung: Bei Bedarf täglich 3 bis 5 Tassen Tee trinken.

● **Eibisch-Sirup**
Sie können aber auch statt dieser Tee-Mischung einen Eibisch-Sirup einnehmen, den Sie in der Apotheke unter dem Namen Sirupus Althaeae bekommen (*Selbstzubereitung* → Seite 92).

Krampfartiger Husten, Keuchhusten

Krampfartiger Husten, bei Kindern Keuchhusten, ist durch Hustenanfälle gekennzeichnet, bei denen sich die Atemmuskulatur krampfartig zusammenzieht, was zu großer Atemnot führt.

● **Thymian-Tee**
In beiden Fällen hat sich ein Thymian-Tee zur Linderung bewährt. Die ätherischen Öle des Thymian vermögen die Krampfbereitschaft merklich zu mildern. Außerdem wirkt Thymian desinfizierend im Bereich der oberen Luftwege und der Lungen, was sich auf das Thymol des Thymian-Öls zurückführen läßt.
Zubereitung → Seite 13
Anwendung: 3- bis 5mal täglich 1 Tasse Tee mit oder ohne Honig trinken (Diabetiker ohne Honig).
Zusätzlich mit Thymian-Tee inhalieren (*Anwendung* → Seite 14) und 2- bis 3mal pro Woche ein Thymian-Bad (→ Seite 39) nehmen.

Erkältungskrankheiten

● **Tee-Mischung**
Bewährt hat sich für Erwachsene bei krampfartigen Hustenanfällen folgende Mischung:

Thymiankraut	30,0
Spitzwegerichblätter	30,0
Kamillenblüten	20,0
Primelwurzeln	10,0
(bei Menschen über 60 Jahre	20,0)

Zubereitung → Seite 13
Anwendung: 5 bis 6 Tassen Tee pro Tag möglichst warm trinken.

Husten mit zähem Schleim

Man hört ein Röcheln beim Ein- und Ausatmen und leidet unter Hustenreiz; trotz heftigen Hustens gelingt es nicht, den Schleim loszuwerden. Derart verschleimte Bronchien sind ein idealer Nährboden für Krankheitskeime. Es ist daher sehr wichtig, den zähen Schleim zu lösen, damit er durch Abhusten entfernt werden kann.
Hierfür bieten sich alle Heilpflanzen an, die Saponine enthalten, weil diese Inhaltsstoffe die Schleimoberfläche entspannen, was zur Auflockerung des Schleims führt. Außerdem reizen die Saponine die Magenschleimhaut, was über den Vagusnerv eine Sekretion auch in den Bronchien auslöst, die den zähen Schleimbelag »abhebt«. Die Verbesserung des Abhustens wird durch andere Heilpflanzen (zum Beispiel Fenchel) erreicht.

● **Tee-Mischungen**
Bei der Behandlung dieser Art von Husten sind Tee-Mischungen den Tees aus einzelnen Heilpflanzen überlegen, weil es darauf ankommt, mehrere Wirkmechanismen gleichzeitig auszulösen. Es gibt viele wirksame Mischungen. Ich stelle Ihnen hier drei Rezepturen vor, die ich für die besten halte. Probieren Sie sie aus, und bleiben Sie dann bei der Mischung, die Ihnen besonders gut hilft (und schmeckt).

Tee-Mischung 1

Primelwurzeln	30,0
Spitzwegerichblätter	30,0
Fenchelfrüchte (zerstoßen)	30,0
Isländisches Moos (oder Kamillenblüten)	20,0
Holunderblüten	20,0
Hagebutten (mit Kernen)	20,0
Malvenblüten (blau)	10,0

Tee-Mischung 2

Wollblumenblüten	30,0
Lindenblüten	20,0
Spitzwegerichblätter	20,0
Fenchelfrüchte (zerstoßen)	20,0
Primelwurzeln	10,0
Malvenblätter	10,0

Tee-Mischung 3

Primelwurzeln	20,0
Lindenblüten	20,0
Kamillenblüten	20,0
Melissenblätter	10,0

Zubereitung → Seite 13
Anwendung: 4 Tassen Tee über den Tag verteilt, und unmittelbar vor dem Schlafengehen noch 1 Tasse Tee trinken.

● **Amoniak-Anis-Tropfen, Mixtura solvens**
Ich stelle Ihnen zwei weitere Husten-Arzneien vor, die früher sehr bekannt waren, in den letzten Jahren jedoch – zu unrecht, wie ich meine – in Vergessenheit geraten sind; zum einen die Amoniak-Anis-Tropfen (Liquor Ammonii anisatus), zum anderen die Mixtura solvens, deren Name schon ausdrückt, daß die Arznei lösend wirkt (lateinisch solvere = lösen). Sowohl die Tropfen als auch den Saft empfehle ich seit vielen Jahren in meiner Apotheke gegen verschleimte Bronchien – mit überzeugendem Erfolg, wobei sich die Mixtura solvens als besonders wirksam erwies, doch nicht besonders gut schmeckt.
Anwendung der Amoniak-Anis-Tropfen: Mehrmals täglich 20 Tropfen in wenig Wasser oder (sofern sie nicht Diabetiker sind) auf Zucker einnehmen.
Anwendung der Mixtura solvens: 3- bis 5mal täglich 1 Eßlöffel nach dem Essen einnehmen.

Mischformen von Husten

Erkältungshusten ist nicht immer ganz eindeutig die eine oder andere jener Hustenarten, von denen bisher die Rede war. Oft plagt die Betroffenen gleichzeitig sowohl ein Reizhusten als auch übermäßige Verschleimung.

● **Tee-Mischungen**
Für diese Fälle empfehle ich Tee-Mischungen mit einer breiten Wirkung. Vier solcher Mischungen stelle ich Ihnen hier vor:

Tee-Mischung 1
empfehle ich Ihnen, wenn die Verschleimung im Vordergrund der Beschwerden steht:

Spitzwegerichblätter	30,0
Primelwurzeln	20,0
Wollblumenblüten	20,0
Lindenblüten	10,0
Melissenblätter	10,0
Thymiankraut	10,0
Kamillenblüten	10,0
Malvenblüten (blau)	10,0

Tee-Mischung 2
empfehle ich Ihnen, wenn der Hustenreiz am unangenehmsten ist:

Isländisches Moos (oder Malvenblüten)	30,0
Wollblumenblüten	20,0
Spitzwegerichblätter	10,0
Holunderblüten	10,0
Thymiankraut	10,0
Malvenblätter	10,0

Tee-Mischung 3
sollten jene Menschen ausprobieren, bei denen Reiz und Verschleimung gleichermaßen auftreten:

Fenchelfrüchte (zerstoßen)	30,0
Isländisches Moos	20,0
Wollblumenblüten	10,0
Lindenblüten	10,0
Spitzwegerichblätter	10,0
Salbeiblätter	10,0
Hagebutten (mit Kernen)	10,0

Ärzte empfehlen, bei jeder Art von Erkältung, vor allem aber bei Husten und leichter Bronchitis, viel Heißes zu trinken, und zwar bis zu 1,5 Liter am Tag. Hierfür empfehle ich den folgenden Tee:

Tee-Mischung 4

Himbeerblätter	20,0
Brombeerblätter	20,0
Melissenblätter	20,0
Kamillenblüten	20,0
Wollblumenblüten	10,0
Spitzwegerichblätter	10,0
Holunderblüten	5,0
Lindenblüten	5,0
Thymiankraut	5,0
Hagebutten (mit Kernen)	35,0

Zubereitung → Seite 13. Sie können sich jeweils einige Tassen Tee auf Vorrat kochen und in einer Thermosflasche warm halten.
Anwendung der Tee-Mischungen 1–3: Mehrmals täglich 1 Tasse Tee möglichst warm und mit Honig gesüßt trinken (Diabetiker ohne Honig).
Anwendung der Tee-Mischung 4: Alle Stunde 1 kleine Tasse Tee sehr warm und schluckweise trinken. Wegen der hohen Tagesmenge bitte ungesüßt trinken. Sie würden sonst zu viele Kohlenhydrate zu sich nehmen (Kalorien!).

Erkältungskrankheiten

Fieber

Fast jede Erkältungskrankheit geht mit leichtem Fieber einher. Das ist die Abwehrreaktion des Körpers – ein natürlicher und heilsamer Vorgang. Erhöhte Temperatur sollte man nicht unterdrücken, solange sie 39 °C nicht übersteigt und nicht länger als drei Tage anhält.

Bitte beachten Sie
Wenn das Fieber über 39 °C steigt oder wenn es länger als drei Tage anhält, rufen Sie unverzüglich den Arzt!

● Bei Fieber viel trinken
Viel zu trinken, ist bei Fieber oberstes Gebot. Neben der empfohlenen Tee-Mischung (→ Seite 34) dürfen es auch erfrischende, kühle Fruchtsäfte sein, die reich an Vitaminen sind, aber ungesüßt. Insgesamt sollten Sie täglich 1,5 bis 2 Liter Flüssigkeit zu sich nehmen.

Zur Stärkung der Abwehrkräfte

● Schwitzkur
Bei Erkältungskrankheiten war es früher üblich, die Behandlung mit einer Schwitzkur zu beginnen, um durch Stärkung der körpereigenen Abwehrkräfte den Infekt im Keim zu ersticken. Heute ist man sich über den Wert oder Unwert einer solchen Prozedur nicht mehr einig. Sie sei für den Patienten zu anstrengend, wird argumentiert, und die Wirkung überzeuge nicht. Ich bin da anderer Meinung. Zwar steht fest, daß eine Schwitzkur den Kreislauf belastet – weshalb man einige Vorsichtsmaßregeln einhalten muß –, aber die Wirkung ist gut.

Bitte beachten Sie
Wer unter Kreislauflabilität leidet, wessen Herz geschwächt ist, wer älter als 50 Jahre ist, der sollte unbedingt seinen Arzt fragen, ob eine Schwitzkur für ihn ratsam ist!
Auch wenn Sie einen stabilen Kreislauf und ein gesundes Herz haben – eine Schwitzkur dürfen Sie nicht allein durchführen! Wegen der Kreislaufbelastung muß jemand anwesend sein, der Ihnen notfalls helfen kann.

Während des Schwitzens ist der Patient gut zu beobachten, damit die Kur unverzüglich abgebrochen werden kann, sobald sich Kreislaufbeschwerden bemerkbar machen. Die ersten Anzeichen sind blaue Lippen oder ein blasses Gesicht. Mit einer Tasse Bohnenkaffee (keinesfalls mit Alkohol!) bringt man den Kreislauf schnell wieder ins Lot. Gelingt das nicht, ist sofort ein Arzt zu rufen.
Eine Schwitzkur darf nicht täglich durchgeführt werden. Es ist ratsam, sie zu Beginn der Erkrankung anzuwenden und vielleicht auch noch am Ende, wenn die Krankheit länger gedauert hat.

So wird die Schwitzkur durchgeführt: Bereiten Sie sich 1/2 Liter Schwitz-Tee aus 2 gehäuften Teelöffeln Lindenblüten und 2 gehäuften Teelöffeln Holunderblüten, die Sie mit 1/2 Liter siedendem Wasser übergießen, 10 Minuten lang ausziehen und danach abseihen. Diesen Tee trinken Sie, so heiß wie sie ihn vertragen, möglichst schnell aus. Anschließend folgt ein Vollbad (besonders geeignet ist ein Heublumen-Bad, → Seite 39), anfangs bei einer Temperatur von 37 °C, die Sie durch Zugießen von heißem Wasser rasch auf 40 °C erhöhen. Die Badedauer bei einer Wassertemperatur von 40 °C soll etwa 3 Minuten betragen. Dann lassen Sie das Wasser vom Körper abtropfen, wickeln sich in ein großes, angewärmtes Laken und legen sich, gut eingepackt in eine Wolldecke, unter eine warme Zudecke ins Bett. Nach kurzer Zeit beginnt der Schweißausbruch. Wenn sich auf der Stirn die ersten Schweißtropfen zeigen, beginnt die Schwitzkur, die längstens 30 Minuten dauern soll. Nach dem Schwitzen müssen Sie sich gründlich abtrocknen. Anschließend ist in frischer, vorgewärmter Wäsche eine Ruhezeit von mindestens 1 Stunde nötig.

Kräuterbäder bei Erkältung

Ich möchte Ihnen einige Kräuterbäder vorstellen, die ich teilweise schon in den Anwendungen dieses Kapitels empfohlen habe. Sie alle tragen zur Linderung Ihrer Beschwerden bei – probieren Sie aus, welches Bad Ihnen am besten hilft.
So bereiten Sie die Erkältungs-Bäder zu – die Mengenangaben gelten für ein Vollbad:

- **Eukalyptus-Bad**

60 bis 70 Gramm Eukalyptusblätter mit 3 Liter Wasser übergießen, zum Sieden erhitzen, zugedeckt 10 Minuten lang ausziehen, danach abseihen. Den Extrakt dem Badewasser zugeben.
Badetemperatur 37 °C, Badedauer 10 Minuten. Nach dem Baden ruhen.

- **Fichtennadel-Bad**

100 Gramm frische Fichtennadeln mit 5 Liter Wasser übergießen, zum Sieden erhitzen, 10 Minuten lang ausziehen, danach abseihen. Den Extrakt dem Badewasser zugeben.
Badetemperatur 37 °C, Badedauer 10 Minuten. Nach dem Baden ruhen.

- **Heublumen-Bad**

300 bis 500 Gramm Heublumen mit 5 Liter Wasser übergießen, zum Sieden erhitzen, etwa 15 Minuten lang auskochen, danach abseihen. Den Extrakt dem Badewasser zugeben.
Badetemperatur 35 bis 38 °C, Badedauer 10 bis 15 Minuten. Nach dem Baden ruhen.

- **Melissen-Bad**

60 bis 70 Gramm Melissenblätter mit 5 Liter siedendem Wasser übergießen, etwa 20 Minuten lang ausziehen, danach abseihen. Den Extrakt dem Badewasser zugeben.
Badetemperatur 35 bis 38 °C, Badedauer 10 bis 15 Minuten. Nach dem Baden ruhen.

- **Thymian-Bad**

100 Gramm Thymiankraut mit 3 Liter Wasser übergießen, zum Sieden erhitzen, zugedeckt etwa 20 Minuten lang ausziehen, danach abseihen. Den Extrakt dem Badewasser zugeben.
Badetemperatur 35 bis 38 °C, Badedauer 10 bis 15 Minuten. Nach dem Baden ruhen.

Wenn es Ihnen zu mühsam ist, Ihren Badezusatz selbst herzustellen, dann sollten Sie sich fertige Badezusätze kaufen (Apotheke). Es ist jedoch wichtig, zwischen rein kosmetischen Bädern und Heilbädern zu unterscheiden: Es muß sichergestellt sein, daß die ätherischen Öle aus den Kräutern in ausreichender Menge im Badezusatz enthalten sind.

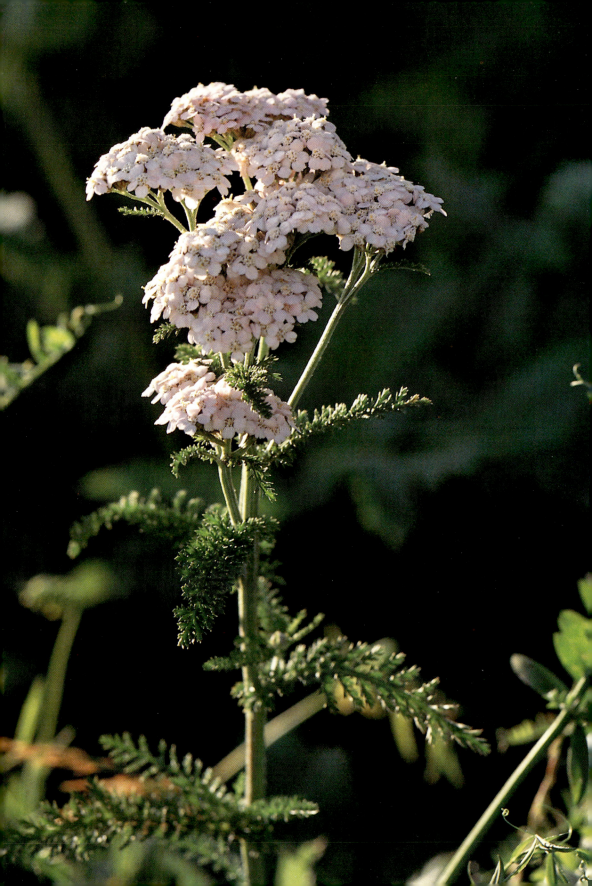

Blasen- und Nierenbeschwerden

Selbstbehandlung – nur mit dem Arzt! — 42
Heilpflanzen unterstützen die ärztliche Therapie   42

Blasenbeschwerden — 42
Die akute Blasenentzündung (Cystitis)   42
Zur Vorbeugung   42
Brennen beim Wasserlassen   43
Nachbehandlung der Cystitis   44
Die chronische Blasenentzündung   44

Blasen- und Nierensteine, Harngrieß — 45
Hilfe durch Heilpflanzen   45
Schmerzlinderung bei Koliken   45
Austreiben der Nierensteine   46
Steinbildung vorbeugen   47

Andere Blasenstörungen — 49
Die Reizblase   49
Das Nervensystem stärken   49
Die Prostata-Neurose   50

Weitere Hilfen bei Blasen- und Nierenbeschwerden — 50
Kräuterbäder zur Beruhigung und Entkrampfung   50
Blutreinigungs-Kuren zur Entschlackung   51
Blasen- und Nieren-Tees aus der Apotheke   53

← *Schafgarbe*

Selbstbehandlung – nur mit dem Arzt!

Blasen- und Nierenbeschwerden können nur in wenigen Fällen selbst behandelt werden, denn die Gefahr der falschen Beurteilung der Beschwerden, des Übersehens ernsthafter Störungen durch den Laien ist sehr groß. Das bedeutet, daß bei Blasen- und Nierenbeschwerden eine Zusammenarbeit mit dem Arzt unerläßlich ist! Beachten Sie unbedingt die Grenzen der Selbstbehandlung (→ Seite 15).

> **Bitte beachten Sie**
> Gehen Sie sofort zum Arzt, wenn folgende Symptome auftreten:
> - Krampfartige Schmerzen in der Nierengegend oder im Bereich der Blase, die mit hohem Fieber einhergehen.
> - Wenn Sie morgens mit geschwollenen Augenlidern aufwachen.
> - Wenn Sie übermäßig durstig und müde sind, verbunden mit einer blassen Gesichtsfarbe.
> - Wenn Ihr Harn trübe, rötlich oder rotgefärbt oder die Harnentleerung schmerzhaft ist.

Älteren Männern, die Schwierigkeiten beim Wasserlassen haben, auch wenn sie keinerlei Schmerzen verspüren, sei dringend geraten, einen Arzt aufzusuchen. Wahrscheinlich ist es die Prostata, die Vorsteherdrüse, die sich im Alter bei den meisten Männern gutartig vergrößert und den Harnfluß behindert (→ Seite 122). Jedoch muß dies vom Arzt abgeklärt werden, denn auch bösartige Wucherungen der Prostata beginnen mit diesen (zunächst schmerzfreien) Beschwerden.

Heilpflanzen unterstützen die ärztliche Therapie

Der Arzt lehnt Phytotherapie (Behandlung mit Heilkräutern oder daraus hergestellten Medikamenten) keineswegs ab, sondern bedient sich gerne der zahlreichen Diuretika (harntreibende Mittel), der krampflösenden und desinfizierenden Heilpflanzen, nutzt Kräuter-Tees zur Durchspülungs-Therapie, setzt sie vorbeugend zur Verhinderung von Steinbildung in Niere und Blase ein und versucht, mit ihrer Hilfe vorhandene Steine auszutreiben. Auch bei der Behandlung gutartiger Prostatabeschwerden (→ Seite 50), bei Bettnässen (→ Seite 94) oder einer Reizblase sind Heilpflanzen unentbehrliche Helfer.
Ich habe aus der großen Zahl der wirksamen Heilpflanzen für Sie jene ausgewählt, auf die Verlaß ist und die auch der Arzt einsetzt.

Blasenbeschwerden

Die akute Blasenentzündung (Cystitis)

Auslösefaktoren einer akuten Blasenentzündung sind in der Regel Kälte und Nässe. Kalte Füße, im Sommer nasse Badeanzüge, die nicht sofort nach dem Baden ausgezogen werden, Zugluft oder das längere Sitzen auf kaltem Boden schwächt die körpereigenen Abwehrkräfte, wodurch die in die Blase eingedrungenen Krankheitserreger aktiv werden können.

> **Zur Vorbeugung**
>
> - **Warme Kleidung**
> Sorgen Sie deshalb stets für warme Kleidung, halten Sie Füße und Hände warm, und tragen Sie möglichst immer ein Unterhemd.
>
> - **Ansteigendes Fußbad**
> Haben Sie doch einmal kalte oder gar feuchtkalte Füße, dann nehmen Sie alsbald ein ansteigendes Fußbad (→ Seite 14) mit einem Zusatz von Schachtelhalmkraut (Zinnkraut) oder Heublumen. Wer eine »schwache Blase« hat, also häufig unter einer unspezifischen akuten Blasenentzündung leidet, sollte diese Hinweise besonders beachten.

Blasenbeschwerden

- **Schachtelhalm-Bad**

Die Hausmittelmedizin empfiehlt allen jungen Mädchen und Frauen, die eine »schwache Blase« haben, zweimal pro Woche ein Schachtelhalm-(Zinnkraut-)Bad entweder als Sitz- oder, besser noch, als Vollbad (→ Seite 14). Das kräftigt die schwache Blase und beugt Krankheiten vor.

- **Hygienische Maßnahmen**

Unter der unspezifischen akuten Blasenentzündung leiden vor allem Mädchen und Frauen häufig. Das hängt damit zusammen, daß in mehr als der Hälfte der Fälle die Erreger Darmbakterien sind, die über die Harnröhre »einwandern«. Da die Harnröhre bei Frauen viel kürzer ist als bei Männern, sind Frauen weit mehr gefährdet. Sie können aber durch hygienische Maßnahmen einer Blasenentzündung vorbeugen, indem Sie sich angewöhnen, nach dem Stuhlgang die Reinigung mit Toilettenpapier von der Scheide weg in Richtung Steißbein vorzunehmen.

- **Verbesserung der Blasenentleerung**

Bei Männern kann die Ursache einer Cystitis auch eine mangelhafte Blasenentleerung durch krankhafte Veränderungen der Vorsteherdrüse (Prostata) sein. In der Blase verbleibt ein Restharn, in dem sich häufig Bakterien ansiedeln. Brennessel und der Löwenzahn bewirken eine Stärkung des Blasentonus und führen so zu einer Verringerung der Restharnmenge. Nach kurmäßiger Anwendung (drei bis sechs Wochen lang) der folgenden Tee-Mischung kommt es wieder zu einer normalen Blasenentleerung. Die Besserung der Beschwerden ist in der Regel von Dauer. Nicht anwenden bei Ödemen infolge verminderter Herz- oder Nierenleistung.

Tee-Mischung
Brennesselblätter	25,0
Brennesselwurzeln	25,0
Löwenzahnwurzeln (mit Kraut)	25,0

Zubereitung: 2 gehäufte Teelöffel dieser Mischung mit 1/4 Liter kaltem Wasser übergießen, langsam zum Sieden erhitzen, 3 bis 5 Minuten lang ausziehen, dann abseihen.
Anwendung: 3 bis 5 Tassen Tee pro Tag trinken.

Brennen beim Wasserlassen

Die akute Blasenentzündung beginnt meist plötzlich mit starken Beschwerden beim Wasserlassen, ständigem Harndrang mit Brennen, vor allem am Ende der Miktion (Harnausscheidung). Fieber ist zumeist nicht vorhanden.

> **Bitte beachten Sie**
> Gehen Sie sofort zum Arzt, wenn Sie Fieber bekommen.

- **Bärentraubenblätter-Tee**

Ein Tee aus Bärentraubenblättern hilft zumeist schnell. Beim Ansetzen ist folgendes zu beachten: Bärentraubenblätter enthalten sehr viel Gerbstoff, der den Magen belastet und unangenehme Nebenwirkungen wie Übelkeit und Erbrechen auslösen kann. Deshalb muß der Tee kalt angesetzt werden, wobei nur ein geringer Teil der Gerbstoffe, jedoch fast die gesamte Wirkstoffmenge ausgezogen wird.
Tee-Mischungen, die Bärentraubenblätter enthalten, werden dagegen nicht kalt angesetzt.
Zubereitung: 2 gehäufte Teelöffel Bärentraubenblätter mit 1/4 Liter zimmerwarmem Wasser übergießen und unter häufigem Umrühren 5 bis 6 Stunden lang ausziehen, abseihen und auf Trinktemperatur erwärmen.
Anwendung: 3 bis 5 Tassen Tee täglich trinken.

Bärentraubenblätter-Tee wirkt aber nur, wenn der Harn alkalisch reagiert; nur dann spaltet das Arbutin desinfizierendes Hydrochinon ab. Das erreicht man, indem man jeder Tasse Tee eine große Messerspitze Natron (Speisesoda) oder eine Tablette Bullrich Salz zufügt, langfristig aber auch durch Bevorzugung pflanzlicher Kost.

- **Tee-Mischung**

Bei der Behandlung der Cystitis hat es sich auch bewährt, statt eines Bärentraubenblätter-Tees eine Mischung folgender Zusammensetzung zu verwenden:

Bärentraubenblätter	30,0
Kamillenblüten	20,0
Orthosiphonblätter	10,0
Bruchkraut	10,0

Zubereitung → Seite 13
Anwendung: 5 Tassen Tee pro Tag trinken, ebenfalls mit je 1 großen Messerspitze Natron.

Bitte beachten Sie
Gehen Sie zum Arzt, wenn die Beschwerden länger als zwei bis drei Tage anhalten! In diesem Fall muß der Arzt stärkere Mittel einsetzen.

Nachbehandlung der Cystitis

Wenn Sie die akute Phase überstanden haben, ist eine Nachbehandlung der Cystitis angezeigt. Trinken Sie viel Tee (1 bis 2 Liter täglich!), um die Bakterien restlos aus der Blase auszuschwemmen. Der Tee sollte diuretisch (harnvermehrend und harntreibend) wirken, was im akuten Stadium nicht erwünscht ist.

● **Tee-Mischungen**
Hierfür bieten sich mehrere Tee-Mischungen an, die sich in ihrer Wirkung sehr ähnlich sind, sich aber geschmacklich unterscheiden. Probieren Sie einfach aus, welche Mischung am besten schmeckt.

Tee-Mischung 1
Löwenzahnwurzeln (mit Kraut)	20,0
Ackerschachtelhalm	10,0
Hagebutten (mit Kernen)	10,0
Pfefferminzblätter	10,0

Tee-Mischung 2
Birkenblätter	20,0
Orthosiphonblätter	20,0
Fenchelfrüchte (zerstoßen)	10,0
Kamillenblüten	10,0
Süßholzwurzel	10,0

Tee-Mischung 3
Goldrutenkraut	20,0
Bohnenschalen (ohne Samen)	10,0
Brennesselblätter	10,0
Pfefferminzblätter	10,0
Holunderblüten	10,0

Zubereitung: 3 Eßlöffel der jeweiligen Mischung mit 1 Liter siedendem Wasser übergießen, zugedeckt 5 Minuten lang ausziehen und abseihen.
Anwendung: Zwischen den Mahlzeiten mehrmals 1 Tasse Tee trinken, mindestens 1 Liter pro Tag, besser mehr. Süßen mit Honig ist vorteilhaft (Diabetiker nicht süßen).
Nicht anwenden bei Ödemen infolge verringerter Herz- oder Nierenleistung.

Die chronische Blasenentzündung

Querschnittgelähmte leiden sehr häufig unter einer chronischen Blasenentzündung oder einer immer wieder auftretenden (rezidivierenden) Cystitis.

● **Tee-Mischung**
Hier hat sich eine Tee-Mischung aus Kamillenblüten, Bärentraubenblättern und Bruchkraut zu gleichen Teilen bewährt.
Zubereitung → Seite 13
Anwendung: 3 bis 5 Tassen Tee pro Tag trinken.

Blasen- und Nierensteine, Harngrieß

Harnsteinleiden zählen zu den häufigsten Krankheiten. Obwohl es sich nicht um eine »neue« Krankheit handelt (man hat Grund zu der Annahme, daß sie so alt ist wie die Menschheit), hat das Leiden in den letzten Jahren deutlich zugenommen. Etwa drei Prozent der Bundesbürger sind davon betroffen. Wir führen diese erschreckend hohe Zahl auf die veränderten Lebensgewohnheiten zurück. Wir essen mehr Eiweiß in Form von Fleisch, wir bewegen uns weniger und nehmen an Gewicht zu.

Harnsteine (ein Sammelbegriff für die Steine in der Niere, im Harnleiter oder in der Blase, der ihre Zusammensetzung nicht berücksichtigt) entstehen immer dann, wenn Salze aus dem Harn auskristallisieren und sich zu festen Gebilden (Konkrementen) zusammenballen. Nur ein geringer Teil der Harnsteine macht Beschwerden. Viele bleiben in der Niere liegen, ohne daß der Betroffene davon etwas weiß; kleinere Steine gehen ab, ohne daß es Schmerzen verursacht. Erst wenn ein größerer Stein in den Harnleiter eingeschwemmt wird und dort steckenbleibt, kommt es zu kolikartigen Schmerzen. Der Harnleiter versucht, den Stein »auszuleiten«, was je nach Steingröße zu derart quälenden Schmerzen führt, daß der Arzt starke Schmerzmittel spritzen muß. Diese Steinschmerzen gehen meist von der Nierengegend aus und strahlen in den Bauchraum, ja sogar in die Oberschenkel aus. Der Betroffene krümmt sich vor Schmerzen; oft ist ihm auch übel, und es plagt ihn heftiger Brechreiz.

Bitte beachten Sie
So schmerzhaft Nieren- und Blasenkoliken auch sind, lebensgefährlich sind sie nicht. Auf jeden Fall sollten Sie aber möglichst sofort nach Auftreten einer Nieren- oder Blasenkolik den Arzt aufsuchen!
Der während oder nach der Kolik abgehende Harn muß aufgefangen werden; zum einen, um kontrollieren zu können, ob der Stein abgegangen ist; zum anderen, um den abgegangenen Stein auf seine Zusammensetzung untersuchen zu lassen.
Harnsteine sind nämlich unterschiedlich zusammengesetzt. Sie bestehen aus Harnsäure, Zystin, Oxalat, Phosphat oder Calcium. Häufig sind sie auch Gemische aus diesen Bestandteilen. Die Beschaffenheit gibt dem Arzt darüber Aufschluß, ob eine Chance für die Steinauflösung besteht oder nicht.

Hilfe durch Heilpflanzen

Ist der Stein abgegangen, kehrt wieder Ruhe ein. Ist er im Harnleiter steckengeblieben, muß er entfernt werden, damit der Harnabfluß ungestört erfolgen kann. Über zwei Drittel der Harnsteine gehen durch zusätzliche Maßnahmen von selbst ab. Und hier bewähren sich Heilpflanzen-Tees bestens.

Zunächst geht es jedoch darum, wie man beginnenden Koliken begegnen, wie man schon eingetretene Schmerzen lindern kann, ohne daß der Arzt starke Schmerzmittel injizieren muß.

Schmerzlinderung bei Koliken

● **Kamillen-Tee**
Rechtzeitig eingesetzt, kann ein heißer Kamillen-Tee (*Zubereitung* → Seite 13) durch seine spasmolytische (krampflösende) Wirkung dazu beitragen, daß der Stein im Harnleiter leichter zu bewegen und somit besser auszutreiben ist.

● **Tee-Mischungen**
Aber es gibt weitere pflanzliche Spasmolytika wie Pfefferminzblätter, Fenchelfrüchte, Bruchkraut, Melissenblätter, Schafgarbenkraut oder Korianderfrüchte, die bei einer beginnenden Kolik helfen.

Tee-Mischung 1
Kamillenblüten	10,0
Pfefferminzblätter	10,0
Melissenblätter	10,0
Bruchkraut	10,0
Korianderfrüchte	5,0
Schafgarbenkraut	5,0

Zubereitung → Seite 13
Anwendung: Bei Koliken 1 bis 2 Tassen Tee möglichst heiß trinken.

Tee-Mischung 2
Hilfreich ist auch eine Tee-Mischung aus Tausendgüldenkraut, Pfefferminzblättern, Kamillenblüten und Melissenblättern zu gleichen Teilen.
Zubereitung → Seite 13
Anwendung: Bei Koliken 1 Tasse Tee möglichst heiß trinken.
Für die Verwendung von Tausendgüldenkraut spricht die tonisierende (kräftigende) Wirkung des enthaltenen Bitterstoffes, die den Harnleiter beim Abtransport des Harnsteines unterstützt.

● **Heublumen-Auflage und -Bad**
Schmerzlinderung bei Koliken bringen aber auch heiße Vollbäder und heiße Auflagen.
Heublumen (→ Seite 170) zeigen die stärkste Wirkung. Ein 38 °C warmes Heublumen-Vollbad (→ Seite 25, 39) kann spürbare Linderung bringen; die Heublumen-Auflage, der Heublumen-Sack, gilt als noch wirksamer.
Zubereitung und Anwendung einer Heublumen-Auflage:
Sie benötigen einen Sack aus grobem Leinen in der Größe der zu behandelnden Stelle. Füllen Sie diesen Sack 5 bis 8 Zentimeter dick mit Heublumen, übergießen Sie ihn in einem Topf mit siedendem Wasser, und lassen Sie ihn darin 15 Minuten lang ziehen. Anschließend pressen Sie den Sack gut aus, am besten zwischen zwei Brettchen. Verändern Sie danach seine Lage, und wiederholen Sie den Vorgang, um möglichst viel Flüssigkeit herauszupressen. Die so vorbereitete Heublumen-Auflage wickeln Sie in ein Tuch und legen sie auf die schmerzende, behandlungsbedürftige Körperstelle; sie sollte faltenfrei anliegen. Mit einem weiteren Tuch oder einer elastischen Binde geben Sie der Auflage Halt. Die Temperatur der Auflage soll etwa bei 42 °C liegen, die Behandlungsdauer 1/2 Stunde betragen.
Eine andere Art, die Heublumen-Auflage zuzubereiten, ist das Erhitzen in strömendem Wasserdampf. Dazu benötigen Sie einen Topf mit einem einlegbaren Rost (zum Beispiel einen Einmachtopf). Füllen Sie etwas Wasser hinein, legen Sie die Auflage auf den Rost, ohne daß sie direkt befeuchtet wird. Nun erhitzen Sie das Wasser bis zum Siedepunkt. Der aufsteigende Wasserdampf durchdringt die Heublumen und erhitzt und durchfeuchtet sie ausreichend. Das dauert etwa 10 Minuten. Danach ist die Heublumen-Auflage gebrauchsfertig, ohne daß sie ausgepreßt werden muß.

Austreiben der Nierensteine

● **Wasserstoß**
Ist nach der Kolik wieder Ruhe eingetreten, dann kann, sofern der Stein nicht abgegangen ist, ein Wasserstoß erfolgreich sein.

▎**Bitte beachten Sie**
Natürlich muß eine derartige Anwendung vorher mit dem Arzt abgestimmt werden. Ärzte, die der Naturheilkunde zugetan sind, begrüßen derartige Maßnahmen und empfehlen sie ihren Patienten.

Für den Wasserstoß trinkt man eine größere Menge Tee aus harntreibenden Kräutern. Dadurch entsteht eine kräftige Harnflut, die die Steine löst und nach außen befördert.
Als harntreibende Teekräuter eignen sich vor allem der Löwenzahn (Wurzeln mit Kraut), die Goldrute (Kraut), der Ackerschachtelhalm (Zinnkraut) und die Birkenblätter. Ich gebe Löwenzahn-Tee den Vorzug.
Zubereitung und Anwendung: 3 Eßlöffel Löwenzahnwurzeln mit Kraut mit 1 Liter siedendem Wasser übergießen, 10 Minuten lang ausziehen, dann abseihen. Diesen Tee nun mit 1/4 Liter lauwarmem Wasser verdünnen. Die ganze Flüssigkeitsmenge von nunmehr 1 1/4 Liter so schnell wie möglich trinken. Nach wenigen Minuten setzt eine Harnflut ein, die noch vorhandene Steine »abgehen« läßt (zur Kontrolle Urin sammeln und durch ein Sieb oder Tuch gießen).

Der Steinbildung vorbeugen

Wer einmal eine schwere Steinkolik durchgemacht hat, wird darauf bedacht sein, daß sich das nicht wiederholt. Aber grundsätzlich ist es natürlich für jeden sinnvoll, durch vorbeugendes Verhalten Steinbildung zu verhindern.

● **Viel trinken**

Das oberste Gebot heißt: Viel trinken! Denn nur aus konzentriertem Harn können Salze auskristallisieren. Trinken Sie mindestens 2 Liter Flüssigkeit am Tag. Genaugenommen kann das jede Flüssigkeit sein, wenn man einmal von alkoholischen Getränken und zuckerhaltigen Limonaden absieht. Milch allerdings ist in dieser Menge auch nicht zu empfehlen.
Wer für einen »lebhaften« Harnfluß sorgt, spült auch die Nieren gründlich durch und beugt gleichzeitig anderen Krankheiten (Infektionen) vor.

● **Tee-Mischungen**

Für diesen Zweck eignen sich alle Heilkräuter, die wir zu den Diuretika zählen. Sie regen zu erhöhter Harnbildung an. Aus vielen möglichen habe ich diejenigen Heilpflanzen ausgewählt, die sich in der Praxis bewährt haben: Löwenzahnwurzeln mit Kraut, Birkenblätter, Orthosiphonblätter (Indischer Blasen- und Nierentee), Goldrutenkraut, Brennesselblätter, Ackerschachtelhalmkraut (Zinnkraut) und Bohnenschalen ohne Samen.
Nicht empfehlen kann ich die in der Volksmedizin beliebten Wacholderbeeren und die Petersilienwurzel, weil beide bei Dauergebrauch das Nierengewebe reizen. Gegen die Beimischung von Hauhechelwurzeln spricht die Tatsache, daß die Wirkung nach einigen Tagen der Anwendung stark nachläßt.
Da es sich um eine Daueranwendung derartiger Tees zur Steinprophylaxe (Vorbeugung) handelt, sollten Einzeltees im Wechsel getrunken werden. Noch besser ist es, die Heilkräuter miteinander zu mischen, um eine möglichst abwechslungsreiche Tee-Palette zur Verfügung zu haben. Im Gegensatz zu anderen, nur kurzfristig verwendeten Heiltees dürfen die Durchspültees durchaus mit nicht speziell wassertreibenden, aber wohlschmeckenden anderen Kräutern kombiniert werden. Probieren Sie selbst, was Ihnen am besten bekommt.

Tee-Mischung 1
Löwenzahnwurzeln (mit Kraut)	20,0
Birkenblätter	20,0
Brennesselblätter	20,0
Hagebutten (mit Kernen)	20,0
Kamillenblüten	20,0

Tee-Mischung 2
Orthosiphonblätter	20,0
Goldrutenkraut	20,0
Ackerschachtelhalmkraut	20,0
Pfefferminzblätter	10,0
Bohnenschalen (ohne Samen)	10,0

Tee-Mischung 3
Ackerschachtelhalmkraut	20,0
Goldrutenkraut	20,0
Löwenzahnwurzeln (mit Kraut)	20,0
Melissenblätter	10,0
Pfefferminzblätter	10,0
Hibiskusblüten (Rote Malve)	10,0

Tee-Mischung 4
Brennesselblätter	20,0
Goldrutenkraut	20,0
Kamillenblüten	20,0
Himbeerblätter	20,0
Erdbeerblätter	20,0

Tee-Mischung 5
Löwenzahnwurzeln (mit Kraut)	20,0
Orthosiphonblätter	20,0
Birkenblätter	20,0
Brennesselblätter	20,0
Pfefferminzblätter	10,0
Bitterorangenschalen	10,0

Zubereitung: 3 Eßlöffel der jeweiligen Mischung mit 1 Liter siedendem Wasser übergießen, 5 bis 10 Minuten lang ausziehen, dann abseihen.
Anwendung: Zwischen den Mahlzeiten mehrmals täglich 1 Tasse Tee trinken (2 Liter pro Tag). Nicht anwenden bei Ödemen infolge verminderter Herz- oder Nierenleistung.

● Schachtelhalm-Hauhechel-Tee

In volksmedizinischen Empfehlungen zur Vorbeugung von Nierensteinen und gegen kleinere Harnsteine, Nieren- oder Harngrieß taucht immer wieder eine Tee-Mischung auf, die Schachtelhalm und Hauhechelwurzel zu gleichen Teilen beinhaltet. Zur kurmäßigen Anwendung wird empfohlen, alle 2 bis 3 Wochen an einem Tag nichts weiter zu trinken als 1 1/2 bis 2 Liter dieses Tees zu trinken. Dadurch werden Grieß und die noch ganz kleinen Steine ausgeschwemmt.

Diese Kur wird allgemein als sehr erfolgreich bezeichnet. Wer sich daran hält, so heißt es, wird niemals Nierensteine bekommen und von Koliken verschont bleiben.

Zubereitung: 3 gehäufte Eßlöffel der Tee-Mischung mit 2 Liter heißem Wasser übergießen und 10 Minuten lang ausziehen.

Anwendung: Nach dem Abseihen den Tee in drei Portionen über den Tag verteilt trinken.

Bitte beachten Sie
Diese Tee-Mischung darf nicht angewendet werden bei Wasserstauungen (Ödemen) infolge verminderter Herz- und Nierenleistung.

● Kornblumenblüten

Als Zusatz zu allen Blasen- und Nieren-Tees, vor allem solchen, die über einen längeren Zeitraum getrunken werden sollen, sind farbige Drogen sehr beliebt, eine Tatsache, die viele Jahrhunderte zurückzuverfolgen ist.

In der Volksmedizin hat sich als leicht wirksame Schmuckdroge für Tee-Mischungen, die bei Blasen- und Nierensteinen (besonders aber zur Vorbeugung) eingesetzt werden, die Kornblume (→ Seite 179) durchgesetzt, weil man ihr auch eine schwache Anregung der Nierenfunktion zuschreibt.

Anwendung: Gegen diese Gepflogenheit ist nichts einzuwenden; der Kornblumenblütenanteil in derartigen Tee-Mischungen darf bis zu 10 Prozent betragen.

● Wasserstoß

Zusätzlich einmal pro Woche einen Wasserstoß (→ Seite 46) zu machen und an den anderen Tagen reichlich Tee mit wasserstreibenden Heilpflanzen (→ Seite 47) zu trinken, verstärkt die Erfolgsaussichten bei der Behandlung von Harnsteinen.

Andere Blasenstörungen

Reizblase

Frauen in den mittleren Jahren, im Alter über 60 Jahren schon deutlich weniger, leiden häufig unter Beschwerden, die einer akuten Blasenentzündung sehr ähnlich sind, jedoch ohne daß sich bei der ärztlichen Untersuchung krankhafte Befunde ergeben. Starker, häufiger Harndrang quält die Betroffenen sehr. Suchen Sie die Toilette auf, können sie nur wenig Harn lassen. Es handelt sich um funktionelle Blasenstörungen, wie Tonusschwäche der Blasenmuskulatur.
Medikamentös ist die Reizblase recht schwer zu behandeln, so daß der Tee-Therapie wieder mehr Aufmerksamkeit geschenkt wird.

Das Nervensystem stärken

Nicht die Heilpflanzen gegen Blasen- und Nierenleiden sind gefragt, sondern solche, die das vegetative Nervensystem stabilisieren, aber auch Heilpflanzen mit tonisierenden (kräftigenden) Eigenschaften. Tausendgüldenkraut, Johanniskraut, Hopfenzapfen, Melisse, auch Baldrian und Kamille können hier hilfreich sein.

- **Tee-Mischungen**

Folgende Tee-Mischungen verdienen es, einmal ausprobiert zu werden:

Tee-Mischung 1
Johanniskraut	20,0
Melissenblätter	20,0
Kamillenblüten	20,0
Tausendgüldenkraut	10,0
Hagebutten (mit Kernen)	10,0
Hopfenzapfen	5,0

Tee-Mischung 2
Melissenblätter	20,0
Kamillenblüten	20,0
Baldrianwurzeln	20,0

Tee-Mischung 3
Melissenblätter	10,0
Pfefferminzblätter	10,0
Lavendelblüten	10,0
Orangenblüten	10,0
Bitterorangenschalen	10,0
Baldrianwurzeln	10,0

Zubereitung: 2 bis 3 gehäufte Teelöffel der jeweiligen Mischung mit 1/4 Liter siedendem Wasser übergießen, etwa 10 Minuten lang ausziehen, dann abseihen.
Anwendung: 2 bis 3 Tassen Tee täglich trinken. Süßen mit Honig ist anzuraten (Diabetiker nicht süßen).

- **Kräuterbäder**

Heilkräuter-Bäder unterstützen die Behandlung. Geeignete Heilkräuter sind Melisse, Schafgarbe und Lavendelblüten als Zusätze für Voll- oder Teilbäder.
Sehr zu empfehlen sind auch Heublumen-Bäder (→ Seite 25) und Heublumen-Auflagen (→ Seite 46).

- **Homöopathische Mittel**

Als homöopathisches Mittel ist Sabal Serrulata (das Homöopathikum aus der Säge- oder Zwergpalme, die im Süden Nordamerikas beheimatet ist) in der zweiten (D2), vierten (D4) oder sechsten (D6) Dezimalpotenz zu empfehlen. Täglich 2- bis 3mal 5 Tropfen einnehmen.

- **Allgemeine Verhaltensregeln**

Nicht vergessen seien schließlich allgemeine Verhaltensregeln. Wer an einer Reizblase leidet, sollte sich warm, doch nicht zu warm anziehen, für trockene und warme Füße sorgen, Genußmittel (Kaffee, Zigaretten, Alkohol) meiden oder aber sehr sparsam verwenden und seinen Tagesablauf, nach ausreichendem Schlaf, ohne Hetze zu gestalten versuchen.

Blasenstörungen

Prostata-Neurose

Ähnlich wie die Reizblase der Frau wirkt sich die Prostata-Neurose aus: in unnatürlichem Harndrang, ohne daß die Blase gefüllt ist. Wie die ärztliche Untersuchung zeigt, handelt es sich nicht um eine entzündete Prostata (Vorsteherdrüse, → auch Seite 122). Vielmehr liegt eine funktionelle Störung vor, ein Ungleichgewicht zwischen der Reaktion des Blasenschließmuskels und des Muskels, der die Harnaustreibung bewirkt. Wenn zudem die Blasenmuskulatur insgesamt geschwächt ist, kann es zu den beschriebenen Beschwerden kommen.

Für die Therapie sind Heilpflanzen gefragt, die das vegetative Nervensystem stabilisieren, und solche mit kräftigenden Eigenschaften. Es sind dieselben, die bei der Reizblase der Frau wirksam sind, also Tausendgüldenkraut, Johanniskraut, Hopfenzapfen, Melisse, Baldrian und Kamille. Deshalb empfehle ich Ihnen, die Tee-Mischungen von Seite 49 auszuprobieren.

Auch das dort vorgestellte Homöopathikum Sabal Serrulata ist hilfreich, vor allem aber das Heublumen-Sitzbad (→ Seite 25). Schließlich sei noch auf die allgemeinen Verhaltensregeln am Ende des vorangehenden Kapitels verwiesen (→ Seite 49), die auch bei einer Prostata-Neurose zu beachten sind.

Weitere Hilfen bei Blasen- und Nierenbeschwerden

Kräuterbäder zur Beruhigung und Entkrampfung

Ich möchte Ihnen einige Kräuterbäder vorstellen, die ich teilweise in den Anwendungen dieses Kapitels empfohlen habe. Es tragen alle zur Linderung Ihrer Beschwerden bei – probieren Sie aus, welches Bad Ihnen am besten hilft.
Die Mengenangaben gelten für ein Vollbad.
So bereiten Sie die Kräuter-Bäder zu:

- **Haferstroh-Bad**
(beruhigt)
100 bis 150 Gramm geschnittenes (gehäckseltes) Haferstroh (für Teilbäder genügen 50 Gramm) mit 3 bis 5 Liter Wasser übergießen, bis zum Sieden erhitzen, etwa 20 Minuten lang auskochen, dann abseihen. Den Extrakt dem Badewasser zugeben.
Badetemperatur 35 bis 38 °C, Badedauer 10 bis 15 Minuten. Nach dem Bad ruhen.

- **Heublumen-Bad**
(entkrampft, lindert Schmerzen, beruhigt)
300 bis 500 Gramm Heublumen (für Teilbäder genügen 150 Gramm) mit 5 Liter Wasser übergießen, bis zum Sieden erhitzen, etwa 15 Minuten lang auskochen, dann abseihen. Den Extrakt dem Badewasser zugeben.
Badetemperatur 35 bis 38 °C, Badedauer 10 bis 15 Minuten. Nach dem Bad ruhen.

- **Kamillen-Bad**
(entkrampft, lindert Schmerzen, beruhigt, desinfiziert)
Pro Liter Badeflüssigkeit wird 1 Eßlöffel Kamillenblüten benötigt. Die Kamillenblüten mit 2 bis 5 Liter siedendem Wasser übergießen, 15 Minuten lang ausziehen, dann abseihen. Den Extrakt dem Badewasser zugeben.
Badetemperatur 35 bis 38 °C, Badedauer 10 bis 15 Minuten. Nach dem Bad ruhen.

Weitere Hilfen bei Blasen- und Nierenbeschwerden

- **Lavendelblüten-Bad**
(beruhigt)
60 bis 70 Gramm Lavendelblüten mit 5 Liter siedendem Wasser übergießen, etwa 20 Minuten lang ausziehen, dann abseihen. Den Extrakt dem Badewasser zugeben.
Badetemperatur 35 bis 38 °C, Badedauer 10 bis 15 Minuten. Nach dem Bad ruhen.

- **Melissen-Bad**
(beruhigt, entspannt)
60 bis 70 Gramm Melissenblätter mit 5 Liter siedendem Wasser übergießen, etwa 20 Minuten lang ausziehen, dann abseihen. Den Extrakt dem Badewasser zugeben.
Badetemperatur 35 bis 38 °C, Badedauer 10 bis 15 Minuten. Nach dem Bad ruhen.

- **Schafgarben-Bad**
(beruhigt, entkrampft, desinfiziert)
60 bis 70 Gramm Schafgarbenkraut mit 5 Liter siedendem Wasser übergießen, etwa 20 Minuten lang ausziehen, dann abseihen. Den Extrakt dem Badewasser zugeben.
Badetemperatur 35 bis 38 °C, Badedauer 10 bis 15 Minuten. Nach dem Bad ruhen.

- **Ackerschachtelhalm-(Zinnkraut-)Bad**
(nach Kneipp speziell für Blase und Niere)
100 bis 150 Gramm Ackerschachtelhalmkraut (für Teilbäder genügen 50 Gramm) etwa 1 Stunde lang in 2 bis 3 Liter heißem Wasser einweichen, danach kurz aufkochen und abseihen. Den Extrakt dem Badewasser zugeben.
Badetemperatur 35 bis 38 °C, Badedauer 10 bis 15 Minuten. Nach dem Bad ruhen.

Wenn es Ihnen zu mühsam ist, Ihren Badezusatz selbst herzustellen, können Sie sich fertige Badezusätze kaufen (Apotheke). Es ist jedoch wichtig, zwischen rein kosmetischen Bädern und Heilbädern zu unterscheiden: Es muß sichergestellt sein, daß die ätherischen Öle oder die anderen wirksamen Stoffe in ausreichender Menge im Badezusatz enthalten sind.

Blutreinigungs-Kuren zur Entschlackung

Gemeint sind die Herbst- und Frühjahrskuren, die als »Blutreinigungs-Kuren« allgemein bekannt und beliebt sind. Man wünscht sich »Abhärtung« von innen, Aktivierung des Körperstoffwechsels, Umstimmung und Entschlackung. Man möchte das Vitalniveau anheben, sich frischer und gesünder fühlen.

Vielleicht fragen Sie, verehrte Leser, was derartige Kuren beim Thema Blasen- und Nierenbeschwerden zu suchen haben. Die Antwort ist einfach: Die wichtigsten Heilpflanzen, die bei diesen Beschwerden gebraucht werden, sind die Grundlagen der Blutreinigungs-Tees. Ohne Birkenblätter, Löwenzahnwurzeln, Goldrutenkraut, Ackerschachtelhalmkraut, Brennesselblätter oder Kamillenblüten sind bewährte Blutreinigungs-Tees kaum vorstellbar.

Weiterhin enthalten diese Tees Heilpflanzen mit tonisierenden (stärkenden) Bitterstoffen oder Aromastoffen, wie etwa Tausendgüldenkraut, Beifußkraut oder Wermutkraut, Bitterorangen-Schalen, Pfefferminz- oder Melissenblätter sowie Heilpflanzen, die als Stoffwechselmittel gelten, wie Holunderblüten, Augentrost, Queckenwurzeln oder Feldstiefmütterchen, um auch davon einige zu nennen.

Zur Geschmacksverbesserung dienen Lavendelblüten, Hagebutten mit Kernen, Hibiskusblüten und Orangenblüten. Für Farbtupfer sorgen dann das Rote Sandelholz, die gelben Katzenpfötchen oder die gelben Ringelblumenblütenblätter und die blauen Kornblumenblüten.

Was Sie in dieser Aufzählung vielleicht vermissen, sind abführende Heilkräuter wie Sennesschoten, Sennesblätter, Faulbaumrinde oder Rhabarberwurzeln. Aber: Ein Blutreinigungs-Tee ist kein Abführ-Tee! Früher kannte man die negative Wirkung dieser Heilpflanzen nicht und glaubte, kräftiges »Durchräumen« (Abführen) sei gut und nützlich; doch heute behalten wir die genannten Abführdrogen der kurzzeitigen Behandlung akuter Stuhlverstopfung vor oder setzen sie nur dann ein, wenn ärztlicherseits ein weicher Stuhlgang gefordert wird. Bei Dauergebrauch nämlich verliert der Körper wichtige Mineralien oder wird durch andauernde Dickdarmreizung krank.

Blasenstörungen

Auch die früher so beliebten Wacholderbeeren, die damals in keinem Blutreinigungs-Tee fehlten, habe ich ausgeklammert, weil sie zumindest bei Dauergebrauch die Nieren stark reizen, Schwangeren und stillenden Müttern nicht zuträglich sind und sich leicht durch andere wassertreibende Heilpflanzen ersetzen lassen.

- **Tee-Mischungen**

Richtig zusammengestellt, sind die Blutreinigungs-Tees gesunde Haustees, die, kurmäßig angewandt, die Selbstheilungskräfte des Körpers stärken und den gesamten Körperstoffwechsel aktivieren. Nachfolgend einige erprobte Rezepte für die Frühjahrs- und Herbstkur:

Tee-Mischung 1
Birkenblätter	10,0
Brennesselblätter	10,0
Hagebutten (mit Kernen)	10,0
Goldrutenkraut	10,0
Löwenzahnwurzeln (mit Kraut)	10,0
Ringelblumenblüten	5,0
Rotes Sandelholz	5,0
Katzenpfötchen	5,0
Pfefferminzblätter	5,0

Tee-Mischung 2
Holunderblüten	10,0
Ackerschachtelhalmkraut	10,0
Bohnenschalen	10,0
Brennesselblätter	10,0
Bitterorangenschalen	5,0
Tausendgüldenkraut	5,0

Tee-Mischung 3
Beifußkraut	10,0
Himbeerblätter	10,0
Kamillenblüten	10,0
Birkenblätter	10,0
Goldrutenkraut	10,0
Hibiskusblüten (Rote Malve)	10,0
Holunderblüten	10,0
Lindenblüten	10,0

Tee-Mischung 4
Stiefmütterchenkraut	10,0
Augentrostkraut	10,0
Holunderblüten	10,0
Löwenzahnwurzeln (mit Kraut)	10,0
Lavendelblüten	5,0
Melissenblätter	5,0
Pfefferminzblätter	5,0
Birkenblätter	5,0
Hagebutten (ohne Kerne)	5,0

Tee-Mischung 5
(wirkt leicht abführend, deshalb nicht länger als zwei bis drei Wochen gebrauchen!)
Fenchelfrüchte (zerstoßen)	10,0
Faulbaumrinde	10,0
Sennesschoten (Früchte)	10,0
Hagebutten (mit Kernen)	5,0
Hibiskusblüten (Rote Malve)	5,0
Orangenblüten	5,0
Birkenblätter	5,0
Goldrutenkraut	5,0
Tausendgüldenkraut	5,0
Erdbeerblätter	15,0
Himbeerblätter	15,0
Brombeerblätter	15,0

Zubereitung: 2 gehäufte Teelöffel der jeweiligen Mischung mit 1/4 Liter siedendem Wasser übergießen, zugedeckt 10 Minuten lang ausziehen, dann abseihen.
Anwendung: 2- bis 5mal täglich 1 Tasse Tee trinken. Bis auf die Mischung 5 dürfen alle empfohlenen Tees kurmäßig über einen Zeitraum von vier bis sechs Wochen verwendet werden.
Mischung 5 darf wegen ihrer leicht abführenden Wirkung nur zwei bis drei Wochen lang getrunken werden!
Nicht anwenden bei Ödemen infolge verminderter Herz- oder Nierenleistung.

Blasen- und Nieren-Tees aus der Apotheke

Blasen-, vor allem aber Nierenerkrankungen sind eine ernste Sache und können nur vom Arzt behandelt werden. Da taucht natürlich die Frage auf, welchen Stellenwert die vielen im Handel erhältlichen Blasen- und Nieren-Tees haben.
Schaut man sich die Zusammensetzung der handelsüblichen Blasen- und Nieren-Tees an, stellt man fest, daß es sich um Mischungen von Heilkräutern handelt, die eine desinfizierende Wirkung besitzen (Bärentraubenblätter, Orthosiphonblätter), über krampflösende Eigenschaften verfügen (zum Beispiel Kamillenblüten, Bruchkraut, Pfefferminzblätter), vor allem aber eine diuretische (harntreibende, harnvermehrende) Wirkung haben (Goldrutenkraut, Birkenblätter, Löwenzahnwurzeln mit -kraut, Ackerschachtelhalmkraut). Sie dienen der Begleitbehandlung ärztlicher Bemühungen bei Blasen- und Nierenleiden, der Desinfektion und Durchspülung der Harnwege und können zur Langzeitbehandlung chronischer Blasen- und Nierenleiden herangezogen werden. Sie helfen auch vorbeugend zur Gesunderhaltung von Blase und Niere.
Eine Tee-Mischung aus Birkenblättern, Bärentraubenblättern, Löwenzahnwurzeln, Hagebutten, Goldrutenkraut, Bohnenschalen und Hibiskusblüten ist in jeder Apotheke zu bekommen. Sie ist besonders empfehlenswert, wenn der Arzt bei bestehender Bakteriurie (Bakterien im Harn) zu einer Durchspülungstherapie rät.
Es gibt auch Instant-Tees für alle diejenigen, die es immer eilig haben.
Harntreibende Tees oder Tee-Mischungen nicht anwenden bei Ödemen infolge verminderter Herz- oder Nierenleistung.

Bitte beachten Sie
Gehen Sie sofort zum Arzt, wenn Sie Blasen- oder Nierenbeschwerden haben. Besprechen Sie mit ihm, welche Heilpflanzen-Anwendungen begleitend zur ärztlichen Therapie ratsam sind.

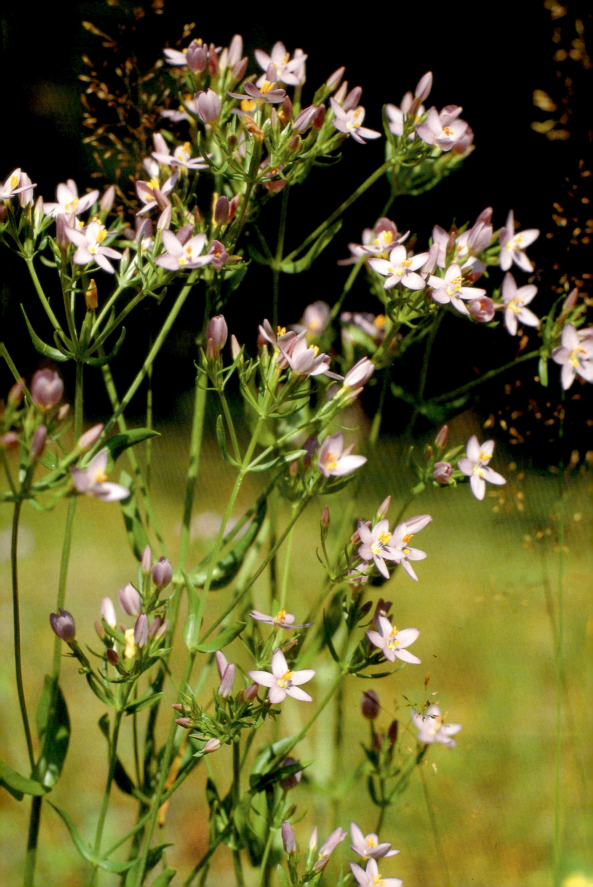

Magen- und Darmbeschwerden

Magenwirksame Heilpflanzen — 56

Mit Heilpflanzen würzen – Beschwerden lindern   56
Schwacher Magen · Appetitlosigkeit · Völlegefühl und Blähungen
Blähungen mit Durchfall · Nervöser Magen   57

Symptome und ihre Behandlung — 58

Der überladene Magen   58
Druckgefühl, Sodbrennen, Übelkeit   58
Der Reizmagen   58
Zur Vorsorge   59
Blähungen · Durchfall · Übelkeit und Erbrechen   60
Appetitlosigkeit   60
Appetitlosigkeit bei Erwachsenen   60
Appetitlosigkeit bei älteren Menschen   61
Durchfall   61
Speisenunverträglichkeit · Durchfall mit Blähungen   62
Verstopfung   62
Akute Verstopfung   62
Chronische Verstopfung   63
Magen- und Darmgeschwüre   64
Abbau überschüssiger Magensäure   64
Sodbrennen, saures Aufstoßen   65
Erste Hilfe-Maßnahmen · Nächtliches Sodbrennen   65
Blähungen   66
Speisenunverträglichkeit · Oberbauch-Meteorismus   66
Ein Magen-Tee für die Hausapotheke   67
Magen-Tropfen   67

← *Tausendgüldenkraut*

Magenwirksame Heilpflanzen

Schaut man sich einmal alte und neuere volksmedizinische Heilpflanzenbücher an, blättert man in alten Hausmittel- oder, wie sie auch genannt werden, »Doktorbüchern«, so fällt auf, daß die Zahl der für Magen- und Darmbeschwerden genutzten Heilpflanzen schier unübersehbar ist. Die Palette reicht von Anis bis Zimt – von einheimischen bis zu amerikanischen oder ostasiatischen Heilpflanzen. Entweder sind es Heilpflanzen, die bitter, scharf oder aromatisch schmecken, oder solche, die einen hohen Schleimgehalt haben.

Man muß zugeben, daß in diesen alten Büchern wenig Unsinniges empfohlen wird – sieht man einmal von einigen Entgleisungen ab, die, mittelalterlichem Aberglauben entsprungen, bis in unsere Zeit »mitgezogen« wurden.

Insgesamt werden weit über 100 verschiedene Heilpflanzen bei Magen- und Darmbeschwerden verwendet. Deshalb wird es Sie überraschen und erstaunen, daß ich Ihnen gegen diese Beschwerden nur wenige Heilpflanzen empfehle. Das allerdings sind jene, mit denen ich über Jahrzehnte hervorragende Erfahrungen gemacht habe, und deren Wirkung durch wissenschaftliche Untersuchungen bestätigt wurden; mit anderen Worten: Heilpflanzen, auf die Sie sich verlassen können.

An erster Stelle stehen die bitter und bitteraromatisch schmeckenden Heilpflanzen, die Amara (zum Beispiel Tausendgüldenkraut, Enzianwurzel) und die Amara aromatica (zum Beispiel Bitterorangen-Schalen, Wermut, Beifuß). Dann folgen jene Heilpflanzen, die scharf oder scharfaromatisch schmecken, die Acria (zum Beispiel Paprika) oder Acria aromatica (zum Beispiel Ingwer). Bitter- und Scharfstoffe steigern die Aktivität der Verdauungssäfte, wodurch sie den Appetit anregen und »schwere« Speisen leichter verdaulich machen.

Viele magenwirksame Heilpflanzen enthalten außerdem ätherische Öle (die Duftstoffe der Pflanzen); sie unterstützen die Wirkung der Bitter- und Scharfstoffe. Zusätzlich wirken ätherische Öle entkrampfend oder beruhigend und entzündungswidrig, zum Beispiel die ätherischen Öle der Melisse und Kamille.

Eine besondere Wirkung – entkrampfend und Blähungen vertreibend (spasmolytisch und karminativ) – haben Kümmel, Koriander und Fenchel durch ihr ätherisches Öl.

Gegen Durchfälle wirken gerbstoffhaltige Heilpflanzen wie die Blutwurz. Gegen Verstopfung solche, die abführende Anthrachinone enthalten, wie Senna oder Faulbaum.

Pflanzen mit Schleimstoffen, so die Leinsamen, schützen die gereizte Magen- und Darmschleimhaut und wirken leicht abführend, weil die Schleimstoffe im Darm quellen und, beim Leinsamen durch den Fettgehalt, auch als Gleitmittel wirken.

Mit Heilpflanzen würzen – Beschwerden lindern

Gewürze verwenden wir meist, um Geruch und Geschmack unserer Nahrung zu verbessern; dabei können sie – richtig eingesetzt – weit mehr bewirken: Um zum Beispiel Befindlichkeitsstörungen im Magen- und Darmbereich vorzubeugen oder sie zu beseitigen, genügt es häufig schon, herzhaft zu würzen. Vor allem älteren Menschen mit chronischer Verdauungsschwäche verhilft richtiges Würzen ihrer Speisen zu einer besseren Verdauung. Es wurde längst wissenschaftlich nachgewiesen, daß Gewürze den Appetit anregen oder die Verdauung der aufgenommenen Nahrung erleichtern können, denn sie aktivieren die Verdauungssaft-Drüsen; außerdem können sie Herz und Kreislauf entlasten.

Vor allem die scharfen Gewürze aktivieren den Ablauf fast aller Lebensvorgänge, wodurch sich die Vitalität erhöht. Wenn Sie sich rundherum wohlfühlen möchten, sollten Sie Ihren Speisen häufig scharfe Gewürze wie Paprika, Cayennepfeffer, Ingwer, Senf oder Kurkuma beifügen. Mit richtigem Würzen können Sie also Ihr Allgemeinbefinden wesentlich verbessern, wofür jene Würzdosis, die Ihrem Geschmack entspricht, meist ausreicht.

In Mexiko, wo man gerne die scharfen Chilis kaut, und in den Balkanländern, wo der scharfe Paprika beliebt ist, erleiden weniger Menschen einen Herzinfarkt als bei uns. Daran sind, wie Langzeituntersuchungen ergeben haben, auch die verwendeten Gewürze beteiligt.

Man kennt auch spezifische Wirkungen von Gewürzen: Nelken zum Beispiel, die in der Küche nur als Aroma-Würze bekannt sind, unterstützen die Ausheilung von Magengeschwüren.

Bevor die positive Wirkung von Gewürzen auf die Gesundheit nachgewiesen werden konnte, galt es als Ernährungsfehler, wenn ältere Menschen oder Menschen mit Magen- und Darmbeschwerden ihre Speisen herzhaft würzten – Schonkost wurde empfohlen. Doch das Gegenteil ist richtig: Sowohl scharfe als auch bittere Gewürze regen die »Lebensgeister« an!

Im folgenden nenne ich Ihnen bewährte Gewürze und Küchenkräuter, die Sie bei bestimmten Magen- und Darmbeschwerden bevorzugt verwenden sollten; einige von ihnen können Sie im Garten oder in Balkonkästen mühelos selbst ziehen (→ Seite 140).

Schwacher Magen

Haben Sie das unangenehme Gefühl, Ihr Magen entleere sich nicht richtig, weil die Speisen Ihnen »wie ein Stein im Magen liegen«, oder verspüren Sie ein Druckgefühl nach den Mahlzeiten? Würzen Sie häufig mit diesen Kräutern:
Beifuß, Wermut, Basilikum, Bohnenkraut, Majoran und Thymian.
Als geeignete Gewürze haben sich auch bewährt: Senf, Paprika, Muskatnuß, Ingwer und scharfer Curry.
Bitte merken Sie sich die folgende Regel: Je fetter die Speisen, desto herzhafter würzen.

Appetitlosigkeit

Stochern Sie unlustig im Essen herum, sitzen Sie ohne Eßlust und Freude am Tisch? Mit den folgenden Kräutern und Gewürzen können Sie Ihren Appetit wieder anregen:
Cayennepfeffer, scharfer Senf (Speisesenf mittelscharf bis scharf), Ingwer und Thymian.

Völlegefühl und Blähungen

Leiden Sie nach dem Essen regelmäßig unter Völlegefühl und Blähungen? Vor allem, wenn Sie frisches Brot, Hülsenfrüchte, Gemüsesuppe, Gemüseeintopf oder Kohl gegessen haben? Ich empfehle Ihnen Kümmel und Koriander, weil diese Gewürze Völlegefühl und Blähungen lindern oder sogar verhindern können.
Sollten Ihre Beschwerden nur leichter Art sein, dann können Ihnen bereits die milderen Gewürze Anis und Fenchel helfen.

Blähungen mit Durchfall

Leiden Sie unter Blähungen in Verbindung mit schaumigen, übelriechenden Durchfällen? Diese Beschwerden treten auf, wenn die Speisen im Darm zu gären beginnen. Dagegen hilft eine ganze Reihe von Kräutern und Gewürzen:
Besonders wirksam sind Knoblauch und Rettich; auch Bohnenkraut, Majoran, Melisse, Pfefferminze, Thymian und Wermut haben sich bewährt.

Nervöser Magen

Haben Sie das Gefühl, daß Ihr Magen die Speisen nicht richtig »verarbeitet«, weil Ihre Nervosität sich »auf den Magen geschlagen« hat? Dann sollten Sie jede Mahlzeit mit einer duftenden Suppe, zum Beispiel einer Fleischbrühe oder einer Gemüsesuppe, beginnen. Würzen Sie die Suppe kurz vor dem Servieren mit frischen Kräutern: Dillspitzen, Melissenblättern und Basilikum.
Für die Hauptmahlzeit sind Basilikum, Melisse, Beifuß und Senf (Speisesenf) die geeigneten Kräuter und Gewürze.

Bitte seien Sie mutig – experimentieren Sie in Ihrer Küche mit Kräutern und Gewürzen. Vielleicht reicht richtiges Würzen alleine schon aus, Ihre Magen- und Darmbeschwerden zu beseitigen. Auf alle Fälle aber unterstützen Sie durch den reichlichen Gebrauch der richtigen Kräuter und Gewürze Ihre sonstigen Bemühungen zur Verbesserung Ihrer Gesundheit.
Richtig würzen heißt auch, gesünder leben.

Symptome und ihre Behandlung

Der überladene Magen

Ein überladener Magen ist keine Seltenheit, denn wenn es gut schmeckt, dann wissen wir oft nicht, wann wir genug gegessen haben.
Erwachsene überladen ihren Magen häufig – dann nämlich, wenn sie zu schwer (zu fett) essen, außerdem Alkohol trinken und rauchen. Eine akute Magenschleimhautreizung ist die Folge. Hier stellen sich meist Übelkeit und Erbrechen, Druckgefühl oder Sodbrennen ein.

Druckgefühl, Sodbrennen, Übelkeit

● **Tee-Mischung**
Gegen diese Beschwerden hat sich ein Tee bewährt, für den verschiedene Heilkräuter miteinander gemischt werden:

Kamillenblüten	30,0
Melissenblätter	10,0
Pfefferminzblätter	10,0

Zubereitung → Seite 13
Anwendung: Trinken Sie insgesamt 3 Tassen Tee, möglichst warm, in zweistündigem Abstand.
Die akuten Beschwerden sollten dann verschwunden sein. Was gelegentlich noch zurückbleibt, ist Sodbrennen. Sollte es Sie am nächsten Tag immer noch plagen, dann hilft Ihnen Kamillen-Tee (*Zubereitung* → Seite 13), von dem Sie in zweistündigem Abstand je 1 Tasse möglichst warm und schluckweise trinken sollten – so lange, bis das Sodbrennen verschwunden ist.

● **Rollkur mit Kamillen-Tee**
Bei akuter Magenverstimmung hilft auch die Rollkur mit Kamillen-Tee.
Vorbereitung: Bereiten Sie sich am Abend 1/4 Liter Kamillen-Tee (*Zubereitung* → Seite 13), füllen Sie ihn in eine Thermosflasche, die Sie auf den Nachttisch stellen.
Durchführung: Am nächsten Morgen gleich nach dem Aufwachen trinken Sie den Tee. Legen Sie sich dann 5 Minuten lang entspannt auf den Rücken, anschließend für 5 Minuten auf die linke Körperseite, dann 5 Minuten lang auf den Bauch, zuletzt für 5 Minuten auf die rechte Körperseite. Die Rollkur ist ein wirksames Mittel bei akuter Magenverstimmung. Lassen Sie sich nicht durch das Wort »Kur« irritieren; die Rollkur hilft bereits bei einmaliger Anwendung. Kurmäßig, also über vier bis sechs Wochen wird die Rollkur häufig während einer konservativen Behandlung von Magengeschwüren angewendet.

> **Bitte beachten Sie**
> Hat der Arzt bei Ihnen ein Magengeschwür festgestellt, dann nehmen Sie auf keinen Fall eine Selbstbehandlung vor, ohne mit Ihrem Arzt gesprochen zu haben!
> Heilpflanzen mit hohem Bitterwert sind in diesem Fall verboten.

Der Reizmagen

Was man unter einem nervösen Magen, auch Reizmagen genannt, zu verstehen hat, ist nicht ganz einfach zu schildern. Die Beschwerden sind vielfältig; sie reichen von nervöser Unruhe, die sich auch im Magen- und Darmbereich zeigt, über Übelkeit bis zu Durchfällen und Erbrechen. Die Betroffenen leiden unter einem Druckgefühl im Bauch, meist auch unter Appetitlosigkeit und einem Völlegefühl nach den Mahlzeiten. In extremen Fällen verursacht der nervöse Magen sogar krampfartige Schmerzen.

> **Bitte beachten Sie**
> Diese Beschwerden können auch Anzeichen für eine ernsthafte Erkrankung sein. Halten Sie sich unbedingt an die Grenzen der Selbstbehandlung (→ Seite 15).

Unter einem nervösen Magen leiden meist jene Menschen, die »überfordert« sind; ihr Alltag ist hektisch, sie können nicht mehr abschalten, sie haben Angst, in ihrem Beruf zu versagen, die Arbeit nicht zu schaffen oder gar ihren Arbeitsplatz zu verlieren. Frauen, denen die Dreifachbelastung »Haushalt, Kinder und Beruf« auf den »Magen schlägt«, leiden häufig unter diesen Beschwerden. Freizeit haben sie kaum, da sie am

Wochenende aufarbeiten müssen, was unter der Woche liegengeblieben ist. Im Urlaub möchten dann viele Familien endlich »etwas Besonderes erleben« und fliegen zu einem Abenteuerurlaub oder machen eine anstrengende Rundreise in andere Klimazonen – was dann nicht Erholung, sondern weitere Überforderung bedeutet.

Zur Vorsorge

Als beste Vorsorge gegen nervöse Magenbeschwerden sollte Sie Ihren Tagesablauf so regeln, daß Hektik erst gar nicht aufkommen kann. Dies wird Ihnen wahrscheinlich nicht so ohne weiteres gelingen. Doch es gibt wirksame Methoden, die Ihnen helfen können, zu innerer Ruhe und Gelassenheit zu finden (→ Bücher, die weiterhelfen, Seite 223).
Es wäre vermessen zu sagen, daß Heilkräuter-Tees allein bei einem nervösen Magen schnelle Abhilfe schaffen können. Nur dann ist Heilung möglich, wenn Sie bereit sind, Ihre Lebensgewohnheiten zu ändern. Dazu brauchen Sie allerdings sowohl Geduld als auch Konsequenz.

● **Ordnung in das Leben bringen**
Der erste Schritt muß sein, Ordnung in Ihr Leben zu bringen. Vielleicht können diese Ratschläge Ihnen dabei helfen:
Beruf und Privatleben sollten sie sorgfältig voneinander trennen. Arbeit, die Sie im Büro nicht geschafft haben, sollten Sie nicht mit nach Hause nehmen, um sie in Ihrer Freizeit zu erledigen. Oft liegt es an einer unrationellen Zeiteinteilung, wenn man das Arbeitspensum während der Arbeitszeit nicht schafft – könnte das bei Ihnen der Fall sein? Teilen Sie sich Ihre Arbeit so ein, daß Sie eine Aufgabe nach der anderen erledigen können. Wenn Sie mehrere Arbeiten gleichzeitig anfangen, können Sie keine richtig abschließen – es bringt Sie in Hektik, auf die Ihr Magen »gereizt« reagiert.
Kommen Mißstimmungen mit Kollegen auf, sollten Sie die Situation sofort in einem Gespräch klären. Das ist ebenso wichtig wie eine Behandlung mit Tee.
Beginnen Sie Ihren Feierabend nicht vor dem Fernseher, sondern versuchen Sie, sich bei einem Gespräch oder einem kleinen Spaziergang zu entspannen – und wenn Sie auf dem Heimweg nur eine Haltestelle früher aussteigen als nötig und die letzte Strecke zu Fuß gehen.
Trinken Sie vor dem Abendessen 1 Tasse Melissen-Tee (Zubereitung → Seite 19), warm und schluckweise. Dieser Tee wirkt entspannend und regt den Appetit an.
Hat der Melissen-Tee bei Ihnen nicht die gewünschte Wirkung, dann versuchen Sie es mit einer Tee-Mischung aus Melisse und Hopfen zu gleichen Teilen. Die Bitterstoffe aus dem Hopfen regen die Verdauungssäfte im Magen an, was den Appetit fördert (Zubereitung → Seite 174).
Nehmen Sie Ihr Abendessen dann in Ruhe und mit Genuß ein. Essen Sie etwas Leichtes, das Ihnen schmeckt und gut bekommt. Gestalten Sie diese Mahlzeit wie ein kleines »Fest«, so daß sie zur Krönung des Tages wird. Sobald Sie müde werden, sollten Sie sich schlafen legen, sich also nicht etwa mit Hilfe von Kaffee wachhalten.
Das Frühstück ist die »Medizin« für den ganzen Tag. Oberstes Gebot: Lassen Sie sich Zeit dazu, und frühstücken Sie abwechslungsreich.
Trinken Sie – statt wie üblich Kaffee oder schwarzen Tee – doch einmal diesen Frühstücks-Tee:

Tee-Mischung
Kamillenblüten	20,0
Melissenblätter	20,0
Pfefferminzblätter	10,0

Zubereitung → Seite 13
Anwendung: 1/4 Liter Tee morgens zum Frühstück trinken.

Versuchen Sie, Ihr Mittagessen ebenfalls in Ruhe einzunehmen – auch wenn es Ihnen in der Hektik des Alltags schwerfällt.

● **Tee-Mischung**
Dieser Tee gegen den nervösen Magen hat sich für eine kurmäßige Anwendung über einen Zeitraum von vier bis sechs Wochen bewährt:

Kamillenblüten	30,0
Melissenblätter	20,0
Isländisches Moos	20,0
Bitterorangenschalen	10,0

Zubereitung → Seite 13

Anwendung: 2 Tassen Tee täglich trinken, morgens und abends je 1 Tasse.

Blähungen

● **Tee-Mischung**

Stehen Blähungen im Vordergrund der Beschwerden, hilft Ihnen dieser Tee:

Kümmelfrüchte (zerstoßen)	20,0
Pfefferminzblätter	10,0
Fenchelfrüchte	10,0
Kamillenblüten	10,0

Zubereitung → Seite 13
Anwendung: Bei Bedarf bis zu 3 Tassen täglich trinken.

Durchfall

● **Heidelbeeren-Abkochung**

Gegen Durchfall aufgrund des nervösen Magens hilft eine Heidelbeeren-Abkochung.
Zubereitung und Anwendung: 3 gehäufte Eßlöffel getrockneter Heidelbeeren mit 1/2 Liter kaltem Wasser übergießen, bis zum Sieden erhitzen, etwa 1/4 Stunde lang auf kleiner Flamme weiterkochen. Den Tee abkühlen lassen, abseihen und in eine Flasche füllen. Erwachsene nehmen davon mehrmals (bis zu 10mal) täglich 1 oder 2 Eßlöffel ein, Kinder jeweils 1 oder 2 Teelöffel.

Übelkeit und Erbrechen

● **Tee-Mischung**

Bei Übelkeit und Erbrechen in Verbindung mit nervösem Magen hilft dieser Tee zumeist schnell und sicher:

Kamillenblüten	20,0
Pfefferminzblätter	10,0
Melissenblätter	10,0
Hopfenzapfen	5,0

Zubereitung → Seite 13

Anwendung: Bei Bedarf 2 bis 3 Tassen Tee täglich trinken.

● **Milch mit Kamillen-Tee**

Bewährt hat sich auch dieses Getränk: Mischen Sie Milch und Kamillen-Tee zu gleichen Teilen.
Zubereitung → Seite 13
Anwendung: Vor dem Schlafengehen 1 Tasse dieser Mischung warm und schluckweise trinken.

Appetitlosigkeit

Unter Appetitlosigkeit leiden vor allem Kinder (→ Seite 97), aber auch ältere Menschen und Berufstätige. Meist handelt es sich dabei um eine Verdauungsschwäche, die mit bitteren Heiltees leicht zu beheben ist. Durch den Bitterreiz werden fast alle Verdauungssaftdrüsen zu erhöhter Aktivität angeregt, was den Appetit fördert.
In der Volksmedizin sah man Appetitlosigkeit als Vorboten verschiedener Krankheiten im Verdauungstrakt an, aber auch als Zeichen für andere, »versteckte« Erkrankungen. Deshalb nahm man sie immer sehr ernst und versuchte, schnell Abhilfe zu schaffen.
Auch Sie sollten Ihre Appetitlosigkeit ernst nehmen und nach den Ursachen fahnden. Bei langandauernder Appetitlosigkeit ist unbedingt eine ärztliche Untersuchung erforderlich.
Nur wenn Appetitlosigkeit als Folge von akutem Fieber auftritt, sollten Sie zunächst nichts dagegen unternehmen:
Fieber ist eine Abwehrreaktion des Körpers, für die er alle »Kraftreserven« braucht. Essen würde ihn zusätzlich belasten. Ist die Krankheit überwunden, stellt sich der Appetit schnell von selbst wieder ein.

Appetitlosigkeit bei Erwachsenen

● **Tee-Mischung**

Oft ist die Appetitlosigkeit bei Erwachsenen zwischen 20 und 50 Jahren seelisch bedingt; der Alltagsstreß wird nicht verkraftet – Magen und Darm reagieren darauf mit »Kraftlosigkeit«. Meist hilft hier eine bitteraromatische Tee-Mischung, die zusätzlich ein wenig beruhigend wirkt:

Symptome und ihre Behandlung

Melissenblätter	30,0
Pfefferminzblätter	20,0
Wermutkraut	10,0

Zubereitung → Seite 13
Anwendung: 1/2 Stunde vor den Mahlzeiten 1 Tasse Tee trinken.

Appetitlosigkeit bei älteren Menschen

Im Alter läßt die Aktivität aller Organe – also auch der Verdauungsorgane – spürbar nach, was häufig zur Appetitlosigkeit führt.
Früher nahm man an, das Befinden der älteren Menschen sei durch Schonkost zu bessern; es wurde also mild gewürzt. Ballaststoffreiche Kost dagegen wurde gemieden; nicht selten war die Schleimsuppe das Mittel der Wahl.
Heute wissen wir: Der alternde Organismus braucht Anreize durch herzhaft gewürzte Speisen, damit die Verdauungssaftdrüsen besser arbeiten. Oft reicht die Würzkraft von Paprika, Pfeffer oder Senf schon aus, um die Umsetzung der Nahrung in ihre für den Körper verwertbaren Stoffe zu erleichtern und den Appetit anzuregen. Basilikum, Beifuß, Majoran und Bohnenkraut sind weitere empfehlenswerte Gewürze; und wer es scharf mag, sollte auch mit Ingwer, Kurkuma, Curry oder Chilis nicht sparen. Auch Kümmel und Koriander helfen. Begleiterscheinungen der Appetitlosigkeit wie Völlegefühl oder Blähungen nach dem Essen bessern sich durch richtiges Würzen ebenfalls (→ Seite 113).

● **Tee-Mischung**
Ein Tee folgender Zusammensetzung schenkt neue Lebensfreude, vermittelt Spaß am Essen und erhöht das Vitalniveau:

Tausendgüldenkraut	20,0
Bitterorangen-Schalen	20,0
Beifußkraut	10,0
Schafgarbenkraut	10,0
Kümmelfrüchte (zerstoßen)	10,0

Zubereitung → Seite 13
Anwendung: Vor den Mahlzeiten oder 3mal täglich je 1 Tasse Tee trinken. Nicht anwenden bei Magen- und Darmgeschwüren.

Zugegeben, dieser Tee schmeckt recht bitter, aber gerade die Bitterstoffe sind es, die den Tee so wirksam machen.

> **Bitte beachten Sie**
> Allergiker sollten diese Tee-Mischung zuerst vorsichtig probieren. Es besteht die Gefahr, daß bei ihnen danach juckende und entzündliche Hautveränderungen auftreten (Schafgarbe, Beifuß).

● **Tee-Mischung**
Etwas milder in Geschmack und Wirkung ist dieser Tee:

Hopfenzapfen	10,0
Tausendgüldenkraut	10,0
Kamillenblüten	10,0
Korianderfrüchte	10,0
Fenchelfrüchte	10,0
Brombeerblätter	25,0
Himbeerblätter	25,0

Zubereitung → Seite 13
Anwendung: 1 bis 3 Tassen Tee pro Tag jeweils vor dem Essen trinken.

Durchfall

Bei Magen-Darmerkrankungen, die sich in Durchfällen äußern, sind der Selbstbehandlung klare Grenzen gesetzt; denn dieses Symptom kann ein Anzeichen für ernste Erkrankungen sein.

> **Bitte beachten Sie**
> Wenn sich bei Durchfällen trotz Selbstbehandlung innerhalb von 2 oder 3 Tagen keine Besserung zeigt, dann müssen Sie sich unbedingt in ärztliche Behandlung begeben.

Wenn Sie an heftigem Durchfall leiden, verliert Ihr Körper nicht nur viel Flüssigkeit, sondern auch die zur Gesunderhaltung wichtigen Mineralstoffe. Sie müssen also viel trinken und die verlorenen Mineralstoffe ersetzen. Deshalb sollten Sie Ihrem Tee jeweils etwas Kochsalz zusetzen; 1/8 Teelöffel pro Tasse genügt.
Bei akutem Durchfall, der »wie ein Blitz aus heiterem Himmel« auftritt, darf man annehmen,

daß es sich um eine Abwehrreaktion handelt, weil Sie etwas Unverträgliches gegessen haben, das Ihr Körper schnell wieder loswerden will. In diesen Fällen ist ein akuter Durchfall als Selbstheilungsversuch des Körpers anzusehen. Tritt zusätzlich Erbrechen auf, handelt es sich meist um eine Magen- und Darmüberlastung durch schwerverdauliche Kost oder Unverträgliches.

Bitte beachten Sie
Selbst bei dem geringsten Verdacht, daß der akute Durchfall durch eine Vergiftung (Pilze, Pflanzen, Chemikalien) ausgelöst sein könnte, muß sofort ein Arzt aufgesucht werden!

Speisenunverträglichkeit

● **Kohletabletten mit Kamillen-Tee**
Wenn auszuschließen ist, daß die Beschwerden durch eine Vergiftung hervorgerufen wurden, sind Kohletabletten zusammen mit einer Tasse warmem Kamillen-Tee (*Zubereitung* → Seite 13) die richtige Anfangstherapie.

Durchfall mit Blähungen

● **Blutwurz-Tee**
Durchfälle mit Gärungserscheinungen (Blähungen und sehr übler Geruch) können Sie mit einer gerbstoffhaltigen Heilpflanze zu behandeln versuchen. Hier hilft ein Tee aus der Blutwurz (*Zubereitung* → Seite 13).
Anwendung: Bei Bedarf 1 bis 3 Tassen Tee täglich trinken.

● **Tee-Mischung**
Bewährt hat sich auch dieser Tee:

Blutwurz	30,0
Thymiankraut	30,0
Kamillenblüten	20,0
Pfefferminzblätter	10,0

Zubereitung → Seite 13
Anwendung: Bis zu 3 Tassen Tee täglich trinken.

Verstopfung

Eine Verstopfung kann harmlose Ursachen haben, aber auch Anzeichen einer ernsten Erkrankung sein. Der Selbstbehandlung sind darum klare Grenzen gesetzt.

Bitte beachten Sie
Bessert sich eine Verstopfung nach Anwendung eines Abführ-Tees nicht innerhalb von 8 bis 10 Stunden, dann müssen Sie einen Arzt aufsuchen.
Ist die Verstopfung mit heftigen Schmerzen im Unterleib verbunden, dann müssen Sie sofort zum Arzt (Verdacht auf Darmverschluß). Sie dürfen auf keinen Fall eine Selbstbehandlung vornehmen!
Frauen dürfen während der Schwangerschaft oder der Stillzeit keine Abführ-Tees einnehmen.

Akute Verstopfung

Zur Behandlung von akuter Stuhlverstopfung gibt es viele Heilpflanzen, die als Tee-Zubereitung schnell helfen. Es handelt sich dabei um Heilpflanzen, die als Wirkstoff Anthrachinonderivate enthalten.

● **Tee-Mischung**
Ich empfehle Ihnen einen Tee aus den Blättern oder den Schoten (Hülsen) der Senna und einen Tee aus der Rinde des Faulbaumes. Probieren Sie aus, welcher Tee Ihnen besser bekommt:
Zubereitung: 1 gehäuften Teelöffel Sennesblätter, Sennesschoten oder Faulbaumrinde mit 1/4 Liter siedendem Wasser übergießen, 5 bis 10 Minuten lang ausziehen und abseihen.
Anwendung: Am Abend vor dem Zubettgehen 1 Tasse Tee trinken.
Am nächsten Morgen (es dauert 6 bis 10 Stunden bis zum Eintritt der Wirkung) kommt es zu einer Stuhlentleerung. Meist ist der Stuhl weich und breiig. Ist er dünnflüssig, sollten Sie das nächste Mal, wenn Sie unter Stuhlverstopfung leiden, die Dosierung auf die Hälfte herabsetzen.

Bitte beachten Sie
Lassen Sie sich durch die angenehme Wirkung dieser Heilpflanzen nicht dazu verführen, sich auch bei chronischer Stuhlträgheit ständig dieser Hilfen zu bedienen. Chronische Verstopfung muß ursächlich behandelt werden – gehen Sie zum Arzt.
Der Dauergebrauch von Abführmitteln, auch wenn Sie rein pflanzlich sind, kann zu Dauerschäden führen, so zu einer Elektrolytverarmung (vor allem Kaliumverlust) mit Folgeerscheinungen für Herz und Kreislauf; außerdem kann es zu Pigmenteinlagerungen in der Darmschleimhaut und zur Dickdarmreizung kommen.

Chronische Verstopfung

Wichtig bei chronischer Stuhlverstopfung: Halten Sie niemals den Stuhl zurück. Suchen Sie bei den geringsten Anzeichen dafür, daß sich der Darm entleeren möchte, die Toilette auf!

● **Geschroteter Leinsamen**
Als wirksames Mittel empfehle ich Ihnen, geschroteten Leinsamen (→ Seite 182) einzunehmen. Der Leinsamen quillt im Darm, was einen Dehnungsreiz auslöst, der die Darmbewegung aktiviert und so zur Stuhlentleerung führt; das Fett im Leinsamen wirkt als Gleitmittel.
Anwendung: 3mal täglich 1 gehäuften Eßlöffel frisch geschrotete Leinsamen (ohne sie vorzuquellen) mit viel Wasser (mindestens 1/2 Liter) einnehmen.

● **Ballaststoffreiche Kost und Bewegung**
Unterstützen Sie diese Therapie, indem Sie überwiegend ballaststoffreiche Kost essen. Besonders empfehlenswert sind Weißkohl oder Rotkohl, faserstoffreiches Gemüse wie Bohnen, außerdem Wildsalate, Rohkost und derbes Obst wie harte Äpfel und Birnen. Außerdem sollten Sie viel trinken, Ihrem Körper also viel Flüssigkeit zuführen. Auch Bewegung hilft wesentlich mit, den Stuhlgang zu regulieren. Würzen Sie Ihre Speisen herzhaft (scharf), denn auch das reguliert den Stuhlgang.
Was nun sollten Sie trinken, um Ihrem Körper nicht nur ausreichende, sondern auch gesunde Flüssigkeit zukommen zu lassen? Weder Kaffee noch schwarzer Tee oder Limonaden sind gesunde Durstlöscher. Kaffee und schwarzer Tee enthalten Koffein, Limonaden sehr viel Zucker, der in größeren Mengen ungesund ist.

● **Kräuter-Tee**
Ich empfehle Ihnen einen Kräuter-Tee, der durch seinen Gehalt an Fruchtsäuren eine leicht abführende Wirkung hat; er löscht den Durst, schmeckt gut und kann sowohl kalt als auch warm und heiß getrunken werden. Diesen Tee können Sie ständig als »Haustee« trinken:

Hibiskusblüten (Rote Malve)	30,0
Hagebuttenfrüchte (mit Samen)	30,0
Himbeerblätter	10,0
Brombeerblätter	10,0
Melissenblätter	5,0
Pfefferminzblätter	5,0

Zubereitung → Seite 13
Anwendung: Bis zu 1 Liter Tee pro Tag trinken.

● **Tamarinden-Mus**
Schließlich möchte ich noch ein altes pflanzliches Mittel gegen Stuhlträgheit empfehlen, das auch Ihnen helfen kann, das Tamarinden-Mus (pharmazeutischer Name: Pulpa Tamarindorum). Sie bekommen es in jeder Apotheke.
Es handelt sich dabei um das Mus der Früchte des Tamarindenbaumes. Es sind die Fruchtsäuren in diesem Mus, die abführend wirken (Apfelsäure, Bernsteinsäure, Zitronensäure, vor allem aber Weinsäure) und von Invertzucker und Weinstein unterstützt werden.
Anwendung: 1 Eßlöffel voll Tamarinden-Mus am Abend oder über den Tag verteilt 3mal 2 Teelöffel einnehmen. So können Sie Ihren Darm »zur Pünktlichkeit erziehen«.

● **Dörrpflaumen und Senfkörner**
Auch Hausmittel können helfen.
Dörrpflaumen: Weichen Sie morgens einige Dörrpflaumen in einer Tasse Wasser ein; essen Sie die Pflaumen am Abend, und trinken Sie das Einweichwasser.
Weiße Senfkörner: Nehmen Sie 3mal täglich je 1 Teelöffel Senfkörner mit 1 Tasse Wasser ein.

Sowohl Dörrpflaumen als auch Senfkörner bekommen Sie in der Apotheke oder im Reformhaus.

Magen- und Darmgeschwüre

Die Zahl derer, die an Geschwüren in Magen oder Darm leiden, wird von Jahr zu Jahr größer. Die Ursachen sind vielfältig, doch meine ich, daß die Hetze unseres Alltags viel dazu beiträgt. Ruhe und Beschaulichkeit, Abschalten und Entspannen sind deshalb wichtige Vorsorgemaßnahmen. Ulcus ventriculi nennt die Wissenschaft ein Magengeschwür, Ulcus duodeni ist der Fachausdruck für ein Zwölffingerdarm-Geschwür. Beide Arten von Geschwüren äußern sich durch Schmerzen im Magen- und Darmbereich und belasten den Betroffenen sehr.

Bitte beachten Sie

Magen- und Zwölffingerdarm-Geschwüre können nur vom Arzt diagnosticiert und müssen auch von ihm behandelt werden! Die Empfehlungen, die ich Ihnen gebe, können als Begleittherapie dienen, die Sie nur nach Absprache mit Ihrem Arzt durchführen dürfen.

Magen- und Zwölffingerdarm-Geschwüre können entstehen, wenn es zu einem Ungleichgewicht der für die Magenschleimhaut aggressiven (schädigenden) und der protektiven (schützenden) Faktoren kommt. Oberstes Gebot ist es daher, wieder ein Gleichgewicht zwischen diesen Faktoren herzustellen; erst dann wird die Heilung in Gang gesetzt.

Abbau überschüssiger Magensäure

Der wichtigste aggressive Faktor ist die Magensäure, und es gilt, deren Überschuß zu neutralisieren, oder besser, ihn nicht entstehen zu lassen.

● **Tee-Mischung**
Die folgende Tee-Mischung wirkt leicht beruhigend und hilft, die krankmachenden Streßfolgen zu mindern; dies trägt dazu bei, das Gleichgewicht der schädigenden und der schützenden Faktoren im Magen wiederherzustellen. Dieser Tee ist also kein typischer Magen- und Darm-Tee, er kann jedoch die ärztliche Therapie wirksam unterstützen:

Melissenblätter	30,0
Baldrianwurzel	10,0
Orangenblüten	10,0
Fenchelfrüchte	10,0
Johanniskraut	10,0
Kamillenblüten	10,0

Zubereitung → Seite 13
Anwendung: 2 bis 5 Tassen Tee pro Tag über einen längeren Zeitraum (drei bis vier Wochen) trinken.

● **Kohlsaft-Kur**
Als erfolgreich für die Behandlung von Magengeschwüren hat sich bei klinischen Überprüfungen auch eine Kohlsaft-Kur erwiesen. Viele Patienten hatten nach einigen Tagen keine Schmerzen mehr, nach wenigen Wochen waren die Magengeschwüre ausgeheilt. Der »Anti-Ulcus-Faktor-U« im Kohlsaft stabilisiert und kräftigt die Magenschleimhaut.
Anwendung: täglich 1 Liter frisch gewonnenen Kohlsaft (Entsafter) über den Tag verteilt trinken. Treten daraufhin Blähungen auf, können Sie durch Beigabe von 1 Eßlöffel frischgemahlener Kümmelfrüchte Abhilfe schaffen.

● **Süßholzwurzel-Saft**
Auch der Saft der Süßholzwurzel (Apotheke) hat, wie wissenschaftliche Prüfungen ergeben haben, eine schützende Wirkung auf die Magen- und Darmschleimhaut. Auch diese Anwendung muß jedoch unbedingt mit dem behandelnden Arzt besprochen werden, um die für Sie richtige Dosierung sicherzustellen.
Das Standardrezept: 40,0 Gramm Süßholzsaft in wenig Wasser auflösen und über den Tag verteilt einnehmen.

● **Tee-Mischung**
Die folgende Tee-Mischung hat sich seit langem als erfolgreich erwiesen bei dem Bemühen, Ulcus-Patienten Linderung ihrer Beschwerden zu verschaffen. Dieser Tee unterstützt sowohl die ärztliche Therapie während des akuten Stadiums als auch die Nachbehandlung:

Kamillenblüten	25,0
Melissenblätter	15,0
Isländisches Moos	5,0
Tausendgüldenkraut	5,0
Kümmelfrüchte (zerstoßen)	5,0
(Sennesschoten – nur wenn gleichzeitig stärkere Verstopfung besteht)	5,0

Zubereitung → Seite 13
Anwendung: 2 bis 3 Tassen Tee täglich zwischen den Mahlzeiten trinken.

- **Rollkur**

Auf die Rollkur (→ Seite 58) weise ich Sie an dieser Stelle besonders hin; sie ist bei Magen- und Zwölffingerdarm-Geschwüren überzeugend hilfreich, wenn auch ein wenig zeitaufwendig.

- **Richtige Ernährung**

Schließlich noch ein Wort zur Ernährung: Bis vor wenigen Jahren wurde Ulcus-Patienten eine Diät verordnet, die vorwiegend aus Brei und Schleimsuppen bestand. Mittlerweile gilt: Erlaubt ist, was bekommt, auch herzhaftes Würzen, selbst mit Paprika oder Senf. Bitteres sollte allerdings gemieden werden. Vor allem empfehle ich Ihnen, mit Nelken zu würzen, denn das ätherische Nelken-Öl fördert, wie wissenschaftliche Untersuchungen ergeben haben, das Abheilen von Magengeschwüren.
Was oft nicht gut vertragen wird, ist scharf Gebratenes, vor allem scharf geröstete Zwiebeln.

Bitte beachten Sie
Meine Aussagen über die Ernährung bei Magen- und Zwölffingerdarm-Geschwüren sind nicht für alle Patienten gleichermaßen verbindlich. Sprechen Sie bitte mit Ihrem Arzt über Besonderheiten Ihrer Ernährung.

Sodbrennen, saures Aufstoßen

Akutes Sodbrennen nach zu üppigem Essen, nach Nikotin- und Alkoholmißbrauch, bei manchen Menschen auch nach zuviel Kaffee, Kakao oder Schokolade, ist meist harmlos.

Erste Hilfe-Maßnahmen

- **Tee-Mischungen**

Als Erste-Hilfe-Maßnahme empfehle ich Ihnen drei Tees:
Kamillen-Tee, eine Tee-Mischung aus Kamille und Melisse zu gleichen Teilen, eine Tee-Mischung aus Kümmel, Melisse und Kamille zu gleichen Teilen. Richten Sie sich bei der Auswahl nach Ihrem Geschmack.
Zubereitung → Seite 13
Anwendung: 3mal täglich 1 Tasse Tee mäßig warm schluckweise trinken.
Diese Tees beruhigen die Magenschleimhäute; die Säureproduktion wird vermindert und schließlich wieder normalisiert.

Bitte beachten Sie
Wenn Sie sehr häufig unter Sodbrennen leiden, dann müssen Sie die Ursache unbedingt vom Arzt klären lassen.

Nächtliches Sodbrennen

Saures Aufstoßen als Folge einer Schwäche des Speiseröhrenschließmuskels, wobei angedauter und mit Magensaft vermischter Speisebrei in die Speiseröhre »aufsteigt«, tritt meist nachts auf. Man kann hier mit Heilpflanzen nur wenig ausrichten. Es hat sich bewährt, den Oberkörper im Bett etwas höher zu lagern; außerdem empfehle ich Ihnen, vor dem Zubettgehen Eibisch-Tee zu trinken.

- **Eibisch-Tee**

Den Eibisch-Tee muß man kalt ansetzen, denn bei diesem Tee wird die getrocknete Wurzel als Droge verwendet. Sie enthält neben dem »heilsamen« Pflanzenschleim viel Stärke, die bei einem Heißansatz die Wurzelzellen verkleistert und den Übertritt des Schleims in den Tee verhindert.

Zubereitung: 4 gehäufte Teelöffel Eibischwurzel mit 1/4 Liter kaltem Wasser übergießen, den Ansatz unter wiederholtem Umrühren 2 Stunden lang oder länger stehen lassen, danach abseihen.
Anwendung: Den Tee leicht erwärmen und schluckweise 1 Tasse Tee vor dem Zubettgehen trinken. Eibisch-Tee mit der gleichen Menge Kamillen-Tee oder Kümmel-Tee gemischt, vermag die Wirkung zu verbessern; probieren Sie aus, was Ihnen am besten bekommt.

Blähungen

Hier handelt es sich um überaus lästige Beschwerden, für die der Arzt häufig auch nach gründlicher Untersuchung keine organische Ursache findet. Blähungen sind oft der körperliche Ausdruck für seelische Unausgeglichenheit und Nervosität. Auch anlagebedingte Verdauungsschwäche und (seelisch oder anlagebedingt) fehlgesteuerte Verdauungsabläufe kommen als Ursache in Frage sowie die Unverträglichkeit gewisser Speisen, zum Beispiel Hülsenfrüchte und Kohl.

Bitte beachten Sie
Lassen Sie die Ursache Ihrer Blähungen vom Arzt abklären.

Vier Doldenblütler stehen uns zur Verfügung, die bei Blähungen gute Dienste leisten, weil das in ihnen enthaltene ätherische Öl karminative (Blähung vertreibende) Wirkung hat: Kümmel, Koriander, Fenchel, Anis.

Speisenunverträglichkeit

● **Kümmel, Koriander, Fenchel, Anis**
Wenn Sie wissen, welche Gerichte Sie nicht vertragen, sie aber dennoch essen möchten, dann können Sie, je nach Geschmack, mit diesen Früchten würzen. Oft reicht schon die Würzdosis aus, um die Beschwerden zu unterbinden.
Hilft das Würzen nicht, dann schafft es sicher ein Tee aus einer der vier Drogen. Welche für Sie die richtige ist, können Sie nach Geschmack entscheiden; alle sind wirksam. Ich traue dem Kümmel die stärkste Wirkung zu, gefolgt von Koriander, Fenchel und Anis.

Zubereitung und Anwendung: Die für den Tee benötigte Drogenmenge ist abhängig von der Schwere der Beschwerden. Oft reicht 1 Teelöffel Droge aus, manchmal sind 2 Teelöffel nötig. Auch die Tee-Menge, die hilft, variiert; mal reicht schon 1 Tasse Tee, um die Blähungen zu vertreiben, mal ist nach 2 bis 3 Stunden eine zweite Tasse Tee notwendig. Ich rate Ihnen zum Experimentieren: »Probieren geht über studieren«.
Die Früchte vor der Tee-Zubereitung zerstoßen (Mörser) oder grob mahlen (Gewürzmühle), dann mit siedendem Wasser übergießen, 10 Minuten lang ausziehen und abseihen. Den Tee schluckweise trinken.

Oberbauch-Meteorismus

Eine besondere Art von Blähungen ist der Oberbauch-Meteorismus, der auch unter dem Namen »Roemheld-Syndrom« bekannt ist. Durch Gasansammlungen im Oberbauch wird das Zwerchfell hochgedrückt, wodurch es zu einer Einengung des Herzens kommt, das dann mit Beschwerden reagiert.

● **Tee-Mischung**
Mit einem Tee aus Kümmel und Koriander kann hier schnell geholfen werden.
Zubereitung: Je 1 gehäuften Teelöffel Kümmel und Koriander mischen und zerstoßen, mit 1/4 Liter siedendem Wasser übergießen, im zugedeckten Gefäß etwa 10 Minuten lang ausziehen, danach abseihen.
Anwendung: Bei Bedarf 1 Tasse Tee, möglichst warm, schluckweise trinken.

● **Tee-Mischung**
Für den gleichen Zweck hat sich auch dieser Tee bewährt:

Kamillenblüten	30,0
Kümmelfrüchte (zerstoßen)	20,0
Melissenblätter	20,0
Korianderfrüchte (zerstoßen)	10,0
Pfefferminzblätter	10,0

Zubereitung und Anwendung: Wie Kümmel- und Koriander-Tee (→ oben).

Symptome und ihre Behandlung

Bitte beachten Sie
Gehen Sie unbedingt zum Arzt, wenn Sie Herzbeschwerden haben. Er muß die Ursache klären.

Ein Magen-Tee für die Hausapotheke

Diesen Tee sollten Sie in Ihrer Hausapotheke vorrätig haben, wenn Sie einen empfindlichen, schwachen oder nervösen Magen haben: Das Essen bleibt wie ein Stein im Magen liegen (eingeschränkte Magenmotorik), Hülsenfrüchte, Krautgerichte, Fettes oder Gebratenes können Sie selten beschwerdefrei vertragen. Sie leiden an Blähungen und Völlegefühl oder an Appetitlosigkeit. Ihr nervöser Magen reagiert auch oft mit Sodbrennen und Magenschleimhautentzündung. Dieser Tee hilft auch bei verschiedenen Verdauungsbeschwerden. Er eignet sich für eine kurmäßige Anwendung, ist aber auch bei akuten Störungen hilfreich.

Tee-Mischung
Kamillenblüten	20,0
Melissenblätter	20,0
Pfefferminzblätter	20,0
Angelikawurzel	10,0
Kümmelfrüchte (zerstoßen)	15,0
Fenchelfrüchte	10,0
Wermutkraut	5,0

Zubereitung: 1 gehäuften Teelöffel der Mischung mit 1 Tasse kochendem Wasser übergießen, 3 bis 5 Minuten lang ausziehen und abseihen.
Anwendung: Bei Bedarf 1 Tasse Tee warm und schluckweise trinken oder kurmäßig 2 bis 3 Tassen Tee täglich über einen Zeitraum von drei bis vier Wochen trinken.

Bitte beachten Sie
Bei Magengeschwüren sollte dieser Tee nicht getrunken werden!

Magen-Tropfen

Bei Unpäßlichkeiten im Verdauungstrakt können Sie sich auch mit Tropfen, die Ihnen Ihr Apotheker zusammenstellt, selbst helfen. Als erstes empfehle ich Ihnen eine Tinktur für Ihre Hausapotheke: Sie ist dann hilfreich, wenn bei Ihrem Unwohlsein im Magen-Darmbereich keine speziellen Beschwerden im Vordergrund stehen.

Tropfen-Mischung
Ätherisches Kümmel-Öl	25,2 mg
Ätherisches Pfefferminz-Öl	22,8 mg
Melissengeist (Karmelitergeist)	15,0 g
Aromatische Tinktur (Tinctura aromatica)	15,0 g
Bittere Tinktur (Tinctura amara)	5,0 g

Anwendung: Bei Bedarf 20 bis 30 Tropfen in etwas Wasser einnehmen. Oder 1 bis 3 Tage lang 2- bis 3mal täglich 10 bis 20 Tropfen einnehmen.

● **Tinkturen**
Sollten spezielle Beschwerden im Vordergrund stehen, dann empfehle ich Ihnen Tinkturen, die Sie fertig in der Apotheke erhalten. Es handelt sich um bewährte Zubereitungen aus Heilpflanzen nach den Vorschriften älterer Arzneibücher.
Für die meisten Symptome stelle ich Ihnen zwei oder drei Tinkturen zur Wahl; dabei ist die jeweils zuerst genannte jene mit der stärkeren Wirkung, jedoch eher unangenehm im Geschmack.

Gegen Blähungen:
Tinctura carminativa EB 6 oder Tinctura aromatica DAB 6.
Gegen Appetitlosigkeit:
Tinctura amara DAB 6 oder Tinctura Absinthii DAB 6 Tinctura Aurantii DAB 9.
Gegen allgemeine Verdauungsschwäche:
Tinctura armara DAB 6 oder Tinctura aromatica DAB 6.
Gegen Durchfälle:
Tinctura Tormentillae DAB 6 oder Tinctura Chamomillae EB 6.
Gegen Übelkeit:
Tinctura Menthae piperitae EB 6.

Anwendung: Bei Bedarf 20 bis 30 Tropfen bis zu 3mal täglich in etwas Wasser einnehmen.

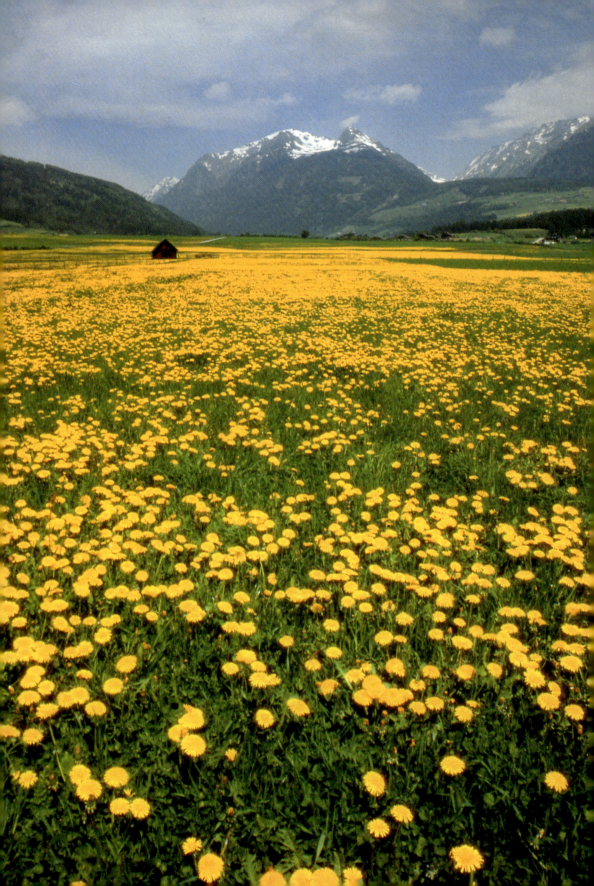

Rheuma und Gicht

Was ist Rheuma – was ist Gicht? 70

Hilfe durch Heilpflanzen 70
Löwenzahn – Brennessel – Birke 71
Die Wacholderbeer-Kur 73
Holunderblüten und Lindenblüten 73
Weitere Heilpflanzen als Hilfe bei Rheuma und Gicht 74
    Linderung rheumatischer Beschwerden 74
    Anregung der Harnsäure-Ausscheidung 75
    Verdauungsbeschwerden 75
Ein Rheuma- und Gicht-Tee für die Hausapotheke 76

Vorbeugen und lindern 76

    Bewährte Hausmittel 76
    Kräuterbäder 77
    Heublumen-Auflage · Einreibungen 78
    Rheuma-Tees 78
    Blutreinigungs-Kuren 80
    Homöopathische Mittel 81

 Löwenzahn

Was ist Rheuma – was ist Gicht?

Rheuma und Gicht sind Stoffwechselerkrankungen, die das Allgemeinbefinden sehr stark beeinträchtigen können und in jedem Fall ärztlicher Behandlung bedürfen. Als Rheumatismus, umgangssprachlich »Rheuma« genannt, bezeichnen wir fließende, ziehende Schmerzen wechselnder Stärke in Muskeln und Gelenken. Der Name dieser Erkrankung stammt aus dem Griechischen: rheo = ich fließe. Rheuma ist ein Krankheitsbild mit vielen Beschwerden, wobei, wie gesagt, Schmerzen im Vordergrund stehen. Alle Symptome haben mit Sicherheit verschiedene Ursachen. Trotz größter Bemühungen wissen wir über die Ursachen und die Entstehung von Rheuma immer noch sehr wenig. Es müssen mehrere Faktoren zusammenkommen, um diese Erkrankung auszulösen, vor allem wohl von innen kommende Störungen des Körperstoffwechsels, der Drüsen- und Nerventätigkeit, außergewöhnliche Belastungen (Streß), falsche Ernährung, Bewegungsmangel, Krankheitsherde im Körper. Auch eine erbliche Komponente kann eine Rolle spielen. Ein Rheumapatient gehört deshalb in ärztliche Behandlung. Der Arzt bestimmt nach genauen Untersuchungen die bestmögliche Therapie.

Bei der Gicht ist es ein wenig anders; Gicht ist eine ernährungsabhängige Stoffwechselerkrankung, die durch zuviel Harnsäure im Blut verursacht wird. Harnsäure bildet sich im Körper bei der Verdauung vor allem von Fleisch (Innereien) und beim Abbau »verbrauchter« Körperzellen. Sie wird normalerweise über die Nieren mit dem Urin und über den Darm ausgeschieden. Bildung und Ausscheidung von Harnsäure sind also normale Stoffwechselvorgänge. Liegt ein Ungleichgewicht in der Bildung von Harnsäure und ihrer Ausscheidung vor, kommt es zur Ablagerung von Harnsäurekristallen, vor allem in den Gelenken. Es kommt zur Gicht, die auch zu schweren allgemeinen Erkrankungen führen kann. Deshalb gilt auch für die Gicht: Ärztliche Behandlung ist oberstes Gebot!

Hilfe durch Heilpflanzen

Heilpflanzen-Anwendungen sind sowohl bei Rheuma als auch bei Gicht zumindest als unterstützende Therapie sinnvoll und erfolgreich.
Mit aller Deutlichkeit möchte ich darauf hinweisen, daß es kaum ein Krankheitsgeschehen gibt, das so schwierig zu beeinflussen ist wie chronisch-rheumatische Erkrankungen. Obwohl wir bis heute die Ursachen dieser Erkrankung noch nicht genau kennen, können wir aber davon ausgehen, daß es sich um Stoffwechselstörungen verschiedener Art handelt. Folglich ist die Heilpflanzen-Behandlung dann sinnvoll, wenn dadurch die Verbesserung des gesamten Stoffwechselgeschehens erreicht werden kann.
Es gibt eine Reihe von Heilpflanzen, die von älteren Ärzten als Antidyskratika bezeichnet wurden. Heilpflanzen also, die das fehlerhafte »Säftegefüge«, und darum handelt es sich wohl bei Rheuma, verändern können. Es ist aber sehr schwierig, eine sichere Beurteilung der Wirkung dieser Pflanzen vorzunehmen: Zum einen ist die Ausprägung der Beschwerden von Patient zu Patient unterschiedlich, zum anderen treten bei einem Patienten die Beschwerden in wechselnder Art und Stärke auf. Mal fühlen sich die Menschen relativ wohl, mal schlecht und mal sehr schlecht. So ist es dann auch immer wieder zu Fehleinschätzungen im Hinblick auf die Wirksamkeit der zur Behandlung einzusetzenden Heilpflanzen gekommen. Manche wurden ohne ersichtlichen Grund plötzlich als Wundermittel gepriesen, waren eine Zeitlang »in Mode«, um dann wieder in der Versenkung zu verschwinden; andere verwarf man unbegründet, bis sie, zuweilen erst nach langer Zeit, rehabilitiert wurden, neue kamen hinzu. Auch die Heilpflanzen zur Behandlung von Gicht erfahren ein Auf und Ab in der Gunst von Ärzten und Patienten.
Ich möchte Ihnen in diesem Ratgeber jene Heilpflanzen vorstellen, die sich wirklich bewährt haben und von Ärzten, die sich mit Naturheilmitteln intensiv beschäftigen, eingesetzt werden. Unter den vorgestellten Heilpflanzen finden Sie auch solche, deren Wirkung man nicht erklären kann. Viele von ihnen gelten in der Volksmedizin als Blutreinigungsmittel. In der Tat ist es auch bei der Behandlung von rheumatischen Störungen und

von Gicht wichtig, die Ausscheidungsorgane Blase und Niere, Galle und Leber anzuregen und den trägen Stuhlgang zu normalisieren. Überdies beeinflussen die Heilpflanzen durch milde Heilreize den Zellstoffwechsel und die krankhaften Veränderungen im Bindegewebe auf positive Weise.

Geduld ist Voraussetzung
Chronisch-rheumatische Erkrankungen oder die Gicht sind nicht von heute auf morgen entstanden. Über Monate, Jahre, oft sogar über Jahrzehnte haben sich Fehlsteuerungen im Körperstoffwechsel entwickelt. Wer erfolgreich mit Heilpflanzen-Anwendungen therapieren möchte, muß große Geduld aufbringen. In allen Fällen ist eine kurmäßige Behandlung notwendig. Wer nicht bereit ist, die empfohlenen Tees, die Tee-Mischungen oder andere Anwendungen regelmäßig und über lange Zeit einzusetzen, sollte erst gar nicht mit einer Heilpflanzen-Behandlung beginnen, weil er erfolglos bleiben wird.
Langzeitbehandlung bedeutet auch, daß die genutzten Tees oder Tee-Mischungen verträglich sein müssen, vor allem nicht unangenehm schmecken dürfen und nach Möglichkeit auch für das Auge ansprechend sein sollten. All das habe ich bedacht und weitgehend zu erfüllen versucht. Es ist deshalb sehr wichtig, die Anleitungen genau zu beachten, selbst wenn es etwas umständlich sein sollte.

Bitte beachten Sie
Daß Sie, verehrter Leser, eine Heilpflanzen-Behandlung mit Ihrem Arzt besprechen müssen, habe ich bereits deutlich gesagt. Sie sollten nie etwas »hinter seinem Rücken« tun. Nebenwirkungen, Unverträglichkeiten können sich einstellen, andere Arzneimittel können in ihrer Wirkung beeinträchtigt werden. In allen Fällen ist der Arzt Ihr Berater.

Löwenzahn – Brennessel – Birke

Diese drei Heilpflanzen haben es mir angetan, weil sie überzeugend wirksam sind. Jeder kennt sie, jeder kann sie schon im Frühjahr als Salat nutzen. Bedenken Sie bitte, was ich Ihnen bereits gesagt habe: Bei der unterstützenden Behandlung von Rheuma und Gicht mit Heilpflanzen geht es im weitesten Sinn um die Veränderung des Körperstoffwechsels, um die Anregung der Ausscheidungsorgane und um eine milde Reiztherapie.

Der Löwenzahn enthält in Blättern und Wurzeln Taraxazin, einen Bitterstoff, (der für die anregende Wirkung verantwortlich ist). Doch sicher sind es weitere Inhaltsstoffe, die an der Wirkung beteiligt sind. Enzymatisch wirksame Stoffe, Vitamine, Spurenelemente, Mineralien und nicht zuletzt Saponine (→ Heilpflanzen und ihre Inhaltsstoffe, Seite 8). Am auffallendsten ist die wassertreibende Wirkung, die man schon spürt, wenn man einen Löwenzahnsalat gegessen hat.
Da man den Löwenzahn schon sehr lange als wirklich gute Heilpflanze kennt, ist die Liste der Heilanzeigen lang. Sichtet man sie sorgfältig, bleiben Stoffwechselkrankheiten (wie Gicht und Rheuma) als Anwendungsgebiet übrig. Neben der wassertreibenden Wirkung ist auch immer wieder die Rede von der Gallen- und Leberwirksamkeit. Das Bundesgesundheitsamt spricht bei der Standardzulassung nicht von der Wirksamkeit bei Rheuma und Gicht, doch werden stoffwechselaktivierende und somit indirekt antidyskratische Eigenschaften anerkannt.

● **Herzhafte Frühlingssalate**
Die herzhaften Frühlingssalate sind da sehr wirksam. Sammeln Sie die frischen Löwenzahnblätter, die jungen Brennesselblätter (zweckmäßigerweise von der Großen Brennessel) und die sich gerade entfaltenden Birkenblätter, zerhacken Sie die Blätter ganz fein, und geben Sie dieses gesunde Grüngewürz jeder klaren oder gebundenen Suppe, jedem Gemüseeintopf und jedem Salat kurz vor dem Servieren zu. Sie können die feingehackten Blätter auch einfach aufs Butterbrot streuen, unter Quark oder andere Weichkäse mischen oder über Kartoffeln geben. Wenn Sie das regelmäßig machen, sind Sie auf dem besten Wege, Ihren Körperstoffwechsel anzuregen. Sollten Ihnen diese Kräuter nicht aromatisch genug sein, können Sie im Frühjahr auch die frischen Blätter der Schafgarbe mitverwenden.

Löwenzahn-Kur

Eine Kur mit Löwenzahn-Tee (Taraxaci radix cum herba = Löwenzahnwurzel mit Kraut) ist hilfreich bei rheumatischen Beschwerden allgemeiner Art, vor allem aber bei chronisch degenerativen Gelenkerkrankungen und bei Gicht. Ich rate deshalb zu einer Frühjahrs- und Herbstkur mit Löwenzahn-Tee, weil ich immer wieder von Erfolgen, vor allem bei der »Gelenkabnutzung« (Arthrose) und anderen Gelenkschäden (Arthritis) hören konnte.

Zubereitung: 2 gehäufte Teelöffel der Droge (Wurzel mit Kraut) mit 1/4 Liter kaltem Wasser übergießen, langsam zum Sieden erhitzen, 10 bis 15 Minuten lang ausziehen, danach abseihen.

Anwendung: Kurmäßig über einen Zeitraum von mindestens sechs Wochen (besser sind acht Wochen) 2 Tassen Tee am Tag trinken; nach dem Frühstück oder zum Frühstück und vor dem Zubettgehen (→ Seite 85, 185).

Löwenzahn-Frischsaft

Wenn Ihnen das Teekochen zu umständlich ist – der Tee muß jedesmal frisch bereitet werden –, können Sie auf den Löwenzahn-Frischsaft (Sie bekommen ihn in der Apotheke) ausweichen.

Anwendung: Kurmäßig über einen Zeitraum von mindestens sechs Wochen (besser sind acht Wochen) 2mal täglich jeweils 1 bis 1 1/2 Eßlöffel Löwenzahn-Saft einnehmen.

Brennessel-Tee

Die Brennessel zählt ebenfalls zu den wirksamen Stoffwechselmitteln, deren Anwendung bei Rheuma und Gicht sinnvoll ist. In letzter Zeit ist diese Heilpflanze zu einer Art »Modedroge« geworden; kaum ein Kümmernis des Alltags, gegen das nicht Brennessel-Tee oder Brennessel-Saft als Mittel der Wahl angepriesen wird.

Mit gutem Gewissen, weil wirksam, kann ich Brennessel-Tee bei gutartigen Prostatabeschwerden und rheumatischen Erkrankungen empfehlen. Vor allem bei Gicht ist er sehr hilfreich, denn die Brennessel schwemmt vermehrt Harnsäure aus dem Organismus aus. Auch bei Muskelrheumatismus hilft eine Kur mit Brennessel-Tee.

Zubereitung: 2 gehäufte Teelöffel Brennesselkraut (besser allerdings die Blätter allein) mit 1/4 Liter siedendem Wasser übergießen, 5 bis 10 Minuten lang ausziehen, danach abseihen.

Anwendung: Kurmäßig über einen Zeitraum von drei bis vier Wochen 3 Tassen Tee pro Tag zwischen den Mahlzeiten trinken (→ Seite 153).

Bitte beachten Sie

Es kann, wenn auch selten, vorkommen, daß nach dem Genuß von Brennessel-Tee Allergien auftreten, die sich als Ödeme, Hautreizungen, Harnverhaltungen oder Magenreizungen bemerkbar machen. Bei allergischen Erscheinungen dieser Art ist die Tee-Kur sofort abzubrechen; in der Regel verschwinden die Beschwerden dadurch sofort. Sicherheitshalber sollten Sie jedoch Ihren Arzt konsultieren (→ Seite 153).

Brennessel-Rute

Wenn man von der Brennessel spricht, muß auch die Anwendung der altbewährten Brennessel-Rute erwähnt werden, eine »Roßkur« zwar, die jedoch bei Ischias, Hexenschuß (Lumbago) und Muskelrheuma wirksam ist. Diese Anwendung war lange Zeit vergessen, wurde aber wiederentdeckt. Da auch der Heilpflanzen-Fachmann Professor Dr. med. Rudolf Fritz Weiß sie in seinem Lehrbuch der Phytotherapie lobend erwähnt, glaubt man wieder der alten Volkserfahrung und probiert sie aus.

Anwendung: Mit einer aus Brennesselkraut gebundenen Rute die schmerzenden Körperstellen schlagen. Diese Prozedur muß an drei aufeinanderfolgenden Tagen vorgenommen werden. Danach ist eine Pause von ebenfalls drei Tagen einzuhalten, um eine Sensibilisierung, also ein dauerhaftes, zu starkes Brennen auf der Haut, zu verhindern. Wichtig ist, so schreibt Professor Weiß, daß nach dem Schlagen mit der Rute für den Rest des Anwendungstages kein kaltes Wasser an die behandelte Haut gebracht wird, weil das wohlige Wärmegefühl sonst in ein unangenehmes Brennen umschlägt.

Birkenblätter-Tee, Birkensaft

Die Birke ist die dritte Heilpflanze, mit der man bei Rheuma, vor allem aber bei Gicht durch Langzeitbehandlung Schmerzlinderung erreichen kann. Die Wirkung ist noch nicht genau zu erklären; man vermutet, daß die Inhaltsstoffe dieser Heilpflanze die Ausscheidung von Harnsäure positiv beeinflussen. Verwendet werden Birkenblätter-

Tee und Birkensaft (erhältlich in der Apotheke).
Zubereitung → Seite 13
Anwendung: Kurmäßig über einen Zeitraum von mindestens vier Wochen 2 bis 3 Tassen Birkenblätter-Tee täglich zwischen den Mahlzeiten trinken.
Birkensaft: Kurmäßig über einen Zeitraum von mindestens vier Wochen 2- bis 3mal täglich einen Teelöffel Saft einnehmen (→ Seite 149).

Die Wacholderbeer-Kur

Im Zusammenhang mit Wacholderbeeren fällt es mir sehr schwer, den richtigen Rat zu geben. Einerseits bin ich überzeugt davon, daß Wacholderbeeren wirksam sind, andererseits muß ich die Risiken einer Wacholderbeer-Kur aufzeigen, denn die Nebenwirkungen, die dabei auftreten können, sind beachtlich. Sicherlich treten sie nur dann auf, wenn erheblich überdosiert oder wenn die Wacholderbeer-Kur über einen zu langen Zeitraum durchgeführt wird.

> **Bitte beachten Sie**
> Bei vorgeschädigter Niere, also wenn irgendwann einmal Nierenerkrankungen bestanden haben, und während der Schwangerschaft dürfen Wacholderbeeren weder als Tee noch als Beeren-Kur verwendet werden!
> Magenempfindliche Menschen sollten wegen der Gefahr der Magenschleimhautreizung auf die Anwendung von Wacholderbeeren verzichten.
> Eine Kur mit Wacholder-Tee (so drückt sich auch das Bundesgesundheitsamt in seinen Empfehlungen aus) sollte ohne Rücksprache mit dem Arzt niemals länger als vier Wochen dauern. Bei länger dauernder Anwendung oder bei Überdosierung können Nierenschäden auftreten, die sich bemerkbar machen durch Schmerzen in der Nierengegend mit erhöhtem Harndrang, Schmerzen beim Wasserlassen sowie durch Ausscheiden von Blut und Eiweiß mit dem Urin.
> Die in der Volksmedizin immer wieder empfohlene Wacholderbeer-Kur mit ansteigender bis sehr hoher, danach absteigender Tagesdosis darf ohne Zustimmung des Arztes nicht durchgeführt werden.

Vertretbar und auch von den Ärzten der Naturheilkunde angeraten ist folgende Version einer Wacholderbeer-Kur, die zweimal jährlich durchzuführen ist und jeweils 24 Tage dauert. Somit liegt ihre Dauer innerhalb der Grenze des Anwendungszeitraumes, den das Bundesgesundheitsamt auf vier Wochen festgelegt hat.
Anwendung: Am ersten Tag vier Beeren einnehmen – auf einmal oder über den Tag verteilt (zu Anfang der Kur ist beides möglich). Vom zweiten Tag an täglich jeweils eine Beere mehr einnehmen als am Vortag, bis die Tagesdosis 15 Beeren beträgt. Je mehr Beeren pro Tag genommen werden, desto wichtiger ist die Aufteilung. Ich halte 3 bis 4 Einnahmen täglich für angezeigt. Ist man bei der Tagesdosis von 15 Beeren angekommen, wird die Menge jeweils um 1 Beere pro Tag reduziert, bis man schließlich wieder bei der Anfangsdosis von 4 Beeren angelangt ist.

Holunderblüten und Lindenblüten

In der Volksmedizin haben beide Heilpflanzen ihren festen Platz. Sagen und Aberglauben ranken sich um diese Bäume; der Hollerbusch galt einst als Sitz der Frau Holle, der Beschützerin von Haus und Hof, aus dem Holz der Linde wurden sakrale Kunstwerke geschnitzt, der Lindenbaum spielte als Dorfbaum eine wichtige Rolle im Leben unserer Vorfahren. So ist es nur natürlich, daß man diesen beiden Heilpflanzen eine besondere Heilkraft zuschrieb. Vieles davon ist sicherlich übertrieben, doch als leicht schweißtreibende, stoffwechselaktivierende Mittel können sowohl die Holunderblüten als auch die Lindenblüten einzeln oder in Tee-Mischungen zur Behandlung von Rheuma und Gicht empfohlen werden.

Tee-Mischungen

Diese beiden Heilpflanzen spielen in der Volksmedizin bei der Behandlung von Rheuma und Gicht vor allem zur Schmerzlinderung eine besondere Rolle. Über die Nützlichkeit ist bis heute viel diskutiert worden, denn es läßt sich aufgrund der bekannten Inhaltsstoffe keine plausible Begründung für die Wirkung finden; dennoch ist sie vorhanden. Tausende haben durch Holunderblüten-Tee oder Lindenblüten-Tee Schmerzlinderung bei Rheuma und Gicht erfahren.

Zubereitung: Sowohl der Lindenblüten-Tee als auch der Holunderblüten-Tee werden als Aufguß zubereitet. 2 Teelöffel Droge mit 1/4 Liter siedendem Wasser übergießen, 10 Minuten lang ausziehen, danach abseihen.
Diese Zubereitung gilt auch für Rheuma-Tees, die neben diesen beiden Drogen andere Heilpflanzen enthalten.
Anwendung: Kurmäßig über drei bis vier Wochen täglich 2 bis 3 Tassen Tee trinken – um Schweißausbrüche zu vermeiden, langsam und schluckweise sowie mäßig warm.

Weitere Heilpflanzen als Hilfe bei Rheuma und Gicht

Auf der Suche nach weiteren Heilpflanzen für Rheuma-Tees habe ich für Sie einige aufgespürt, die sich sowohl in Tee-Mischungen als auch als Einzeltee bewährt haben.
Geißfuß = Giersch (Aegopodium podagraria), ein häufiges Gartenunkraut, wirkt als Tee schmerzlindernd bei Gicht und soll auch als Salat in der Diät für Gichtpatienten eine wichtige Rolle spielen.
Das Wilde Stiefmütterchen (Viola tricolor) und der Augentrost (Euphrasia rostkoviana) werden ebenfalls den Antidyskratika zugerechnet, also jenen Heilpflanzen, die das fehlerhafte »Säftegefüge« positiv verändern können. Beide Heilpflanzen werden bei Rheuma und Gicht vor allem in Tee-Mischungen verwendet, zusammen mit Sandsegge (Carex arenaria), Bohnenschalen (Phaseoli pericarpium), Vogelmiere (Stellaria media), Bingelkraut (Mercurialis annua), Goldrute (Solidago virgaurea) oder Ackerschachtelhalm (Equisetum arvense).

Linderung rheumatischer Schmerzen

● **Tee-Kur**
Zwei andere Heilpflanzen, die Weide (Salix) und die Spierstaude (Filipendula) – sie enthalten Salicylverbindungen –, sind zur Linderung rheumatischer Schmerzen ebenfalls in vielen Fällen hilfreich. Sie sollten in Form einer Tee-Kur angewendet werden.
Zubereitung → Seite 13.
Anwendung: Kurmäßig über einen Zeitraum von drei bis vier Wochen 2 bis 3 Tassen Tee pro Tag trinken. Nach einer Woche jeweils eine Pause von zwei bis drei Tagen einlegen, danach mit der Tee-Kur fortfahren.

● **Tee-Mischungen**
Leider ist keines der vielen nützlichen Heilkräuter in der Lage, chronisches Rheuma zu heilen. Auch welchem von ihnen bei der Therapie der Vorzug zu geben ist, kann nicht vorgeschrieben werden. Deshalb werden bei der Rheuma-Behandlung meist Tee-Mischungen eingesetzt.
Im folgenden möchte ich Ihnen einige Rheuma-Tee-Mischungen nennen, die vielfach erprobt sind und von vielen Rheumatikern getrunken werden. Sie müssen ausprobieren, welche Mischung Sie vertragen beziehungsweise welche Mischung Ihnen hilft.

Tee-Mischung 1
Holunderblüten 10,0
Ackerschachtelhalm 10,0
Brennesselblätter 10,0
Löwenzahnwurzel
 (mit Kraut) 10,0
Birkenblätter 10,0

Tee-Mischung 2
Weidenrinde 10,0
Birkenblätter 10,0
Lindenblüten 10,0
Augentrostkraut 10,0
Wildes Stiefmütterchen-
 kraut 10,0
Löwenzahnwurzeln
 (mit Kraut) 10,0

Hilfe durch Heilpflanzen

Tee-Mischung 3
Klettenwurzeln	10,0
Spierstaudenkraut	10,0
Sandseggenwurzelstock	10,0
Bohnenhülsen	10,0

Tee-Mischung 4
Goldrutenkraut	10,0
Birkenblätter	10,0
Weidenrinde	10,0
Ackerschachtelhalm	10,0
Spierstaudenkraut	10,0
Holunderblüten	10,0

Tee-Mischung 5
Holunderblüten	10,0
Wacholderbeeren (zerstoßen)	10,0
Brennesselblätter	10,0
Birkenblätter	10,0
Löwenzahnwurzeln (mit Kraut)	10,0

Zubereitung: 2 gehäufte Teelöffel der jeweiligen Mischung mit 1/4 Liter kaltem Wasser übergießen, langsam zum Sieden erhitzen, etwa 5 Minuten lang ausziehen, danach abseihen.
Anwendung: Kurmäßig über einen Zeitraum von vier bis sechs Wochen 2 bis 3 Tassen Tee täglich trinken.

Bitte beachten Sie
Sollten wider Erwarten Magen- und Darmstörungen auftreten, ist die Kur sofort abzubrechen. Sie können dann eine andere Tee-Mischung versuchen. Sprechen Sie vorher mit Ihrem Arzt.

Anregung der Harnsäure-Ausscheidung

● **Tee-Mischungen**
Nachfolgend stelle ich Ihnen einige Tee-Mischungen vor, die sich bei Gicht bewährt haben.
Zur Anregung der Harnsäure-Ausscheidung und zur Schmerzlinderung, überdies als Diätetikum:

Tee-Mischung 1
Geißfußblätter	10,0
Holunderblüten	10,0
Lindenblüten	10,0
Löwenzahnwurzeln (mit Kraut)	10,0

Tee-Mischung 2
Schlehenblüten	10,0
Wildes Stiefmütterchenkraut	10,0
Holunderblüten	10,0
Faulbaumrinde	5,0

Tee-Mischung 3
Rhabarberwurzeln	10,0
Sennesschoten	10,0
Holunderblüten	10,0
Pfefferminzblätter	5,0
Hagebuttenfrüchte	5,0

Zubereitung: 2 gestrichene Teelöffel der jeweiligen Mischung mit 1/4 Liter siedendem Wasser übergießen, 5 bis 10 Minuten lang ausziehen, danach abseihen.
Anwendung: Kurmäßig über einen Zeitraum von vier Wochen 2 bis 3 Tassen Tee täglich trinken.

Bitte beachten Sie
Die Tee-Mischungen 2 und 3 enthalten abführend wirkende Heilpflanzen. Sollte die abführende Wirkung zu stark in Erscheinung treten, der Stuhl dünn, statt breiig sein, ist die Kur abzubrechen.
Nicht anwenden bei Darmverschluß.

Verdauungsbeschwerden

● **Tee-Mischungen**
Tees für Gichtpatienten mit gestörter Leber- und Gallefunktion, also mit Verdauungsbeschwerden (Fettunverträglichkeit) oder Verstopfung:

Tee-Mischung 1

Löwenzahnwurzeln (mit Kraut)	20,0
Tausendgüldenkraut	10,0
Mariendistelfrüchte (zerstoßen)	10,0
Pfefferminzblätter	10,0
Schöllkrautwurzeln	5,0

Tee-Mischung 2

Pfefferminzblätter	10,0
Löwenzahnwurzeln (mit Kraut)	10,0
Wermutkraut	5,0
Liebstöckelwurzeln	5,0
Himbeerblätter	30,0

Zubereitung: 1 bis 2 gehäufte Teelöffel der jeweiligen Mischung mit 1/4 Liter siedendem Wasser übergießen, 5 Minuten lang ausziehen, danach abseihen.
Anwendung: Kurmäßig über einen Zeitraum von drei bis vier Wochen 2 bis 3 Tassen Tee täglich trinken.
Nicht anwenden bei Darmverschluß.

Ein Rheuma- und Gicht-Tee für die Hausapotheke

Es ist nicht jedermanns Sache, sich durch langes Ausprobieren seinen Tee zu suchen, obwohl ich sehr dazu rate, weil gerade bei Rheuma und Gicht kaum ein Tee für alle Menschen gleichermaßen wirksam ist. Es gibt jedoch eine Tee-Mischung, die ich oft mit Erfolg empfohlen habe:

Brennesselblätter	25,0
Löwenzahnwurzeln (mit Kraut)	25,0
Birkenblätter	15,0
Himbeerblätter	15,0
Weidenrinde	10,0
Hibiskusblüten	5,0

Zubereitung → Seite 13
Anwendung: Kurmäßig über einen Zeitraum von mindestens drei bis vier Wochen 2 bis 3 Tassen Tee täglich trinken.

Vorbeugen und lindern

Der Gicht, so meine ich, kann man sicherlich vorbeugen, denn als »Wohlstandskrankheit« tritt sie vor allem dann auf, wenn zu fett, zu reichlich und zu unausgewogen gegessen wird. Es ist hier nicht der Ort, eine detaillierte Gicht-Diät vorzustellen, doch möchte ich Ihnen einige Regeln nennen, die es bei der Ernährung zu beachten gilt. Da Hirn, Nieren, Ölsardinen, Schokolade, Blumenkohl, Spargel und Fleisch aufgrund ihrer Inhaltsstoffe (Purine) der Gicht förderlich sind, sollten Sie diese Lebensmittel weglassen. Auch Spinat, Hülsenfrüchte, Pfirsiche, Weintrauben und Aprikosen sind zu meiden; Alkohol ist oft der Auslöser des ersten Gichtanfalles.
Wer an Gicht leidet, muß zeitlebens darauf bedacht sein, nichts zu essen, was die Bildung von Harnsäure fördert und deren Ausscheidung negativ beeinflußt. Hilfe bei der Auswahl der richtigen Lebensmittel finden Sie in Ernährungs-Ratgebern und Lebensmittel-Tabellen, die Ihnen unter »Bücher, die weiterhelfen«, Seite 219, vorgestellt werden.

Bewährte Hausmittel

Wie ist nun mit Hilfe von Heilpflanzen der Gicht oder rheumatischen Störungen vorzubeugen? Hier kann ich nur anbieten, was in der Volksmedizin immer wieder eingesetzt wird. Für die Wirkung der empfohlenen Hausmittel kann ich mich nicht verbürgen. Diese Anwendungen finden sich jedoch in allen Hausmittelbüchern älteren Datums, und das sicher, weil sie als hilfreich erkannt worden sind. Hier einige Kostproben:

● **Preßsaft aus Vogelbeeren**
Der Preßsaft aus Vogelbeeren (Sorbus aucuparia), mit Honig gesüßt, gilt als Vorbeugemittel gegen Rheuma.
Man soll kurmäßig über einen Zeitraum von vier bis sechs Wochen über den Tag verteilt 1/8 Liter frisch gepreßten und dann abgekochten Saft trinken, in den man 1 Eßlöffel Honig gibt.

Vorbeugen und lindern

- **Obstessig mit Honig**

Obstessig mit Honig wird ebenfalls empfohlen. Man soll 1/8 Liter Wasser mit 1 Teelöffel Obstessig und 1 Teelöffel Bienenhonig mischen und diese Mischung vor dem Frühstück trinken.
Hinweis: Diabetiker dürfen diese beiden Hausmittel nicht anwenden, da sie Honig enthalten.

- **Schlüsselblumenwurzel-Tee**

Auch der Tee aus Schlüsselblumenwurzeln gilt als Vorbeugemittel gegen rheumatische Störungen für jene Menschen, die in ihrer Familie Rheumakranke haben, für Menschen also, bei denen eine erbliche Komponente vermutet werden kann.
Zubereitung: 2 gestrichene Teelöffel geschnittener Schlüsselblumenwurzeln mit 1/4 Liter siedendem Wasser übergießen, 15 Minuten lang ausziehen, danach abseihen.
Anwendung: Zweimal im Jahr kurmäßig über drei bis sechs Wochen 1 bis 2 Tassen Tee täglich, möglichst warm trinken.

> **Bitte beachten Sie**
> Da die Schlüsselblumenwurzeln viel Saponine enthalten, sind Magen- und Darmreizungen nicht auszuschließen. Sollten sich Magenschmerzen, Brechreiz oder Durchfälle einstellen, ist die Kur abzubrechen.

Kräuterbäder

Bei kaum einem anderen Leiden kann man mit Bädern eine so eindrucksvolle Schmerzlinderung erfahren wie bei Rheuma und Gicht; das lehrt die Erfahrung. Ich empfehle vor allem Heublumen-, Rosmarin-, Schachtelhalm- und Sumpfporst-Bäder, versuchsweise auch das Wacholderbeer-Bad, das Lavendel-Bad und das Schafgarben-Bad. Die Mengenangaben gelten für ein Vollbad.
So bereiten Sie die Kräuterbäder zu:

- **Heublumen-Bad**

300 bis 500 Gramm Heublumen mit 5 Liter Wasser übergießen, zum Sieden erhitzen und etwa 15 Minuten lang auskochen, danach abseihen. Den Extrakt dem Badewasser zugeben.
Badetemperatur 35 bis 38 °C, Badedauer 15 Minuten. Nach dem Bad ruhen.

- **Rosmarin-Bad**

50 bis 60 Gramm Rosmarinblätter mit 1 Liter Wasser übergießen, langsam zum Sieden erhitzen, 10 bis 15 Minuten lang ausziehen, danach abseihen. Den Extrakt dem Badewasser zugeben.
Badetemperatur 35 bis 38 °C, Badedauer 10 bis 15 Minuten. Nach dem Bad ruhen.

- **Schachtelhalm-Bad**

100 Gramm Schachtelhalmkraut ungefähr 1 Stunde lang in 2 Liter heißem Wasser einweichen, dann das Ganze kurz aufkochen und abseihen. Den Extrakt dem Badewasser zugeben.
Badetemperatur 37 bis 38 °C, Badedauer 15 Minuten. Nach dem Bad ruhen.

- **Sumpfporst-Bad**

100 Gramm Sumpfporstblätter mit 3 Liter siedendem Wasser übergießen, 1/2 Stunde lang ausziehen, danach abseihen. Den Extrakt dem Badewasser zugeben.
Badetemperatur 37 °C, Badedauer 10 bis 15 Minuten. Nach dem Bad ruhen.

- **Wacholderbeer-Bad**

100 Gramm zerstoßene Wacholderbeeren mit 3 Liter siedendem Wasser übergießen, 1/2 Stunde lang ausziehen, danach abseihen. Den Extrakt dem Badewasser zugeben.
Badetemperatur 38 °C, Badedauer 10 Minuten. Nach dem Bad ruhen.

- **Lavendel-Bad**

50 bis 60 Gramm Lavendelblüten mit 1 Liter Wasser übergießen, zum Sieden erhitzen, 10 Minuten lang ausziehen, danach abseihen. Den Extrakt dem Badewasser zugeben.
Badetemperatur 36 bis 38 °C, Badedauer 15 Minuten. Nach dem Bad ruhen.

- **Schafgarben-Bad**

200 Gramm Schafgarbenkraut mit 2 Liter Wasser übergießen, 10 Minuten lang auskochen, danach abseihen. Den Extrakt dem Badewasser zugeben.
Badetemperatur 37 °C, Badedauer 15 Minuten. Nach dem Bad ruhen.

Sie können sich auch fertige Bade-Extrakte in der Apotheke kaufen. Bitte beachten Sie dann die beigegebene Gebrauchsanweisung.

Bitte beachten Sie:
Medizinische Bäder können Herz und Kreislauf belasten. Bitte fragen Sie Ihren Arzt, ob er Ihnen zu diesen Bädern rät.

Heublumen-Auflage

Die heiße Heublumen-Auflage hat sich ebenfalls bei Rheuma als durchblutungsfördernd und somit schmerzlindernd bewährt, vor allem bei Muskelrheuma. Bitte halten Sie sich sorgfältig an die Anleitung; diese Anwendung wirkt nur optimal, wenn sie richtig gemacht wird.
Zubereitung → Seite 46
Anwendung: Die Heublumen-Auflage bleibt 20 Minuten liegen, außer sie ist schon früher so weit abgekühlt, daß Sie keine Wärme mehr spüren.
Im Handel (Apotheke, Drogerie, Reformhaus) gibt es bereits vorbereitete Heublumen-Auflagen, die eine genaue Gebrauchsanweisung enthalten.

Einreibungen

Auf Einreibungen können Rheuma- und Gichtpatienten ebenso wenig verzichten wie auf Bäder, bessert sich dadurch doch die Beweglichkeit der Muskeln und der Gelenke. Auch die Schmerzen werden gelindert. Von den Salben, Ölen oder Lotionen aus Heilpflanzen, die im Handel angeboten werden, empfehle ich das Johanniskraut-Öl zur Einreibung bei Muskelrheuma und für die schmerzstillende Auflage bei Gicht, sowie Arnika-Salbe und Ringelblumen-Salbe. Auch andere Salben aus pflanzlichen Harzen oder ätherischen Ölen können bei Rheuma und Gicht helfen. Es ist kaum ratsam, sich diese Salben selbst herzustellen, denn man bekommt sie in bester Qualität in der Apotheke.
Hinweisen möchte ich auch auf drei flüssige Einreibungen, die, weil sie durchblutungsfördernd und schmerzstillend wirken, früher sehr beliebt waren, später aber in Vergessenheit geraten sind: Kampferspiritus (= Kampfergeist), Ameisenspiritus und Senfspiritus. Auch diese Einreibungen bekommen Sie in Ihrer Apotheke. Halten Sie sich bitte an die beigefügten Anwendungsvorschriften.

Rheuma-Tees

Vor 25 Jahren etwa tauchte bei uns auf dem Markt eine Heilpflanze aus Afrika auf, die großes Aufsehen erregte, weil sie, wie das oft der Fall ist, als Wundermittel gegen Arthrosen (Abnutzung der Gelenke) und Arthritis (Entzündungen in Gelenken, Gelenkrheuma) angepriesen wurde. Durch den hohen Preis, den man dafür zahlen mußte, wurde das »Wunderbare« noch unterstrichen. Es handelt sich um die Teufelskralle (Harpagophytum procumbens) aus der botanischen Familie der Pedaliaceae (→ Seite 208), eine auch optisch sehr eindrucksvolle Pflanze, deren Speicherwurzeln die Teedroge Harpagophyti radix (= Radix oder Tubera Harpagophyti) liefern.
Leider wird diese Afrikanische Teufelskralle, wie man sie zutreffender nennen sollte, häufig mit unseren Teufelskrallen-(Phyteuma-)Arten verwechselt. Wenn in Zeitschriften über die Afrikanische Teufelskralle berichtet wird, findet sich daneben oft eine falsche Abbildung.

● **Teufelskrallen-Tee**
Während die Teufelskralle unserer Breiten arzneilich nicht genutzt wird, hat sich der Teufelskrallen-Tee (Apotheke) aus der Afrikanischen Teufelskralle in der Tat bei der Behandlung rheumatischer Beschwerden bewährt, vor allem bei chronischer Arthritis.

Zubereitung: 1 gehäuften Teelöffel feinzerschnittener Teufelskrallenwurzeln mit 300 Milliliter siedendem Wasser übergießen und 6 bis 8 Stunden beiseite stellen. Den Teeansatz gelegentlich umrühren. Nach dem Abseihen den Tee noch einmal kurz zum Sieden erhitzen und auf Trinktemperatur abkühlen lassen. Da der Tee über den Tag verteilt getrunken werden soll, empfehle ich, ihn noch heiß in eine Wärmekanne zu geben, der man ihn bei Bedarf entnehmen kann.
Anwendung: Kurmäßig über einen Zeitraum von drei bis sechs Wochen täglich 1/4 Liter Tee mäßig warm über den Tag verteilt trinken.

Bitte erwarten Sie von diesem Tee nicht zuviel; er ist kein Wundermittel. Da es aber gegen rheumatische Beschwerden nur wenig brauchbare Mittel gibt, bereichert er die Auswahl der wirksamen

Heilpflanzen. Ein Versuch lohnt sich in jedem Fall. Es gibt auch Einspritzungen, die aus der Teufelskralle hergestellt werden. Hiermit kann der Arzt die Tee-Therapie unterstützen.

Neben der schmerzlindernden Wirkung bei Rheuma sagt man dem Teufelskrallen-Tee auch eine positive Wirkung bei Magen-, Darm-, Gallen- und Leberleiden nach, die fast allen bitteren Drogen zu eigen ist. Es wird auch davon gesprochen, daß der Tee erhöhten Cholesterin- und Blutfettgehalt zu senken vermag.

- **Bitterstoffhaltige Tee-Mischungen**

Im Zusammenhang mit der Erforschung der Afrikanischen Teufelskralle, deren Bitterstoffe als Wirkstoff angesehen werden, tauchte die Frage auf, ob man wohl allen bitterstoffhaltigen Heilpflanzen eine antirheumatische Wirkung zuschreiben könne. Darüber ist man sich zwar bis heute nicht einig, doch es mehren sich die Stimmen, die einen Zusammenhang zwischen Heilpflanzen-Bitterstoffen und Rheumawirksamkeit sehen.

Eine Tee-Mischung aus bitteren beziehungsweise bitter-aromatischen Drogen stelle ich Ihnen zum Ausprobieren vor:

Tee-Mischung 1
Enzianwurzel	20,0
Tausendgüldenkraut	20,0
Beifußkraut	10,0
Pomeranzenschalen	10,0

Zubereitung: 2 gestrichene Teelöffel dieser Mischung mit 1/4 Liter lauwarmem Wasser übergießen, etwa 1/2 Stunde lang ausziehen, danach abseihen.
Anwendung: Kurmäßig über einen Zeitraum von mindestens drei Wochen 2 bis 3 Tassen Tee täglich trinken.

Wenn Ihnen dieser Tee zu bitter schmeckt, können Sie ihn durch Beigabe von Heilpflanzen mit Fruchtsäuren im Geschmack etwas mildern. Geeignete Zusätze sind Hibiskusblüten und Hagebuttenfrüchte.

Tee-Mischung 2
Enzianwurzeln	20,0
Tausendgüldenkraut	20,0
Beifußkraut	10,0
Pomeranzenschalen	10,0
Malvenblüten	10,0
Hibiskusblüten	10,0
Hagebuttenfrüchte (mit Samen)	10,0

Zubereitung: 2 gehäufte Teelöffel dieser Mischung mit 1/4 Liter siedendem Wasser übergießen, 5 bis 10 Minuten lang ausziehen, danach abseihen.
Anwendung: Kurmäßig über einen Zeitraum von drei bis vier Wochen 2 bis 3 Tassen Tee täglich trinken.

Auch ein bewährtes Tee-Rezept gegen Rheuma aus einem alten Apothekenjournal möchte ich Ihnen vorstellen. Aufgezeichnet wurde es vor etwa 120 Jahren.

Tee-Mischung 3
Liebstöckelwurzeln	50,0
Angelikawurzeln	50,0
Weidenrinde	100,0
Pfefferminzblätter	100,0
Schwarze Johannisbeerblätter	100,0
Holunderblüten	200,0
Faulbaumrinde	100,0

Zubereitung → Seite 13
Anwendung: 2 Tassen Tee täglich trinken.

> **Bitte beachten Sie**
> Eine Abführdroge, in diesem Fall ist es die Faulbaumrinde, durfte früher in keinem Rheuma-Tee fehlen. Ich halte es für besser, diesen Bestandteil durch 100 Gramm Hagebutten mit Samen (Kernen) zu ersetzen. An der Zubereitung und der Anwendung ändert sich dadurch nichts.
> Bei Magen- und Darmgeschwüren sind bittere Tees (Tee-Mischungen 1 bis 3) zu meiden.

Rheuma und Gicht

Blutreinigungs-Kuren

Kuren zur »Blutreinigung«, nach wie vor allenthalben sehr beliebt, werden meist im Frühjahr, in jüngerer Zeit auch im Herbst durchgeführt, mit dem Ziel, die körpereigenen Abwehrkräfte zu mobilisieren. Mit Hilfe dieser Kuren kann auch Rheuma und Gicht vorgebeugt werden; rheumatische Beschwerden lassen sich lindern.

Im Frühjahr steht die Anregung der Ausscheidung im Vordergrund. Deshalb setzt man Tee-Mischungen und Pflanzensäfte ein zur Aktivierung der Nierentätigkeit, sowie Heilpflanzen-Zubereitungen, die als leberaktiv gelten, und gibt oft auch Abführmittel, meist in Form von Sennesblätter-Tee, Sennesschoten-(Mutterblätter-), Rhabarberwurzel- oder Faulbaumrinden-Tee.

Bis auf die längere Anwendung der Abführ-Tees, die zu Elektrolytverarmung führen, wodurch auch das Herz geschädigt werden kann, ist gegen die »Blutreinigung« nichts einzuwenden, denn sie schafft wirklich neues Wohlbehagen, vor allem dann, wenn man damit eine Einschränkung der Nahrungsaufnahme verbindet.

An Pflanzensäften werden Löwenzahn-, Brennnessel-, Schachtelhalm- und Birkenblätter-Saft bevorzugt empfohlen; auch in den meisten Tee-Mischungen zur Frühjahrskur sind Brennesseln, Birkenblätter und Löwenzahnwurzeln mit Kraut enthalten. Hauhechelwurzeln, Goldrutenkraut, Wildes Stiefmütterchenkraut, Schachtelhalmkraut, Augentrostkraut, Holunderblüten, Lindenblüten, Fenchelfrüchte, Kamillenblüten und Hagebutten als Einzeltees oder in Tee-Mischungen werden ebenfalls häufig genutzt. Sehr viele dieser Heilpflanzen sind auch in Rheuma-Tees oder in Blasen- und Nieren-Tees enthalten – eben weil mit ihnen eine Stoffwechselwirkung erzielt werden soll. Neben diesen Bestandteilen spielen auch Aroma- und Schmuckdrogen eine Rolle, denn der Frühjahrs-Tee soll nicht nur gut schmecken, sondern auch appetitlich aussehen.

Die folgenden Tee-Mischungen haben sich vor allem bei Rheuma- und Gichtpatienten bewährt.

● **Frühstücks-Kräutertee**

Ein wohlschmeckender Frühstücks-Kräutertee ohne Abführdrogen

Birkenblätter	10,0
Fenchelfrüchte (zerstoßen)	10,0
Hagebuttenfrüchte (mit Samen)	10,0
Hibiskusblüten (Rote Malve)	10,0
Kamillenblüten	10,0
Lindenblüten	10,0
Löwenzahnwurzeln (mit Kraut)	10,0
Melissenblätter	10,0
Pfefferminzblätter	10,0
Stiefmütterchenkraut	10,0

Zubereitung: 2 gehäufte Teelöffel dieser Mischung mit 1/4 Liter siedendem Wasser überbrühen, etwa 5 Minuten lang ausziehen, danach abseihen. Da meist größere Mengen benötigt werden, empfehle ich, den Tee gleich literweise zuzubereiten. Man benötigt auf 1 Liter Wasser 3 Eßlöffel dieser Tee-Mischung.
Anwendung: Kurmäßig über vier bis sechs Wochen 3 Tassen Tee täglich trinken.

● **Tee-Mischungen**

Ein Tee für Rheuma- und Gichtpatienten, die unter Stuhlträgheit leiden:

Tee-Mischung 1

Faulbaumrinde	10,0
Fenchelfrüchte (zerstoßen)	10,0
Goldrutenkraut	10,0
Hibiskusblüten	10,0
Kamillenblüten	10,0
Pfefferminzblätter	10,0
Stiefmütterchenkraut	10,0
Tausendgüldenkraut	10,0
Brennesselblätter	5,0
Sennesblätter	5,0
Ringelblumenblüten	5,0
Sandelholz (rot)	5,0

Zubereitung: 2 gehäufte Teelöffel dieser Mischung mit 1/4 Liter siedendem Wasser übergießen, 3 bis 5 Minuten lang ausziehen, danach abseihen. Süßen mit Honig ist zu empfehlen (Diabetiker nicht süßen).

Anwendung: Bei Bedarf 2 Tassen Tee täglich trinken.
Hinweis: Faulbaumrinde und Sennesblätter, in der Tee-Mischung 1 enthalten, sind stärker wirkende Abführmittel. Wenn sie in dieser Mischung auch nur mäßig hoch dosiert sind, kann es dennoch vorkommen, daß der Stuhl zu weich wird. In diesem Fall ist die Kur abzubrechen. Sie können dann die erste oder dritte Tee-Mischung wählen.

Schlankheits- oder Fasten-Tee, vor allem für übergewichtige Rheumatiker und Gichtpatienten:

Tee-Mischung 2	
Mateblätter (grün)	30,0
Hibiskusblüten (Rote Malve)	20,0
Hagebuttenfrüchte (mit Samen)	10,0
Faulbaumrinde	5,0
Birkenblätter	10,0
Brennesselblätter	10,0
Löwenzahnwurzeln (mit Kraut)	10,0

Zubereitung: 2 gehäufte Teelöffel dieser Mischung mit 1/4 Liter siedendem Wasser übergießen, 5 bis 10 Minuten lang ausziehen, danach abseihen.
Anwendung: Kurmäßig über einen Zeitraum von vier bis sechs Wochen 2 bis 3 Tassen Tee täglich trinken.

Ein Tee zur Entwässerung, vor allem bei Gicht:

Tee-Mischung 3	
Brennesselblätter	10,0
Birkenblätter	10,0
Goldrutenkraut	10,0
Löwenzahnwurzeln (mit Kraut)	10,0
Schachtelhalmkraut	10,0
Hagebuttenfrüchte (mit Samen)	10,0
Pfefferminzblätter	10,0

Zubereitung und Anwendung dieser Tee-Mischung wie für die Tee-Mischung 2 angegeben.
Hinweis: Wasserstauungen im Körper, die sich auf mangelhafte Leistung von Herz oder Nieren zurückführen lassen, dürfen ohne Rücksprache mit dem Arzt mit diesem Tee nicht behandelt werden!

Ein Tee zur Frühjahrs- und Herbstkur für jene Menschen, die ihre Abwehrkräfte aktivieren möchten, weil sie bei jedem Luftzug einen Schnupfen, mehrmals im Jahr einen grippalen Infekt bekommen und sich nach Krankheiten schwer erholen. Empfehlenswert ist dieser Tee auch für Rheuma- und Gichtpatienten zur »Blutreinigung«:

Tee-Mischung 4	
Lindenblüten	20,0
Holunderblüten	20,0
Kamillenblüten	20,0
Fenchelfrüchte (zerstoßen)	10,0
Hagebuttenfrüchte (ohne Samen)	10,0
Augentrostkraut	10,0
Pomeranzenschalen	10,0
Hibiskusblüten (Rote Malve)	5,0
Ringelblumenblüten	5,0
Lavendelblüten	5,0

Zubereitung und Anwendung dieses Tees wie für die Tee-Mischung 3 angegeben.

Alle Tee-Mischungen bekommen Sie in der Apotheke. Sie müssen sich jedoch etwas gedulden, denn die Mischungen werden für Sie meist extra zubereitet.

Homöopathische Mittel

Natürlich gibt es viele homöopathische Mittel, die bei Rheuma und Gicht helfen können. Da es aber für den Laien schwierig ist, das für ihn passende Mittel zu finden, möchte ich hier keine Homöopathika empfehlen. Wenn Sie sich für eine homöopathische Behandlung interessieren: Auf Seite 223 finden Sie »Bücher, die weiterhelfen«.

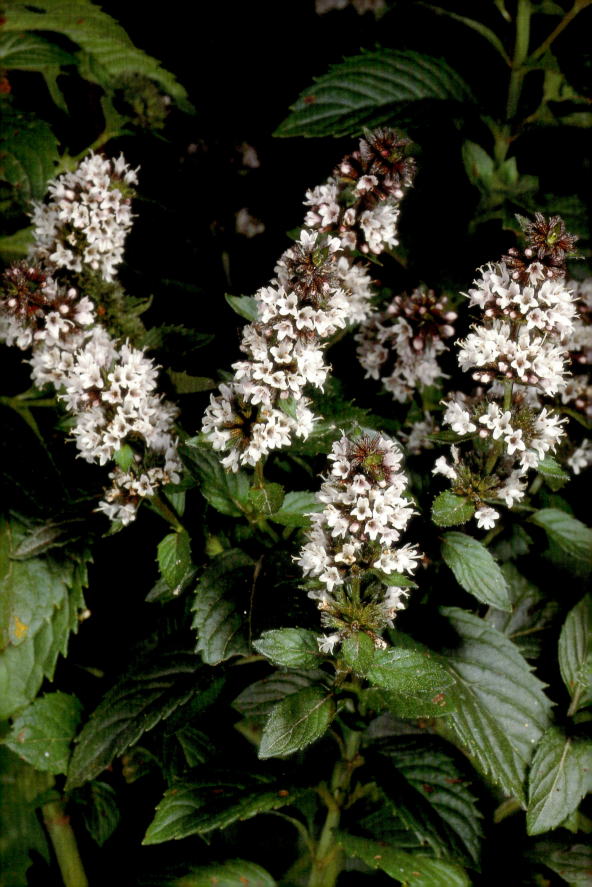

Gallen- und Leberbeschwerden

Gallen- und leberwirksame Heilpflanzen _____ 84

Symptome und ihre Behandlung _____ 84

Gallensteine 84
    Unruhige Steingalle 84
    Der Steinbildung vorbeugen 85
    Leberbeschwerden vorbeugen 86
Entzündungen von Gallenblase oder Gallenwegen 87
    Druckgefühl, brennende Schmerzen · Blähungen · Krampfartige Schmerzen
    Schmerzen nach dem Essen · Stuhlträgheit 87

← *Pfefferminze*

Gallen- und leberwirksame Heilpflanzen

Die wichtigsten Beschwerden, die von der Galle verursacht werden, sind zumeist schmerzhaft, weil es sich um Gallensteine, Galleabflußstörungen, Entzündungen der Gallenblase und der Gallenwege handelt. Die Schmerzen führen die Betroffenen dann natürlich sofort zum Arzt; das ist sehr wichtig, denn nur nach einer genauen Diagnose kann eine erfolgreiche Behandlung einsetzen.
Die ärztlichen Bemühungen kann man mit Heilpflanzen recht gut unterstützen, dabei weniger schwere Fälle auch in Selbstmedikation zu lindern oder zu beseitigen versuchen. Es gibt eine ganze Anzahl von Heilpflanzen, die hier empfehlenswert sind. Meine Favoriten sind: Pfefferminzblätter, Schafgarbenkraut, Löwenzahnwurzeln mit Kraut, Schöllkrautblätter, Erdrauchkraut, Brennnesselkraut sowie die Doldenblütler Anis, Fenchel, Kümmel und Koriander. Und natürlich sind auch Kamille, Melisse sowie das Tausendgüldenkraut und der Wermut von großem Nutzen.

> **Bitte beachten Sie**
> Die Behandlung von Lebererkrankungen mit Heilpflanzen-Tees ist schon etwas schwieriger. Ich rate daher dringend, jeden kleinsten Hinweis auf eine Erkrankung der Leber zum Anlaß zu nehmen, sofort den Arzt aufzusuchen. Folgende Anzeichen müssen Sie sehr ernst nehmen:
> ● Druckschmerzen im Leberbereich durch Dehnung der Leberkapsel.
> ● Gelbfärbung der Haut oder des weißen Teils des Auges.
> ● Weißfärbung des Stuhlgangs und kaffeebrauner Urin.
> Aber auch Juckreiz, rote Handflächen und Abgespanntheit mit Verdauungsbeschwerden können auf eine Erkrankung der Leber hinweisen. Bei Symptomen dieser Art ist sofort der Arzt zu konsultieren!

Für die Leberschutz-Therapie gibt es eine Menge guter Heilkräuter, die Sie anwenden können, wenn es Ihr Arzt erlaubt. Meine Favoriten sind die Mariendistelfrüchte, die wegen ihres Gehaltes an Silymarin zur Leberschutz-Therapie von der Wissenschaft anerkannt sind. Der Löwenzahn aktiviert die Tätigkeit der Leberzellen, Pfefferminzblätter gelten ebenfalls als »leberfreundlich«.

Symptome und ihre Behandlung

Gallensteine

Entdeckt der Arzt auf dem Röntgenbild Gallensteine, wird er dem Patienten meist vorschlagen, sie operativ entfernen zu lassen. Gallensteine sind nämlich insofern unberechenbar, als sie mitunter jahrelang »ruhig« sein, dann aber schwere Koliken auslösen können, die Gallengänge verstopfen, was zu weiteren Schäden führt.
Wenn nicht operiert werden kann oder der Patient es ablehnt, taucht natürlich die Frage auf, ob es nicht einen Tee gibt, der, vorsorglich getrunken, Gallensteinkoliken verhüten kann. Und in der Tat, zur Vorsorge haben sich die bitteren oder die bitter-aromatischen Heilpflanzen bewährt.

Unruhige Steingalle

● **Wermut-, Tausendgüldenkraut-Tee**
Menschen, die unter Gallensteinen leiden, ahnen eine Kolik meist voraus. Wenn sie dann einen heißen Wermut-Tee (*Zubereitung* → Seite 13) schluckweise trinken, beruhigt sich die Steingalle wieder; die gefürchtete Kolik bleibt aus. Auch von einem Tausendgüldenkraut-Tee (*Zubereitung* → Seite 13) kann eine derartige Wirkung erwartet werden.

● **Tee-Mischungen**
Zwei Tee-Mischungen, die ich bei einer unruhigen Steingalle für besonders wirksam halte, sind folgendermaßen zusammengesetzt:

Tee-Mischung 1
Zur Beruhigung der Steingalle:
Wermutkraut	20,0
Pfefferminzblätter	10,0
Kamillenblüten	10,0

Tee-Mischung 2
Krampflösender Tee bei Gallensteinen:
Schöllkrautwurzeln	10,0
Wermutkraut	10,0
Kümmelfrüchte (zerstoßen)	10,0
Pfefferminzblätter	10,0
Melissenblätter	10,0
Erdrauchkraut	10,0

Zubereitung → Seite 13
Anwendung: Im akuten Fall 1 Tasse Tee ungesüßt, sehr warm und schluckweise trinken. Bei andauernden krampfartigen Schmerzen und bis zur Klärung durch den Arzt 3mal täglich 1 Tasse Tee trinken.

Nicht anwenden bei Magen- und Darmgeschwüren.

Der Steinbildung vorbeugen

Wer durch eine Operation von Gallensteinen befreit wurde, möchte natürlich wissen, wie er einer Neubildung von Gallensteinen entgegenwirken kann. Es gibt auch dafür Heilpflanzen.

● **Tee-Kur mit Löwenzahn**
Es hat sich gezeigt, daß eine Tee-Kur mit Löwenzahn die Neubildung sowie die Vergrößerung von Gallensteinen verhindern kann (von Nierensteinen übrigens auch, → Seite 72). Das ist aufgrund von Erfahrungen hinreichend bewiesen, wenn auch der Wirkungsmechanismus bislang noch nicht genau erforscht wurde. Die Hoffnung, mit einer Löwenzahn-Kur vorhandene Gallensteine aufzulösen, hat sich nicht erfüllt.

Bitte beachten Sie:
Bei Darmverschluß sowie Entzündung oder Verschluß der Gallenwege darf Löwenzahn nicht verwendet werden! Halten Sie sich bei einer Löwenzahn-Tee-Kur, die Sie nur nach Rücksprache mit Ihrem Arzt durchführen sollten, sorgfältig an die Anleitungen.

Zubereitung: 8 gehäufte Teelöffel Löwenzahnwurzeln mit Kraut (Apotheke) mit 1 Liter kaltem Wasser übergießen, zum Sieden erhitzen und 1 Minute lang kochen; den Sud vom Herd nehmen, weitere 5 Minuten lang ausziehen, danach abseihen. Den Tee in eine Thermosflasche füllen.
Anwendung: Den Löwenzahn-Tee schluckweise über den Tag verteilt trinken – bitte ungesüßt! Wem 1 Liter Löwenzahn-Tee zuviel an Flüssigkeit ist, kann auch etwas weniger zu sich nehmen. Diese Kur soll im Frühjahr und im Herbst über einen Zeitraum von sechs bis acht Wochen durchgeführt werden.
Hinweis: Rheumatiker, vor allem solche, die an chronischem Gelenkrheuma leiden, werden diese Tee-Kur ebenso wohltuend empfinden (→ Seite 71).

● **Tee-Mischung**
Eine Tee-Mischung zur Steinprophylaxe, zudem als Leberschutz-Therapie und zur Stoffwechsel-Anregung:

Mariendistelfrüchte (zerstoßen)	30,0
Löwenzahnwurzeln (mit Kraut)	20,0
Brennesselblätter	20,0
Birkenblätter	10,0

Zubereitung → Seite 13
Anwendung: Wie Löwenzahn-Tee (→ Seite 72). Diese Tee-Mischung kann im Wechsel mit dem Löwenzahn-Tee getrunken werden; ein Wechsel ist alle 2 Tage anzuraten.

● **Gallentropfen**
Galletropfen sind in der Volksmedizin sehr beliebt, und manche Apotheke hat sie vorrätig, weil sie immer wieder verlangt werden. Sie bestehen meist aus Tinkturen verschiedener gallewirksamer Heilpflanzen wie Pfefferminze, Wermut, Mariendistel, Schöllkraut, Enzian und andere.
Ein probates Rezept, das Ihnen Ihr Apotheker anfertigt:

Pfefferminz-Tinktur	10,0
Mariendistel-Tinktur	10,0
Schöllkraut-Tinktur	10,0
Pomeranzen-Tinktur	10,0

Gallen- und Leberbeschwerden

Anwendung: Bei Bedarf 20 bis 30 Tropfen oder 2- bis 3mal täglich 20 Tropfen auf Zucker oder mit einem Eßlöffel Wasser einnehmen (letzteres gilt vor allem für Diabetiker).
Hinweis: Die Pomeranzen-Tinktur bei dieser Mischung dient in erster Linie der Geschmacksverbesserung.

● **Johanniskraut-Öl**
Johanniskraut-Öl, so die Volksmedizin, regt die Gallbildung an und beseitigt Galleabflußstörungen. Sie bekommen es in der Apotheke.
Anwendung: 2 bis 3 Teelöffel Öl täglich einnehmen.

● **Rettich und Rettichsaft**
Beide Anwendungen gelten in der Volksmedizin als probates Vorbeugemittel gegen Gallenbeschwerden.
Ich gebe nicht gerne Empfehlungen der Volksmedizin weiter, die schwer erklärbar sind, dies jedoch ist eine Ausnahme. Die Statistik zeigt, daß in Gegenden, in denen viel Rettich gegessen wird (gemeint ist der Bier-Rettich), weniger Gallensteinoperationen nötig werden. Zu den Zeiten, da frischer Rettich erhältlich ist, sollte man ihn täglich essen, beispielsweise als Salat, zum Butterbrot oder zu Käse. Wer den Rettich nicht mag, kann auch fertigen Rettich-Saft (Apotheke, Drogerie, Reformhaus) einnehmen: 3mal täglich 1 Eßlöffel. Gesund ist er auf jeden Fall.

Leberbeschwerden vorbeugen

An erster Stelle stehen hier die Mariendistelfrüchte. Der darin enthaltene Wirkkomplex, das Silymarin, schützt die Leber und wirkt bei der heute so verbreiteten Fettleber regenerativ, also zellerneuernd. Die Gelbsucht (Hepatitis) – sie bedarf dringend ärztlicher Behandlung –, hinterläßt oft schwere Dauerschäden, wenn der Patient nicht alles strikt meidet, was der geschwächten Leber schadet. Alkohol beispielsweise ist so lange wirklich verboten, bis die Laboruntersuchungen über einen längeren Zeitraum wieder normale Werte zeigen. Meist wird auch eine Leberdiät oder eine -schonkost verordnet. Wer durch geeignete Leber-Tees zur schnelleren Genesung beitragen möchte, sollte dies mit seinem Arzt besprechen, bei dem er sicherlich ein offenes Ohr dafür findet.

● **Tee-Mischungen**
Ich empfehle die folgenden Tee-Mischungen, in denen Löwenzahn und Mariendistel sich in ihrer Wirkung hervorragend ergänzen.

Tee-Mischung 1
Löwenzahnwurzeln (mit Kraut)	10,0
Mariendistelfrüchte (zerstoßen)	20,0

Tee-Mischung 2
Pfefferminze als dritte Heilpflanze verbessert zusätzlich den Gallefluß:
Mariendistelfrüchte (zerstoßen)	20,0
Löwenzahnwurzeln (mit Kraut)	10,0
Pfefferminzblätter	10,0

Tee-Mischung 3
Besonders geeignet bei Völlegefühl nach den Mahlzeiten:
Mariendistelfrüchte (zerstoßen)	15,0
Löwenzahnwurzeln (mit Kraut)	15,0
Pfefferminzblätter	15,0
Kümmelfrüchte (zerstoßen)	5,0

Zubereitung → Seite 13
Anwendung: Kurmäßig über einen längeren Zeitraum, zum Beispiel vier bis sechs Wochen, 2mal täglich 1 Tasse Tee trinken.

Entzündungen von Gallenblase oder Gallenwege

Die folgenden Tee-Mischungen eignen sich vorzüglich zur Unterstützung der ärztlichen Maßnahmen.

Druckgefühl, brennende Schmerzen

● **Tee-Mischung**
Wirkt einem lästigen Druckgefühl im Bereich der Gallenblase entgegen und einem mittelschweren, als brennend empfundenen Schmerz, meist begleitet von Appetitlosigkeit:

Tausendgüldenkraut	10,0
Pfefferminzblätter	10,0
Schafgarbenblüten	10,0
Kamillenblüten	10,0

Blähungen

● **Tee-Mischung**
Bei Blähungen nach den Mahlzeiten:

Kamillenblüten	10,0
Pfefferminzblätter	10,0
Kümmelfrüchte (zerstoßen)	10,0
Fenchelfrüchte (zerstoßen)	10,0
Korianderfrüchte (ganz)	5,0

Krampfartige Schmerzen

● **Tee-Mischung**
Löst krampfartige Schmerzen:

Kamillenblüten	10,0
Pfefferminzblätter	10,0
Melissenblätter	10,0
Schöllkrautwurzeln	10,0
Erdrauchkraut	10,0
Kümmelfrüchte (zerstoßen)	10,0

Schmerzen nach dem Essen

● **Tee-Mischung**
Beseitigt oder lindert Schmerzen, Druckgefühl, Blähungen, die regelmäßig nach dem Essen auftreten, wobei eine verminderte Galleausschüttung anzunehmen ist:

Pfefferminzblätter	20,0
Brennnesselblätter	20,0
Kamillenblüten	20,0
Korianderfrüchte (ganz)	10,0

Stuhlträgheit

● **Tee-Mischung**
Beseitigt Stuhlträgheit bei Gallenbeschwerden unterschiedlicher Art:

Sennesblätter	10,0
Sennesschoten	10,0
Faulbaumrinde	10,0
Melissenblätter	10,0
Johanniskraut	10,0
Fenchelfrüchte (zerstoßen)	10,0
Anisfrüchte (zerstoßen)	10,0
Kümmelfrüchte (zerstoßen)	10,0
Wermutkraut	10,0
Tausendgüldenkraut	10,0

Zubereitung aller Tee-Mischungen → Seite 13
Anwendung aller Tee-Mischungen: Entweder bei Bedarf 1 Tasse Tee am Abend oder regelmäßig 2 bis 3 Tassen Tee täglich nach dem Essen trinken. Keine der empfohlenen Tee-Mischungen darf länger als drei Wochen hintereinander getrunken werden. Nach einer Pause von einigen Wochen kann die dreiwöchige Tee-Kur wiederholt werden.

> **Bitte beachten Sie**
> Wenn keine dauerhafte Besserung eingetreten ist, muß erneut unbedingt ärztlicher Rat eingeholt werden.

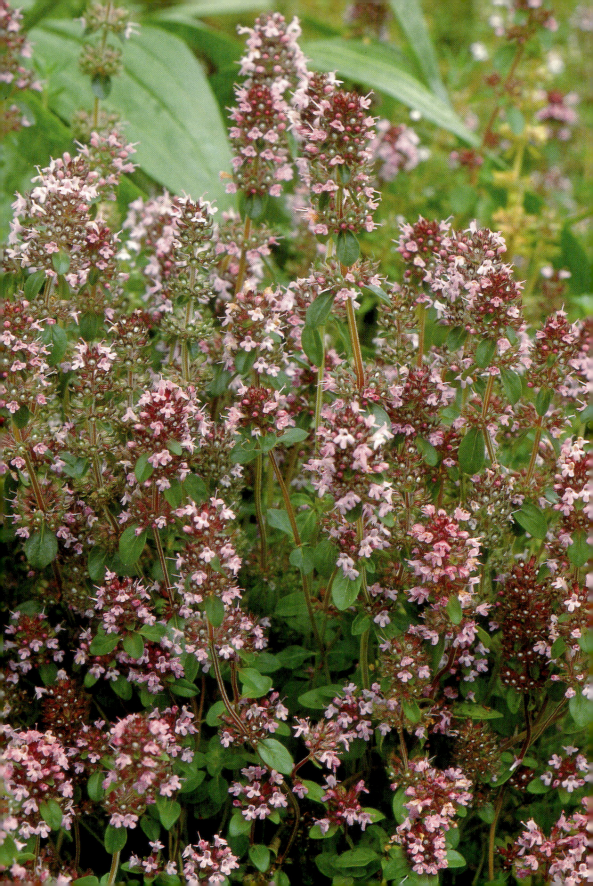

Kinderkrankheiten

Beschwerden bei Säuglingen und Kleinkindern _____ 90

Blähungen, Ernährungsstörungen 90
Durchfall und Unruhe zur Zeit des Zahnens · Säuglingsschnupfen 91
Husten 92
Keuchhusten · Masern, Windpocken, Mumps 93
Asthma · Schlafstörungen · Bettnässen 94

Beschwerden bei Kindern und Jugendlichen _____ 96

Bauchschmerzen, Erbrechen · Durchfall oder Verstopfung 96
Appetitlosigkeit bei Kindern 97
Appetitlosigkeit bei Jugendlichen · Schulschwierigkeiten, Prüfungsängste, Unruhe · Schlafstörungen, Nervosität 98
Nervosität, Aggressivität · Appetitlosigkeit, Antriebsschwäche Magenverstimmung · Appetitlosigkeit mit Blähungen, Völlegefühl 99
Unruhe · Erkältungen · Akne 100

Kleine nützliche Hinweise 101

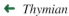
← *Thymian*

Beschwerden bei Säuglingen und Kleinkindern

Die meisten Beschwerden, unter denen Säuglinge und Kleinkinder häufig leiden, mögen von der Art her den Beschwerden von Erwachsenen gleichen. Doch Kinder sind nicht kleine Erwachsene; selbst Heilpflanzen-Anwendungen, mit denen ihre Beschwerden oft gelindert werden können, müssen besonders zubereitet und dosiert werden. Da und dort sind es ja auch für Säuglinge und Kleinkinder typische Unpäßlichkeiten, die einer speziellen Behandlung bedürfen.

Bitte beachten Sie

Ich gehe davon aus, daß Sie Ihrem Kind alle empfohlenen Vorsorgeuntersuchungen haben angedeihen lassen. Ich setze ferner voraus, daß Sie bei allen unklaren Befunden, bei hohem Fieber und bei starken Schmerzen unverzüglich ärztlichen Rat für Ihr Kind einholen. »Selbsthilfe durch Heilpflanzen« darf nicht dazu verführen, alles selbst kurieren zu wollen. Auch bei Beschwerden von Kindern stößt die Heilpflanzen-Therapie auf ihre Grenzen. Bitte beachten Sie die allgemeinen Hinweise über die »Grenzen der Selbstbehandlung« (→ Seite 15) und die besonderen Hinweise in diesem Kapitel sorgfältig.

Blähungen, Ernährungsstörungen

Stillkinder haben mit der Aufnahme und Verträglichkeit der Nahrung im allgemeinen wenig Schwierigkeiten. Ernährt sich die Mutter darüber hinaus während der Stillzeit richtig, verzichtet sie zum Beispiel auf blähende Speisen, meidet sie Genußmittel wie Alkohol, Kaffee oder Schwarztee, kann sie in der Regel so gut wie sicher sein, daß ihr Kind nicht unter Enährungsstörungen leiden muß.

● **Kümmeltee**
Hat das Baby einmal Blähungen, helfen Kümmel- und Fenchel-Tee. Diese Tees müssen nicht einmal dem Säugling eingegeben werden, es genügt oft schon, wenn die Mutter einen kräftigen Kümmel-Tee etwa 1/2 Stunde vor dem Stillen trinkt. Die Blähungen verhindernde Wirkung des Kümmels geht in die Muttermilch über.
Zubereitung: 2 Teelöffel zerstoßene Kümmelfrüchte mit 1/4 Liter siedendem Wasser übergießen, 10 Minuten lang ausziehen, danach abseihen.
Anwendung: Die Mutter trinkt etwa 1/2 Stunde vor dem Stillen 1 bis 2 Tassen Tee.

● **Fenchel-Tee**
Flaschenkinder, also nicht gestillte Kinder, werden hingegen recht häufig von Blähungen oder Völlegefühl nach der Nahrungsaufnahme geplagt, was sich meist durch Unruhe, Quengeln oder Schreien äußert. Manchmal hilft es schon, wenn die Nahrung (Milchpulver) gewechselt wird.
Hilft jedoch auch der Nahrungswechsel nichts und sind die Blähungen nach wie vor da, dann lohnt sich ein Versuch mit Fenchel-Tee.
Zubereitung: 1 Teelöffel zerdrückte Fenchelfrüchte mit 1/4 Liter siedendem Wasser übergießen, 10 Minuten lang in zugedecktem Gefäß ziehen lassen, abseihen und filtrieren (Kaffeefilter).
Anwendung: Geben Sie 50 Milliliter davon in die Babyflasche, füllen diese Menge mit abgekochtem Wasser soweit auf, wie es zum Anschütteln des Milchpulvers nötig ist. In diese Tee-Wasser-Mischung geben Sie das Milchpulver und verschütteln das Ganze gut miteinander.

● **»Windsaft«**
Die Fenchel-Tee-Zugabe in der Nahrung bringt meist rasche Linderung. Sollte dies nicht der Fall sein, Ihr Baby also nach wie vor Blähungen haben, hilft vielleicht der »Windsaft« (eine Mischung aus Honig, Fenchel- und Anis-Öl), den Sie in der Apotheke bekommen.

● **Homöopathische Mittel**
In besonders hartnäckigen Fällen, vor allem dann, wenn Ihr Baby keine Ruhe findet, hat sich auch die Homöopathie bewährt. Ich empfehle Chamomilla D6: 3mal am Tag 5 Streukügelchen mit der Flaschennahrung verabreicht. Bitte besprechen Sie diese Anwendung jedoch vorher mit Ihrem Kinderarzt.

Beschwerden bei Säuglingen und Kleinkindern

- **Majoran-Salbe**

Auch die milde Majoran-Salbe (Apotheke) kann gegen Blähungen bei Säuglingen helfen: Reiben Sie die Nabelgegend des Säuglings mit der Salbe sanft ein.

Majoran-Salbe können Sie auch selbst herstellen. *Zubereitung:* 1 Teelöffel gepulverten Majoran mit 1 Teelöffel Weingeist übergießen und das Gemisch einige Stunden stehen lassen. 1 Teelöffel frische ungesalzene Butter dazugeben und das Ganze im Wasserbad etwa 10 Minuten erwärmen. Danach das Gemisch durch ein Taschentuch oder ein Mulläppchen seihen und abkühlen lassen.

- **Fenchelhonig**

Wenn die Blähungen mit Stuhlverstopfungen verbunden sind, der Stuhlgang bröckelig und hart ist, kann man zusätzlich 1 Teelöffel eines guten Fenchelhonigs (Apotheke oder Reformhaus) in die Flaschennahrung geben: Täglich nur 1- bis 2mal – Absetzen nach Besserung der Beschwerden, um dem Säugling (durch den Honig) nicht unnötig viel Kohlenhydrate zuzuführen.

Durchfall und Unruhe zur Zeit des Zahnens

Durchfall während des Zahnens, auch »Zahnungsdurchfall« genannt, kommt bei Säuglingen häufig vor. Wenn auch darauf hingewiesen wird, daß das Zahnen selbst keine Durchfälle hervorrufen kann – Zahnen ist keine Krankheit, sondern ein natürlicher Vorgang –, lehrt die Erfahrung, daß beides häufig zusammentrifft. Vielleicht, weil in dieser Zeit die Abwehrkräfte des Kleinkindes vermindert sind, vielleicht auch, weil durch Reiben am juckenden Zahnfleisch mit den Händen oder mit unsauberen Gegenständen (Spielsachen) Gärungserreger in Magen und Darm gelangen.

- **Heidelbeeren-Tee**

Hier kann man mit einem Tee aus getrockneten Heidelbeeren rasche Besserung erzielen. *Zubereitung:* 3 gehäufte Eßlöffel getrocknete Heidelbeeren mit 1/2 Liter kaltem Wasser übergießen, zum Sieden erhitzen und etwa eine 1/4 Stunde lang auskochen. Den Tee abkühlen lassen, zunächst durch ein Tuch abseihen, anschließend durch einen Kaffeefilter filtrieren.

Anwendung: Dem kleinen Patienten – mit Zustimmung des Arztes – 5- bis 10mal täglich 1 Teelöffel von diesem Tee in die Flaschennahrung geben.

Meist sind die Durchfälle nach längstens zwei Tagen wieder verschwunden. Ist das nicht der Fall, muß der Arzt erneut konsultiert werden.

- **Kamillen-Tee**

Über ein Jahr alten Kindern kann man pro Tag auch 30 Milliliter Kamillen-Tee (*Zubereitung* → Seite 13), vermischt mit 1 Teelöffel Heidelbeer-Tee, in die Flaschennahrung geben.

> **Bitte beachten Sie**
> Durchfälle bei Säuglingen und Kleinkindern sind keineswegs harmlos. Der Arzt sollte auf alle Fälle die Ursache klären.

- **Homöopathische Mittel**

Zahnende Kinder leiden nicht nur häufig unter Durchfällen, sondern gleichzeitig auch unter quälender Unruhe. Sie wollen immer herumgetragen werden und schreien sofort, wenn man sie zum Schlafen niederlegt.

Hier bewährt sich die Kamille in homöopathischer Zubereitung. Geben Sie Ihrem kleinen Patienten von Chamomilla D4 stündlich jeweils 1 bis 2 Tropfen direkt in den Mund. Sehr bald wird er seine Unruhe verlieren und gut schlafen.

Säuglingsschnupfen

Ein Schnupfen ist vor allem bei Säuglingen und Kleinkindern unangenehm, weil durch die angeschwollenen Nasenschleimhäute die Nasenatmung gestört ist oder gar unmöglich wird. Dadurch kann die Nahrungsaufnahme sowohl beim Stillen als auch bei der Ernährung mit dem Fläschchen plötzlich zum Problem werden. Auch ist der Schlaf gestört; das Allgemeinbefinden der Kleinen verschlechtert sich zusehends. Deshalb ist Hilfe nötig. Zum Abschwellen der Nasenschleimhaut empfehle ich selbstgemachte Nasentropfen (10 Gramm Traubenzucker in 50 Milliliter warmem Kamillentee aufgelöst), Majoransalbe (linke Spalte und Seite 186), oder vom Arzt verordnete Nasentropfen – Vorsicht: chemisch hergestellte Tropfen trocknen die Nasenschleimhäute aus.

Kinderkrankheiten

- **»Inhalieren« mit Kamillen-Tee**

In solchen Fällen ist die Kamille sehr hilfreich. Man bereitet dafür einen Tee-Aufguß aus Kamillenblüten zu, der in einer Schüssel neben das Bett gestellt wird.

Zubereitung und Anwendung: 5 Eßlöffel Kamillenblüten mit 1/2 Liter siedendem Wasser übergießen, 10 Minuten zugedeckt ausziehen. Diesen Aufguß heiß in eine Schüssel gießen; die Schüssel neben das Kinderbettchen stellen. Durch die Kamillendämpfe, die ähnlich wie bei einer Inhalation eingeatmet werden, schwillt die Nasenschleimhaut ab. Oft schon über Nacht tritt Besserung ein. Es hat sich bewährt, zusätzlich mit Kamillen-Tee getränkte Tücher auf einer Leine im Kinderzimmer aufzuhängen.

- **Majoran-Salbe**

Zur Linderung empfehle ich auch die Majoran-Salbe, die Sie entweder in der Apotheke bekommen oder selbst zubereiten können (*Zubereitung* → Seite 91). Streichen Sie davon ein wenig auf den Nasenrücken oder unter die Nase auf die Oberlippe der kleinen Patienten. Mütter, die diese schonende Behandlung ausprobiert haben, sind des Lobes voll.

> **Bitte beachten Sie:**
> Bei hohem Fieber oder wenn die kleinen Patienten Ohrenschmerzen haben, was sie durch Reiben mit der Faust am Ohr kundtun, ist unverzüglich ein Arzt zu konsultieren.

Husten

- **Eibisch-Sirup**

Einen einfachen Husten, den kleinere Kinder häufiger bekommen, behandeln Sie am besten mit dem bewährten Eibisch-Sirup, den Sie unter dem Namen Sirupus Althaeae in der Apotheke bekommen. Wenn man ihn dort nicht vorrätig hat – er ist nicht lange haltbar –, kann der Sirup nach der Vorschrift des Deutschen Arzneibuches 6. Ausgabe (DAB 6) von Ihrem Apotheker schnell zubereitet werden. Sie können sich Eibisch-Sirup aber auch selbst bereiten.

Eibisch-Sirup (für 15 Portionen)
grob zerschnittene

Eibischwurzel	2,0
Weingeist	1,0
Wasser	45,0
Zucker	63,0

Zubereitung: Die Eibischwurzel auf einem Filter mit dem Weingeist und dem Wasser übergießen und 1 Stunde lang bei Zimmertemperatur in der Weise ausziehen, daß die ablaufende Flüssigkeit wiederholt auf den Filter zurückgegossen wird. In 37 Gramm der so gewonnenen Flüssigkeit bei gelinder Wärme die 63 Gramm Zucker auflösen, die Flüssigkeit kurz aufkochen. Den fertigen Sirup abkühlen lassen und in eine kleine Flasche umfüllen (im Kühlschrank aufbewahren).
Selbstverständlich kann man, um mehr Sirup herzustellen, die angegebenen Mengen auch verdoppeln oder vervielfachen.
Anwendung: 3- bis 5mal täglich, über den Tag verteilt, 1 Löffel Sirup geben.
Wichtig: Für zuckerkranke Kinder ist der Eibisch-Sirup nicht geeignet!

- **Tee-Mischungen**

Gegen Husten bei Kleinkindern hat sich auch diese Tee-Mischung bewährt:

Tee-Mischung 1

Thymiankraut	30,0
Fenchelfrüchte (zerstoßen)	20,0
Spitzwegerichblätter	20,0
Wollblumenblüten	10,0
Malvenblätter	10,0
Melissenblätter	10,0

Zubereitung → Seite 13.
Anwendung: Mehrmals täglich 1 kleine Tasse Tee trinken.

Bei trockenem Husten, der meist zu Beginn einer Erkältungskrankheit auftritt, geben Sie diesen Tee:

Tee-Mischung 2

Malvenblüten	20,0
Wollblumen	5,0
Fenchelfrüchte	5,0
Anisfrüchte	5,0

Zubereitung: 2 Teelöffel dieser Mischung mit 1/4 Liter Wasser übergießen, zum Sieden erhitzen, danach noch 5 Minuten lang ausziehen, danach abseihen.
Anwendung: 2- bis 3mal täglich 1 kleine Tasse Tee trinken, mit Honig oder braunem Kandiszucker gesüßt (Diabetiker nicht süßen).

Keuchhusten

Diese Infektionskrankheit, eine typische Kinderkrankheit, muß unbedingt vom Arzt behandelt werden. Doch der wird über probate Hilfen aus dem Reich der Heilpflanzenkunde meist recht dankbar sein.

- **Thymian-Tee**

Ein Heilkraut hat sich bei Keuchhusten besonders bewährt: der Thymian. Seine krampflösenden Eigenschaften lindern den Stickhusten und mindern die Hustenanfälle. Ob man den kleinen Patienten schon einen Thymian-Tee (*Zubereitung* → Seite 13) geben darf, und wenn ja, wieviel, kann nur der Arzt entscheiden; er wird sich dabei nach dem Alter des Kindes richten.

- **»Inhalieren« mit Thymian-Tee**

Hilfreich ist auch die »Inhalation« mit Thymian-Tee. Hierzu ist ein Tee-Aufguß zu bereiten, der heiß in eine Schüssel gegeben und neben das Kinderbett gestellt wird. Dieser heiße Thymian-Aufguß, als Dampf angewandt, eignet sich sowohl für Säuglinge als auch für Kleinkinder.
Zubereitung und Anwendung → »Inhalation und Dampfbäder«, Seite 14.

- **Thymian-Bad**

Außerdem hat sich bei kleinen Patienten auch ein Thymian-Bad bewährt, das krampflösend wirkt.
Zubereitung: → Seite 39
Anwendung: Der kleine Patient sollte etwa alle 2 Tage darin gebadet werden. Die Badetemperatur beträgt 37 °C, die Badedauer 10 Minuten.

- **Tee-Mischung**

Ebenso bewährt gegen krampfartigen Husten und Keuchhusten bei Kleinkindern hat sich die folgende Tee-Mischung – bitte jedoch mit dem behandelnden Kinderarzt vorher absprechen.

Schlüsselblumenwurzeln	10,0
Spitzwegerichblätter	10,0
Thymiankraut	10,0
Bibernellwurzeln	5,0
Fenchelfrüchte	5,0

Zubereitung: 2 Teelöffel der Mischung mit 1/4 Liter Wasser übergießen, zum Sieden erhitzen, 5 Minuten lang ausziehen, danach abseihen.
Anwendung: 2- bis 3mal täglich 1 kleine Tasse Tee trinken, mit Honig oder braunem Kandiszucker gesüßt (Diabetiker nicht süßen).

- **Homöopathische Mittel**

Auch hier möchte ich zwei pflanzliche Homöopathika empfehlen, die bei beginnenden Erkältungen und Husten, vor allem bei Keuchhusten, sehr wirksam sind. Aconitum D4 (aus dem Eisenhut gewonnen) hilft bei beginnenden fieberhaften Erkältungskrankheiten, die durch Zugluft und kalten Wind ausgelöst wurden; 5- bis 8mal täglich 2 bis 3 Tropfen davon geben. Drosera D4 (aus dem Sonnentau gewonnen) hilft bei trockenem, bellendem Husten (auch Keuchhusten); stündlich 2 Tropfen davon verabreichen. Statt der Tropfen kann man, da sie ohne Alkohol zubereitet sind, auch Streukügelchen nehmen (1 Tropfen = 1 Streukügelchen).

Masern, Windpocken, Mumps

Die gefährlichen Kinderkrankheiten, zum Beispiel Masern, Windpocken, Mumps, müssen natürlich ebenso vom Arzt behandelt werden wie alle fiebrigen Erkältungen.

- **Tee-Mischung**

Zur Unterstützung der ärztlichen Maßnahmen jedoch eignet sich die folgende Tee-Mischung besonders gut, weil sie die Genesung fördert und von fieberkranken Kindern gern getrunken wird. Auch der Arzt wird diese Hilfe begrüßen.

Hagebuttenfrüchte (mit Samen)	30,0
Lindenblüten	10,0
Melissenblätter	10,0
Kamillenblüten	10,0

Kinderkrankheiten

Zubereitung: 2 Teelöffel der Mischung mit 1/4 Liter siedendem Wasser übergießen, 15 Minuten lang ausziehen, danach abseihen und mit Honig süßen (für Diabetiker nicht süßen).
Anwendung: Mehrmals täglich 1 Tasse Tee – nur lauwarm und schluckweise – auch gegen den Durst geben.

Asthma

Ein Leiden bei Kindern, das in letzter Zeit immer häufiger auftritt und teilweise allergische Ursachen hat, ist das Asthma. Wenn bei einem Kind Atemnot oder ziehende Geräusche beim Einatmen auftreten, ist sofortige ärztliche Untersuchung und Behandlung erforderlich.

● **Tee-Mischung**
Zur Unterstützung der ärztlichen Therapie eignet sich die folgende Tee-Mischung hervorragend. Es hat sich gezeigt, daß unter der Anwendung dieses Tees die Asthmaanfälle nicht nur seltener werden, sondern auch weniger heftig verlaufen.

Holunderblüten	20,0
Malvenblüten	15,0
Fenchelfrüchte	5,0

Zubereitung: 1 gehäufter Teelöffel der Mischung mit 1/4 Liter heißem Wasser übergießen, 10 Minuten lang ausziehen, danach abseihen und mit 1 Teelöffel Honig süßen (für Diabetiker nicht süßen).
Anwendung: Morgens und abends jeweils 1 Tasse Tee trinken.

● **Homöopathische Mittel**
Bewährt hat sich hier auch die homöopathische Zubereitung aus dem schwarzen Holunder (Sambucus nigra). Sie bringt spürbare Erleichterung. Sambucus nigra D3: 20 Tropfen in 1/2 Glas Wasser geben; den kleinen Patienten während des Asthmaanfalls alle 10 bis 15 Minuten einen kleinen Schluck trinken lassen.

Bitte beachten Sie
Jede Selbstmedikation muß mit dem behandelnden Kinderarzt abgesprochen werden.

Schlafstörungen

Wenn Säuglinge und Kleinkinder nicht schlafen wollen oder nicht schlafen können, werden sie meist von Schmerzen geplagt. In der Regel sind es Verdauungsstörungen wie Blähungen oder Magendrücken, oft ist es auch ein leichter Schnupfen, der die Nasenatmung behindert, oder es ist das Zahnfleisch, das juckt und brennt, wenn die Zähne durchbrechen. Hilfe bei diesen Beschwerden finden Sie auf den Seiten 90 und 91. Führen die dort dargestellten Anwendungen nicht zum Erfolg, dann ist der Gang zum Arzt unerläßlich; nur er kann die Ursache erkennen und behandeln.

● **Homöopathische Mittel**
Unter Kleinkindern, sogar unter Säuglingen gibt es wahre Schreihälse – ich bezeichne sie als homöopathische »Chamomilla-Typen« –, kleine Tyrannen, die immerfort schlecht gelaunt sind, wenn sie nicht herumgetragen werden. Kaum hat man sie wieder hingelegt, beginnt das Geschrei von neuem. Das Zahnen ist für diese Kinder besonders problematisch, Fieber, Ohrenschmerzen oder stinkende Durchfälle sind bei ihnen recht häufig. Natürlich ist es ratsam, den Arzt zu befragen, doch die Erfahrung lehrt, daß selten ernste Erkrankungen dahinterstecken.
Hier hilft das Homöopathikum Chamomilla D6: 5 bis 10 Streukügelchen in etwas Wasser auflösen und dem Kind 5mal täglich zu trinken geben.

Bettnässen

Kinder, die das dritte Lebensjahr vollendet haben, sind meist in der Lage, den Harn kontrolliert abzusetzen. Sie sind »trocken«, wie dies von den Müttern genannt wird. Näßt das Kind im vierten Lebensjahr nachts noch ein, so liegt in der Regel eine krankhafte Störung vor.

Bitte beachten Sie
Da es sehr viele Ursachen für diese Störung gibt, ist es unbedingt erforderlich, das Kind ärztlich untersuchen zu lassen!
Stellt der Arzt fest, daß organische Krankheiten, Fehlbildungen im Nieren- und Blasenbereich vorliegen, kann das Leiden gezielt und meist auch erfolgreich behandelt werden. Wenn es sich dagegen um eine allgemeine Entwicklungsverzögerung handelt, sollte noch einige Zeit abgewartet werden; möglicherweise verschwindet diese Störung, ohne behandelt werden zu müssen.

Die meisten Kinder aber, die nach Vollendung des dritten Lebensjahres noch einnässen, sind in ihrer seelischen Entwicklung gestört und benötigen in manchen Fällen die Hilfe eines Kinderpsychologen oder eines Kinderpsychotherapeuten. Eltern sollten wissen, daß weder Ermahnungen noch Drohungen oder gar Strafen erfolgversprechende Maßnahmen sind; auch weitgehender Flüssigkeitsentzug oder nächtliches Aufwecken schadet dem Kind nur.
Mit Einfühlung und Verständnis helfen sie Ihrem Kind am besten; es braucht Liebe, die es ständig spürt! Schenken Sie Ihrem Kind Zuneigung, liebevolle Aufmerksamkeit und viel Zeit zum Schmusen. Erzählen und Vorlesen sind oft die beste Medizin, um diese seelische Störung zum Verschwinden zu bringen.
Heilpflanzen-Tees und andere Heilpflanzen-Zubereitungen können in solchen Fällen die eigenen Bemühungen unterstützen.

● **Johanniskraut-Tee**
Das Johanniskraut hat sich gut bewährt, und zwar als Tee-Kur über einen längeren Zeitraum.
Zubereitung: 1 gehäuften Teelöffel Johanniskraut mit 1 Tasse siedendem Wasser übergießen, 5 bis 10 Minuten lang ausziehen, danach abseihen.
Anwendung: Morgens und mittags 1 kleine Tasse Johanniskraut-Tee geben; er darf mit Bienenhonig gesüßt werden (für Diabetiker nicht süßen). Wenn der kleine Patient den Honig selbst in den Tee tun darf, wirkt diese Arznei noch besser.

● **Tee-Mischung**
Empfehlenswert ist auch folgende Tee-Mischung:

Johanniskraut	20,0
Melissenblätter	10,0
Orangenblüten	5,0

Zubereitung und Anwendung wie beim Johanniskraut-Tee angegeben. Auch dieser Tee darf mit Honig gesüßt werden, sofern kein Diabetes vorliegt.

● **Tee-Mischung**
Das Passionsblumenkraut hat sich in der Kinderpraxis als leichtes Sedativum und als tranquilisierender (ausgleichender) Tee bewährt; seine Anwendung empfehle ich als Begleitbehandlung bei kindlichem Einnässen. Am besten wirkt es in einer Mischung mit Johanniskraut und einer tonisierenden (stärkenden) Heilpflanze, etwa Tausendgüldenkraut oder Bitterorangen-Schalen.

Passionsblumenkraut	20,0
Johanniskraut	15,0
Bitterorangen-Schalen	10,0
Tausendgüldenkraut	5,0

Zubereitung und Anwendung wie beim Johanniskraut-Tee angegeben.

● **Kleine Hilfen**
Kleine Hilfen aus der Erfahrungsheilkunde sind vielleicht auch die folgenden beiden Methoden gegen Bettnässen:
Es hat sich gezeigt, daß das Einreiben der Oberschenkelinnenseiten mit Johanniskraut-Öl (Apotheke) die Sensibilität der Blasenschließmuskulatur erhöht und dadurch bei nächtlichem Einnässen wirksam ist.
Außerdem ist aufgefallen, daß manche Kinder nur dann einnässen, wenn sie auf dem Rücken schlafen. Gewöhnt man sie daran, sich zum Schlafen auf die Seite zu drehen, kann das eine große Hilfe sein. (Das Kind nimmt automatisch eine Seitenlage ein, wenn man die Windel hinten, an seinem Rücken verknotet).

● Homöopathische Mittel
Als homöopathisches Mittel bei Bettnässen hat sich Plantago D3, ein Heilmittel aus dem bei uns verbreiteten Breitwegerich, bewährt: 2mal täglich 3 bis 5 Tropfen geben.

Auch Avena, die homöopathische Urtinktur aus dem Hafer, wird in Hausmittelbüchern zu Recht empfohlen: Abends 10 Tropfen auf Zucker einnehmen (Diabetiker in etwas Wasser).

Beschwerden bei Kindern und Jugendlichen

Bei den Beschwerden größerer Kinder und Jugendlicher handelt es sich ebenfalls oft um ähnliche Symptome, wie sie bei Erwachsenen auftreten. Auch hier muß die Behandlung dem Alter entsprechend erfolgen.

Bauchschmerzen, Erbrechen

Bei Kindern, aber auch bei Jugendlichen, die zum Beispiel auf Kindergeburtstagen oder Festen dem Eis oder der Torte nur schwer widerstehen können, treten diese Beschwerden häufig auf.
Übelkeit, sogar Erbrechen (eine Schutzreaktion des überladenen Magens), sind die Folge von wahllosem »In-sich-hinein-Stopfen«. Manchmal treten auch krampfartige Schmerzen auf, von Kindern als »Bauchschmerzen« oder »Bauchweh« bezeichnet. Ähnliche Beschwerden stellen sich ein, wenn der Magen durch zu kalte Getränke (aus dem Kühlschrank) »geschockt« wird.

● Kamillen- oder Pfefferminz-Tee
Eine Tasse Kamillen-Tee oder Pfefferminz-Tee (*Zubereitung* → Seite 13), möglichst warm und schluckweise getrunken, hilft meist sofort. In jedem Fall sollten Sie Ihrem Kind nach 1 Stunde eine zweite und kurz vor dem Zubettgehen eine dritte Tasse Tee zu trinken geben. Der Tee beruhigt die gereizte Magenschleimhaut, stoppt Entzündungen und entspannt.

Bitte beachten Sie
Übelkeit, Erbrechen und »Bauchweh« können auch erste Anzeichen einer ernsthaften Erkrankung sein, zum Beispiel einer Blinddarmentzündung! Schalten Sie sofort den Arzt ein, wenn die Beschwerden nicht innerhalb weniger Stunden nach Einnahme des empfohlenen Tees vollständig verschwunden sind.

Durchfall oder Verstopfung

Unter chronischen Durchfällen oder chronischer Stuhlverstopfung leiden Kinder und Jugendliche im allgemeinen recht selten. Kommt es aber doch dazu, muß die Ursache vom Arzt geklärt werden, damit das Leiden ursächlich behandelt werden kann.

● Kamillen-Tee
Akute Durchfälle dagegen sind recht häufige Verdauungsbeschwerden in diesem Alter, meist aber nur von kurzer Dauer. Oft hilft hier Kamillen-Tee, um die Sache wieder ins Lot zu bringen.
Zubereitung → Seite 13
Anwendung: Bei Auftreten der Beschwerden 1 oder 2 Tassen Tee trinken.

● Tee-Mischung
Sehr bewährt als Soforthilfe ist auch dieser Tee:

Kamillenblüten	20,0
Blutwurzeln (Tormentill)	25,0
Pfefferminzblätter	10,0

Zubereitung → Seite 13
Anwendung: Bei Bedarf 1 bis 3 Tassen täglich trinken.

● Tee-Mischung
Bei akuter Verstopfung, die ebenfalls gelegentlich bei Kindern und Jugendlichen auftritt, empfehle ich folgenden Tee:

Sennesblätter	20,0
Kamillenblüten	10,0
Pfefferminzblätter	10,0
Kümmelfrüchte (zerstoßen)	10,0

Zubereitung → Seite 13

Anwendung: Bei Bedarf 1 Tasse Tee trinken. Kann nach 8 Stunden kein Stuhl abgesetzt werden, sollte eine weitere Tasse Tee getrunken werden.

Bitte beachten Sie
Sollte danach die Wirkung ausbleiben, muß der Arzt zu Rate gezogen werden.

Appetitlosigkeit bei Kindern

Für die Appetitlosigkeit bei Kindern gibt es viele Ursachen: Süßigkeiten, die zwischen den Mahlzeiten gegessen werden, ein Zuviel an süßen Limonaden, aber auch Kummer und Angst (fahnden Sie nach der Ursache!). Können diese Ursachen ausgeschlossen werden, dann liegt eine Verdauungsschwäche vor; Magen und Darm reagieren nach der Nahrungsaufnahme nicht mit ausreichender Aktivität.
Zwei Heilpflanzen bieten sich bei Appetitlosigkeit durch Verdauungsschwäche zur Therapie an: Das Tausendgüldenkraut und die Bitterorangen-Schale. Tausendgüldenkraut ist eine reine Bitterstoffpflanze, die Schalen der Bitterorangen schmecken bitter und aromatisch zugleich. Die Bitterstoffe regen die Magensaftdrüsen an, wodurch der Appetit gefördert wird.

● **Tee-Mischungen**
Ein Tee, zu gleichen Teilen aus Tausendgüldenkraut und Bitterorangen-Schalen bereitet, verhilft rasch wieder zu einem gesunden Appetit.
Zubereitung → Seite 13
Anwendung: Es genügt meist, 1/2 Stunde vor den Mahlzeiten und unmittelbar danach den Kindern einige Eßlöffel von diesem Tee zu geben. Gesüßt werden darf auf gar keinen Fall!

Bewährt hat sich auch diese Tee-Mischung bei Appetitlosigkeit:

Tee-Mischung	
Bitterorangen-Schalen	20,0
Hagebuttenfrüchte	
(mit Samen)	20,0
Pfefferminzblätter	10,0
Wermutkraut	5,0

Zubereitung: → Seite 13
Anwendung: 1/2 Stunde vor den Mahlzeiten 1 Tasse Tee trinken.

● **Preiselbeer-Mus**
Preiselbeer-Mus, das Sie in jedem Lebensmittelgeschäft kaufen können, wirkt appetitanregend. Geben Sie Ihrem Kind 3mal täglich je 1 Teelöffel Preiselbeer-Mus.
Sie werden beobachten können, daß Ihr Kind dieses Mus gerne einnimmt, solange seine Appetitlosigkeit aufgrund von Verdauungsschwäche besteht. Ist die Verdauungsschwäche behoben, hat sich also der gesunde Appetit wieder eingestellt, wird Ihr Kind dieses Mus nicht mehr einnehmen wollen. Zwingen Sie es auch nicht dazu, denn die Ablehnung ist eine gesunde Reaktion, an der Sie erkennen können, daß die Verdauungsschwäche überwunden ist.

● **Schlehen-Mus**
Auch Schlehen-Mus vermag den kindlichen Appetit anzuregen. Das gilt besonders für die »Morgenmuffel«, die nicht frühstücken können. Geben Sie Ihrem Kind noch im Bett 1 Löffel Schlehen-Mus, dann wird es das Frühstück kaum noch ablehnen, überdies wird es wieder mehr Lust zum Essen bekommen.

Appetitlosigkeit bei Jugendlichen

Für Jugendliche (10 bis 20 Jahre), die unter einer durch Verdauungsschwäche bedingten Appetitlosigkeit leiden, gelten die gleichen Empfehlungen, wie ich sie für Kinder gegeben habe.
Ist dem Jugendlichen »der Appetit vergangen«, weil er unter seelischen Belastungen leidet, dann sind die Rezepte geeignet, die ich Ihnen für Appetitlosigkeit bei Erwachsenen zwischen 20 und 50 Jahren empfehle (→ Seite 60).

Schulschwierigkeiten, Prüfungsängste, Unruhe

Sehr häufig sind schon Kinder und Jugendliche dem Alltagsstreß nicht mehr gewachsen: Überforderung in der Schule oder im Beruf, Lärmbelästigung und Reizüberflutung sind die häufigsten Ursachen. Anzeichen sind Unlustgefühle, Antriebsarmut, Gereiztheit, Nervosität und Schlafstörungen. Wenn diesen Kindern nicht geholfen wird, können sich eine allgemeine Lebensangst und organische Krankheiten wie Magengeschwüre entwickeln.

Bitte beachten Sie
In jedem Fall sollten Sie einen erfahrenen Arzt zu Rate ziehen. Geben Sie Ihrem Kind auf keinen Fall eigenmächtig Beruhigungstabletten – selbst dann nicht, wenn sie als mild und harmlos angepriesen werden. Tabletten sind keine Problemlöser!
Sie als Eltern sind zuerst gefordert, wenn Sie merken, daß Ihr Sohn oder Ihre Tochter sich nicht wohl fühlt. Spätestens dann, wenn im Zeugnis steht, daß Konzentrationsmangel, Leistungsabfall und Antriebsschwäche der Grund für schlechte Noten sind, sollten Sie mit Ihrem Kind über seine Probleme zu sprechen versuchen. Strafen dürfen Sie Ihr Kind auf keinen Fall!

Bessere Arbeitseinteilung, sinnvollere Nutzung der Freizeit, Ausschalten der Umweltreize, soweit das möglich ist, oft auch ein Schul- oder Berufswechsel können Abhilfe schaffen. Bei der Entscheidung, wie Ihrem Kind am besten zu helfen ist, kann der Rat eines erfahrenen Pädagogen oder Psychologen sehr wertvoll sein.
Ich möchte Ihnen hier die Frage beantworten, wie Sie Ihrem Kind mit Zubereitungen aus Heilpflanzen helfen können. Da Kinder und Jugendliche auf milde Phytotherapeutika (Arzneien aus Heilpflanzen) meist sehr gut reagieren, können Sie viel selbst ausrichten.

Schlafstörungen, Nervosität

- **Passionsblumen-Tee**

In der Kinderpraxis hat sich das Passionsblumenkraut besonders bewährt. Ein Tee hilft bei Einschlafschwierigkeiten, Ängsten, Unruhe und allgemeiner Nervosität.
Zubereitung → Seite 13
Anwendung: Kurmäßig über einen Zeitraum von vier bis acht Wochen 2 bis 3 Tassen Tee täglich, zusätzlich 1 Tasse Tee vor dem Schlafengehen trinken.
Auch der Saft aus den Früchten der Passionsblume hat eine entspannende und beruhigende Wirkung. Sie bekommen ihn unter der Bezeichnung Maracuja-Saft in Reformhäusern und Lebensmittelgeschäften. 100 Gramm davon, über den Tag verteilt getrunken, tragen zur Beruhigung bei.

- **Melissen-Tee**

Als Heilpflanze gegen Schlafstörungen und Nervosität bei Kindern empfehle ich Ihnen auch die Melisse. Ein Tee aus Melissenblättern hilft dann besonders gut, wenn die Eindrücke und Anforderungen des vergangenen Tages schwer verarbeitet werden können.
Zubereitung → Seite 19
Anwendung: Am Abend 1 Tasse Tee trinken.

- **Kamillen-Tee**

Auch die Kamille ist bei Kindern und Jugendlichen sehr wirksam, wenn ein Kamillen-Tee zusammen mit Milch und Honig verabreicht wird (Diabetiker nicht süßen).
Zubereitung und Anwendung → Seite 13

Nervosität, Aggressivität

● **Tee-Mischung**
Bei allgemeiner Nervosität und Aggressivität als Hausgetränk zum Frühstück und zum Abendessen hat sich dieser Tee besonders bewährt:

Melissenblätter	20,0
Passionsblumenkraut	20,0
Kamillenblüten	20,0
Johanniskraut	20,0
Brombeerblätter	20,0
Himbeerblätter	10,0
Hibiskusblüten (Rote Malve)	10,0
Hagebuttenfrüchte (mit Samen)	10,0

Zubereitung: 2 Eßlöffel dieser Mischung mit 1/2 Liter siedendem Wasser übergießen, 5 Minuten lang ausziehen, danach abseihen. Der Tee darf mit Zitrone versetzt werden, er kann mit Milch verdünnt und mit Honig gesüßt werden (Diabetiker nicht süßen).

Appetitlosigkeit, Antriebsschwäche

● **Tee-Mischung**
Wenn sich neben Antriebsarmut und Leistungsschwäche auch Appetitlosigkeit einstellt, dann empfehle ich – ebenfalls als Hausgetränk – diesen Tee:

Melissenblätter	20,0
Passionsblumenkraut	20,0
Brombeerblätter	20,0
Tausendgüldenkraut	5,0
Orangenblüten	5,0

Zubereitung → Seite 13
Anwendung: 2 bis 3 Tassen Tee täglich trinken.

Magenverstimmung

● **Tee-Mischung**
Haben sich Überforderung und Streß »auf den Magen geschlagen«, hilft dieser Tee:

Kamillenblüten	30,0
Melissenblätter	20,0
Isländisches Moos (oder Malvenblüten, blau)	20,0
Hibiskusblüten (Rote Malve)	10,0

Zubereitung: 2 Teelöffel dieser Mischung mit 1/4 Liter siedendem Wasser übergießen, 5 Minuten lang ausziehen, danach abseihen.
Anwendung: Abends 1 Tasse Tee, ungesüßt, möglichst warm und schluckweise trinken.

Appetitlosigkeit mit Blähungen, Völlegefühl

● **Tee-Mischung**
Bei Appetitlosigkeit, verbunden mit Völlegefühl oder Blähungen, die Folgen von Nervosität und Überforderung sind (Schulstreß), ist dies das Mittel der Wahl:

Tausendgüldenkraut	5,0
Hopfenzapfen	5,0
Melissenblätter	10,0
Isländisches Moos (oder Malvenblüten, blau)	10,0
Erdbeerblätter	10,0

Zubereitung → Seite 13
Anwendung: Etwa 20 Minuten vor den Hauptmahlzeiten jeweils 1 kleine Tasse Tee trinken.

Kinderkrankheiten

Unruhe

● **Tinktur-Mischung**

Vor allem bei Kindern und Jugendlichen haben sich als allgemeines Beruhigungsmittel auch Tropfen bewährt, die Ihnen Ihr Apotheker in dieser Mischung zusammenstellt:

Baldrian-Tinktur	10,0
Hafer-Tinktur (homöopathische Urtinktur)	10,0
Passionsblumenkraut-Tinktur (homöopathische Urtinktur)	10,0

Anwendung: 3mal täglich je nach Alter 5 bis 10 (bis 20) Tropfen auf Zucker einnehmen (Diabetiker nehmen die Tropfen in Wasser).

Erkältungen

Erkältungskrankheiten wie Husten, Schnupfen mit Nebenhöhlenkatarrhen, Halsweh oder Mandelentzündungen sind meist durch Viren ausgelöst. Man begegnet ihnen am besten durch vorbeugende Maßnahmen: Kräutertees, Inhalationen oder Gurgeln mit desinfizierenden Kräutern (→ »Erkältungskrankheiten«, Seite 31).
Für Beschwerden dieser Art im Säuglings- und Kleinkindalter finden Sie auf Seite 92 besondere Empfehlungen; für größere Kinder und Jugendliche hingegen gilt das, was für Erwachsene empfohlen wird.

Akne

Bei der Behandlung dieser Hauterkrankung, von der speziell Jugendliche beiderlei Geschlechts betroffen sind, empfiehlt es sich, immer wieder auf Erfahrungen der Volksmedizin zurückzugreifen. Durch eine Überfunktion der Talgdrüsen entstehen »Mitesser«, Pickel und Pusteln, die die Poren der Haut verstopfen. Schwarze Mitesser sind Talgpfropfen in den Hautporen, die sich durch Luftkontakte geschwärzt haben, im Gegensatz zu den weißen Mitessern, die durch ein Häutchen von der Luft abgeschlossen sind. Pickel und Pusteln sind Mitesser, die sich bereits entzündet haben. Unbehandelt hinterlassen sie nach dem Abheilen unschöne Narben.

Akne-Ausschläge sind nicht ansteckend, denn die Akne beruht auf einer Umstellung bestimmter Körperfunktionen in den Jahren der körperlichen Reife (Pubertät). Manche Jugendliche sind so stark davon betroffen, daß Akne für sie nicht allein ein »Schönheitsproblem« darstellt, sondern zu einem seelischen Problem wird.

Die empfohlenen Tees gegen Akne können einerseits natürlich die Akne nicht ausheilen, andererseits aber durchaus eine Ausheilung unterstützen. Regelmäßig angewendet, sorgen diese Tees zumindest für einen milderen Verlauf der Hauterkrankung.

● **Stiefmütterchen-Tee**

An die erste Stelle setze ich das Wilde Stiefmütterchen.
Zubereitung → Seite 13
Anwendung: Kurmäßig über einen Zeitraum von sechs bis acht Wochen 2 bis 3 Tassen Tee pro Tag trinken; außerdem mit dem lauwarmen bis warmen Tee (je nach Verträglichkeit) täglich die befallenen Hautstellen betupfen.

● **Tee-Mischungen**

Den Stiefmütterchen-Tee kann man auch zu gleichen Teilen mit Kamillen-Tee mischen. Isländisches Moos und Queckenwurzel ergänzen die Heilpflanzen-Therapie; sie können sowohl innerlich als Tee als auch äußerlich als Waschung eingesetzt werden. Ich empfehle folgende Tee-Mischungen:

Tee-Mischung 1
Zum Waschen:

Stiefmütterchenkraut	20,0
Isländisches Moos (oder Malvenblüten, blau)	10,0
Queckenwurzel	10,0

Tee-Mischung 2
Zum Waschen und Trinken:

Kamillenblüten	10,0
Isländisches Moos (oder Malvenblüten, blau)	10,0
Augentrostkraut	10,0
Stiefmütterchenkraut	10,0

Tee-Mischung 3
Zum Trinken:

Queckenwurzeln	10,0
Stiefmütterchenkraut	10,0
Schachtelhalmkraut	10,0
Brennesselblätter	10,0
Löwenzahnwurzeln (mit Kraut)	10,0

Zubereitung: 2 gehäufte Teelöffel der jeweiligen Mischung mit 1/4 Liter lauwarmem Wasser übergießen, unter häufigem Umrühren 3 bis 5 Stunden lang ausziehen, danach abseihen.
Zur Anwendung wird der Tee erwärmt: zum Trinken auf normale Trinktemperatur, zum Reinigen auf etwa 40 °C. Wer fürchtet, beim Reinigen mit dem Tee Keime in die kranke Haut zu bringen (ich meine, diese Angst ist unbegründet), kann den Tee nach dem Abseihen kurz bis zum Siedepunkt erhitzen.
Innerliche Anwendung: 2 bis 3 Tassen Tee täglich trinken. Eine Kur von etwa sechs bis acht Wochen 2mal im Jahr ist anzuraten.
Äußerliche Anwendung: Die betroffenen Stellen täglich mit dem Tee-Aufguß betupfen; die Temperatur – lauwarm bis warm – je nach Verträglichkeit wählen.

● **Homöopathische Mittel**
Bei Akne lohnt es sich, auch zwei homöopathische Mittel auszuprobieren, und zwar Viola odorata D3 und Arctium lappa D3. Viola ist das wohlriechende Veilchen, aus dem diese homöopatische Arznei bereitet wird; Arctium ist die Klette. Man nimmt diese beiden Mittel im Wechsel ein, beispielsweise morgens Viola odorata D3 und abends Arctium lappa D3: an den ersten 3 Tagen jeweils 5, danach 3 Tropfen 3mal täglich.

Kleine nützliche Hinweise

● Bei Warzen hilft mitunter das täglich mehrmalige Einreiben der Warzen mit Rizinus-Öl. Vor allem bei großen Warzen soll dieses Mittel gut helfen.

● Bei niederem Blutdruck, unter dem Heranwachsende mitunter leiden, hilft das morgendliche kalte Duschbad. Man duscht mit den gewohnten Wassertemperaturen und beschließt das morgendliche Duschbad mit einem kalten Schauer von nur wenigen Sekunden. Auch das kalte Unterarmbad zwischendurch soll den Blutdruck leicht anheben.

● Bei Sommersprossen sollen Gurkenscheiben helfen, die man sich auf die betroffenen Stellen legt.

● Bei Schulstreß kann Maracuja-Saft (2mal täglich 1 Glas) von Nutzen sein; jungen Mädchen hilft das entspannende Lavendel-Bad.

● Auch die Homöopathika Avena sativa (Hafer) in der Urtinktur und Chamomilla (Echte Kamille) in der 4. oder 6. Dezimalpotenz (D4 oder D6) sind manchmal hilfreich. Man lasse sich diese beiden Mittel in der Apotheke zu gleichen Teilen mischen und nehme davon täglich 2mal 5 bis 10 Tropfen ein.

● Bei tränenden Augen, die manche Kinder schon bei dem geringsten Luftzug bekommen, hilft eine Mischung aus gleichen Teilen Fenchel- und Augentrost-Tee (*Zubereitung* → Seite 13). Davon trinkt man täglich 3mal 1 Tasse, zusätzlich kann man mit diesem Tee morgens und abends die Augen auswaschen.

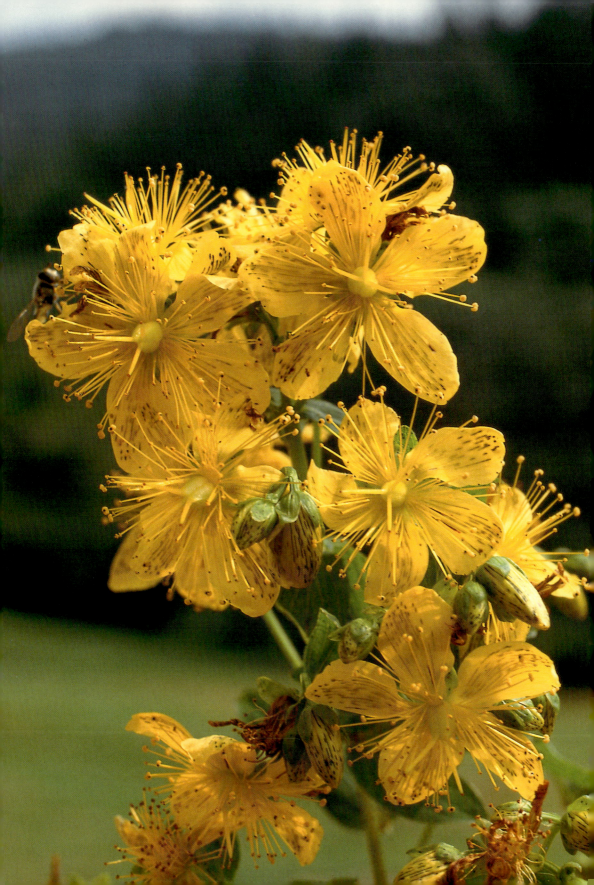

Frauenbeschwerden und Wechseljahre

Frauenbeschwerden ———————————————— 104

Menstruationsbeschwerden 104
    Ziehende Schmerzen · Nervöse Beschwerden 104
    Inaktivität, Depression 105
Weißfluß 105
    Äußerliche Anwendung 105
    Innerliche Anwendung 106
Die vegetative Dystonie des kleinen Beckens 106
    Schafgarbe bei Funktionsstörungen 106

Die Wechseljahre ———————————————— 107

Symptome und ihre Behandlung 107
    Unausgeglichenheit 107
    Schlafstörungen 108
    Kopfschmerzen, Schweißausbrüche 109

← *Johanniskraut*

Frauenbeschwerden

Es ist vielleicht richtiger, von Unpäßlichkeiten anstatt von Beschwerden zu sprechen, die Frauen und Mädchen zu erdulden haben. Frauenbeschwerden im Sinne von organischen Erkrankungen gehören selbstverständlich in ärztliche Behandlung. Da aber auch die zahlreichen, vermeintlich harmlosen Beschwerden Vorboten ernster Erkrankungen sein können, verschaffen Sie sich vor jeder Selbstbehandlung mit Heilpflanzen Klarheit darüber, daß es sich wirklich nur um Unpäßlichkeiten handelt. Dies können Menstruationsbeschwerden sein, nervöse Verstimmungen, Inaktivität, leichte Depressionen vor der Menstruation, anlagebedingter Weißfluß, die vegetative Dystonie des kleinen Beckens mit Beschwerden wie Kreuzschmerzen, Ziehen in den Brüsten und kolikartige Schmerzen vor der Periode, dies können auch die verschiedenen Beschwerden in den Wechseljahren sein.

Gegen diese Beschwerden habe ich Heilkräuter anzubieten, die mit Zustimmung des Arztes als Begleittherapie geeignet sind oder in leichten Fällen auch zur Selbstbehandlung herangezogen werden können.

Menstruationsbeschwerden

Im Zusammenhang mit dem monatlichen Zyklus der Frau treten oft Beschwerden unterschiedlicher Art auf. Die häufigsten Symptome sind: vor, während und nach der Menstruation ziehende, krampfartige Schmerzen im Unterleib, meist an verschiedenen Stellen, verbunden mit Schmerzen in den Brüsten und mit Kreuzschmerzen, gelegentlich auch Übelkeitsgefühle, Kopfschmerzen oder Migräne.

Ziehende Schmerzen

● **Drei Tees**
Die Menstruationsschmerzen bei jungen Mädchen sind oftmals stark und halten relativ lange an. Vor allem zu Anfang der Periode werden sie meist als heftig empfunden.
Am besten schon vor, spätestens nach der ersten Menstruation – die heute, so hoffe ich, junge Mädchen nicht unaufgeklärt »überfällt« – ist eine frauenärztliche Untersuchung unbedingt notwendig, um sich noch einmal bestätigen zu lassen, daß alles normal ist. Trifft das zu, kann man die ziehenden Schmerzen mit einer Tasse Kamillen-Tee, sehr warm getrunken, mit Pfefferminz-Tee oder auch mit Kümmel-Tee lindern oder beseitigen. Diese drei Heilpflanzen-Tees besitzen viel ätherisches Öl mit spasmolytischer (krampflösender) Wirkung. Bitte probieren Sie selbst aus, was Ihnen am besten hilft. Man kann aber auch alle drei Tees im Wechsel einsetzen.
Zubereitung der Tees → Seite 13
Anwendung: 3 Tassen Tee täglich trinken.

Nervöse Beschwerden

● **Tee-Mischungen**
Bewährt bei Frauen, deren Beschwerden vor allem nervöser Art sind, und die außerdem unter Einschlafstörungen leiden, haben sich die folgenden Tee-Mischungen:

Tee-Mischung 1
Schafgarbenkraut	20,0
Melissenblätter	10,0
Baldrianwurzeln	10,0

Tee-Mischung 2
Schafgarbenkraut	20,0
Melissenblätter	20,0
Hopfenzapfen	10,0

Tee-Mischung 3
Schafgarbenkraut	25,0
Kamillenblüten	15,0
Baldrianwurzeln	10,0
Fenchelfrüchte	5,0

Zubereitung: 2 Teelöffel der jeweiligen Mischung mit 1/4 Liter siedendem Wasser übergießen, 10 Minuten lang ausziehen, danach abseihen.
Anwendung: Kurmäßig über einen Zeitraum von mehreren Wochen 2 Tassen Tee täglich trinken. Süßen mit Honig ist empfehlenswert (Diabetiker nicht süßen).

Inaktivität, Depressionen

● **Tee-Mischungen**
Zwei Tee-Mischungen für inaktive und depressive Frauen; die Mischungen sind in ihrer Wirkung einander sehr ähnlich und können nach Geschmack ausgewählt werden:

Tee-Mischung 1
Schafgarbenkraut	20,0
Johanniskraut	20,0

Tee-Mischung 2
Schafgarbenkraut	20,0
Johanniskraut	10,0
Melissenblätter	10,0
Orangenblüten	10,0

Zubereitung: 2 Teelöffel der jeweiligen Mischung mit 1/4 Liter siedendem Wasser übergießen, 10 Minuten lang ausziehen, danach abseihen.
Anwendung: Kurmäßig über einen Zeitraum von mehreren Wochen 2 Tassen Tee täglich trinken. Süßen mit Honig ist empfehlenswert (Diabetiker nicht süßen).

Weißfluß

Wenn eine ärztliche Untersuchung eindeutig ergeben hat, daß es sich bei einem Ausfluß weder um eine bakterielle Infektion noch um Trichomonaden oder Pilze als auslösende Ursachen handelt, wenn es sich also um einen konstitutionellen Fluor (anlagebedingten Weißfluß) handelt, dann bieten sich zwei in der Volksmedizin bewährte Heilpflanzen an – die Weiße Taubnessel und der Frauenmantel.
Für die innerliche Anwendung kann man diese beiden Heilpflanzen mit Schachtelhalm, Löwenzahn und Schafgarbe kombinieren. Für die äußerliche Anwendung ist auch die Kamille von Bedeutung.
Obgleich man von der Taubnessel und vom Frauenmantel nicht sicher sagen kann, welche der bisher bekannten Inhaltsstoffe die Wirkung auslösen, wird ihre positive Wirkung von Ärzten und Patienten immer wieder bestätigt.

Äußerliche Anwendung

● **Tee-Mischungen**
Tee-Mischungen für die äußerliche Anwendung:

Tee-Mischung 1
Weiße Taubnesselblüten	10,0
Kamillenblüten	10,0
Salbeiblätter	10,0

Tee-Mischung 2
Kamillenblüten	10,0
Frauenmantelkraut	10,0
Salbeiblätter	10,0

Tee-Mischung 3
Kamillenblüten	10,0
Thymiankraut	10,0
Weiße Taubnesselblätter	10,0
Blutwurz	5,0
Frauenmantelkraut	5,0

Zubereitung: 2 gehäufte Eßlöffel der jeweiligen Mischung mit 1 Liter siedendem Wasser übergießen, 10 Minuten lang ausziehen, danach abseihen.

Anwendung: Nach dem Abkühlen mit diesem Tee-Aufguß den Intimbereich waschen. Auch für Sitzbäder geeignet.

Innerliche Anwendung

● **Tee-Mischung**

Tee-Mischung für jüngere Frauen von schwacher Konstitution mit chronischem Weißfluß und gleichzeitig bestehender großer Nervosität. Dieser Tee eignet sich auch zur Unterstützung der ärztlichen Therapie:

Weiße Taubnesselblüten	10,0
Frauenmantelkraut	10,0
Schachtelhalmkraut	10,0
Schafgarbenkraut	10,0
Melissenblätter	10,0
Johanniskraut	10,0

Zubereitung: 2 gehäufte Teelöffel der Mischung mit 1/4 Liter siedendem Wasser übergießen, 15 Minuten lang ausziehen, danach abseihen.
Anwendung: Kurmäßig über einen Zeitraum von vier bis sechs Wochen 1 bis 2 Tassen Tee täglich trinken. Süßen mit Honig ist empfehlenswert (Diabetiker nicht süßen).

Die vegetative Dystonie des kleinen Beckens

Etwa 20 Prozent der Frauen, die den Gynäkologen aufsuchen und über verschiedene Beschwerden klagen – krampfartig, heftige Schmerzen im Unterleib, deren Lage oft nicht genau angegeben werden kann, Kreuzschmerzen, Schmerzen in den Brüsten vor, während und nach der Menstruation, begleitet von häufigen Kopfschmerzen, Weißfluß und Juckreiz im Intimbereich –, werden nach gründlicher Untersuchung meist ohne ernstlichen Befund entlassen.
In solchen Fällen hat sich die vielseitige Schafgarbe zur Behandlung der Beschwerden bewährt.

Schafgarbe bei Funktionsstörungen

● **Schafgarben-Tee**

Ich empfehle eine Kur mit Schafgarben-Tee über einen längeren Zeitraum (sechs bis acht Wochen).
Zubereitung: 2 Teelöffel Schafgarbenkraut mit 1/4 Liter kochendem Wasser übergießen, 15 Minuten lang zugedeckt ausziehen, danach abseihen.
Anwendung: Kurmäßig über einen Zeitraum von sechs bis acht Wochen täglich 1 Tasse mäßig warmen Schafgarben-Tee trinken.

● **Schafgarben-Bad**

Zur Unterstützung empfehle ich zusätzlich 1mal in der Woche ein Schafgarben-Vollbad oder 2- bis 3mal pro Woche ein Schafgarben-Sitzbad; diese Anwendungen bringen in vielen Fällen spürbare und anhaltende Besserung.
Zubereitung und Anwendung: 50 bis 75 Gramm Schafgarbenkraut mit 1 Liter kochendem Wasser übergießen, 20 Minuten lang ausziehen, danach abseihen. Diese Flüssigkeit dem Vollbad zusetzen. Für ein Sitzbad reicht 1/3 dieser Menge aus. Die Badetemperatur sollte zwischen 35 und 37 °C liegen. Badedauer 10 Minuten. Nach dem Bad ruhen.

Wechseljahre

Da die Wechseljahre (Klimakterium), die mit der hormonellen Umstellung der Frau beginnen, sich sehr lange hinziehen können, möchte ich in diesem Kapitel auch Empfehlungen zur Linderung der für diese Zeit typischen Beschwerden geben. Im Gegensatz zu den Prostatabeschwerden des Mannes verschwinden die Beschwerden der Wechseljahre nach einer mehr oder weniger langen Zeit von selbst wieder.

Symptome und ihre Behandlung

Es kommt häufig vor, daß Frauen, die aktiv, ausgeglichen, lebensbejahend und ohne nennenswerte Störungen gelebt haben, in den Wechseljahren plötzlich ängstlich, gereizt und depressiv werden, ohne daß krankhafte organische Veränderungen vorliegen. Auslöser für diese seelischen Störungen können körperliche Beschwerden sein, die durch die hormonelle Umstellung bedingt sind, wie Schweißausbrüche, Kopfschmerzen und Hitzewallungen. Frauen mit diesen Symptomen fühlen sich krank, ohne es wirklich zu sein, denn eine Krankheit ist das Klimakterium nicht, sondern eine natürliche Umstellungsphase.

Bitte beachten Sie
Zu Beginn der Wechseljahre sollten Sie einen Frauenarzt aufsuchen, um durch eine gründliche Untersuchung feststellen zu lassen, daß alles, was sich an lästigen Symptomen zeigt, für diesen Lebensabschnitt durchaus normal ist, eine organische Krankheit also nicht vorliegt.
Lassen Sie sich auch beraten, welche Möglichkeiten es gibt, die Symptome der hormonellen Umstellung zu mildern oder auszuschalten.

Ich möchte Ihnen Möglichkeiten zeigen, wie Sie sich selbst helfen können, wie Sie mit milden pflanzlichen Mitteln für mehr Stabilität sorgen, den gestörten Schlaf wieder normalisieren, Ängste abbauen, Gereiztheit und Nervosität lindern und Schweißausbrüche oder Kopfschmerzen erträglicher machen oder beseitigen können. Dafür bieten sich eine Reihe von Heilpflanzen an.

Besonders wirksam sind Johanniskraut, Melisse, Passionsblumenkraut, Baldrian und Kamille. Diese Heilpflanzen eignen sich auch als Begleittherapie, wenn Sie ärztliche Hilfe in Anspruch nehmen müssen.

Bitte beachten Sie
Es ist unerläßlich, Ihren Arzt von der beabsichtigten Selbstbehandlung zu unterrichten!

Unausgeglichenheit

● **Heublumen-Bad**
Auch Heilbäder aus Melisse oder Lavendel (*Zubereitung und Anwendung* → Seite 51) können Ihnen helfen. Besonders empfehlenswert ist aber das Heublumen-Bad; es sorgt für Ausgeglichenheit, weil es das überschießende Vegetativum dämpft.

Zubereitung → Seite 25.
Anwendung: 2mal pro Woche 1 Sitz- oder Vollbad. Badetemperatur 37 bis 38 °C. Badedauer 10 Minuten. Nach dem Bad ruhen.

● **Johanniskraut-Tee**
Von den Heilpflanzen gegen Beschwerden der Wechseljahre ist das Johanniskraut am genauesten untersucht. Berichte aus Frauenkliniken sind sehr positiv: Nach einer Tee-Kur über einen Zeitraum von vier bis sechs Wochen stellt sich eine deutlich wahrnehmbare Aufhellung der Stimmungslage ein; Nervosität und Schlafstörungen lassen nach, die verloren gegangene Lebensfreude findet sich wieder ein. Darum wird das Johanniskraut manchmal als pflanzlicher »Tranquilizer« bezeichnet.
Zubereitung → Seite 95
Anwendung: Täglich 2 bis 3 Tassen Tee trinken.

Bitte beachten Sie
Johanniskraut hat eine photosensibilisierende Wirkung (die Empfindlichkeit gegenüber Sonnenbestrahlung wird erhöht). Während der Behandlung sollten Sie deshalb das pralle Sonnenlicht meiden; Höhensonnen- und Solarienbestrahlung sind nicht erlaubt.

Frauenbeschwerden und Wechseljahre

● Tee-Mischungen

Tee-Mischungen, die neben anderen beruhigenden Heilkräutern einen großen Anteil an Johanniskraut enthalten, sind nicht minder wirksam. Man nimmt sogar an, daß sich die Heilkräuter einander in ihrer Wirkung verstärken:

Tee-Mischung 1
Johanniskraut	30,0
Melissenblätter	30,0
Passionsblumenkraut	30,0
Baldrianwurzeln	10,0

Tee-Mischung 2
Johanniskraut	20,0
Kamillenblüten	20,0
Melissenblätter	20,0
Lavendelblüten	10,0
Baldrianwurzeln	10,0
Orangenblüten	10,0
Hagebuttenfrüchte (ohne Samen)	10,0

Zubereitung: 3 Teelöffel der jeweiligen Tee-Mischung mit 1/4 Liter siedendem Wasser übergießen, 5 bis 10 Minuten lang unter gelegentlichem Umrühren ausziehen, danach abseihen.
Anwendung: Kurmäßig über einen Zeitraum von vier bis sechs Wochen 2 bis 3 Tassen Tee täglich trinken.

Schlafstörungen

Sowohl Ein - als auch Durchschlafstörungen zählen zu den Beschwerden in den Wechseljahren, die als besonders störend und unangenehm empfunden werden. Zwei Tee-Mischungen haben sich hier sehr gut bewährt:

● Tee-Mischungen

Tee-Mischung 1
Für schnelles Einschlafen:
Bittere Orangenschalen	20,0
Baldrianwurzeln	15,0
Tausendgüldenkraut	10,0
Hopfenzapfen	5,0

Zubereitung: Zwei gehäufte Teelöffel dieser Mischung mit 1/4 Liter siedendem Wasser übergießen und 3 bis 5 Minuten lang ausziehen lassen.
Anwendung: Die Hälfte der Teemenge sollte 1/2 Stunde vor dem Zubettgehen getrunken werden, der Rest unmittelbar bevor man sich schlafen legt.

Tee-Mischung 2
Gegen frühzeitiges Erwachen:
Melissenblätter	20,0
Baldrianwurzeln	10,0
Orangenblüten	10,0
Passionsblumenkraut	10,0

Zubereitung → Seite 13
Anwendung: Eine Tasse Tee unmittelbar vor dem Zubettgehen trinken, eine weitere Tasse in einer Wärmekanne bereitstellen und beim Erwachen langsam trinken.
Süßen mit einem Teelöffel Honig fördert spürbar die Wirkung beider Tee-Mischungen (Diabetiker nicht süßen).

Kopfschmerzen, Schweißausbrüche

● **Tee-Mischung**

Der folgende Tee hilft bei im Klimakterium auftretenden Beschwerden wie Kopfschmerzen und Schweißausbrüchen:

Ehrenpreiskraut	10,0
Schafgarbenblüten	10,0
Schlüsselblumenwurzeln	10,0
Salbeiblätter	10,0
Johanniskraut	10,0
Melissenblätter	10,0
Baldrianwurzeln	5,0
Hopfenzapfen	5,0

Zubereitung und Anwendung → Seite 13

> **Bitte beachten Sie**
> Der immer wieder empfohlene Salbei-Tee gegen die unangenehmen Schweißausbrüche ist, wenn er in hoher Konzentration aufgebrüht wird, zwar wirksam, seines hohen Gerbstoffgehalts wegen jedoch meist schlecht verträglich.

● **Salbei-Tee**

Wenn Sie Salbei-Tee gegen Schweißausbrüche in den Wechseljahren ausprobieren möchten (bitte vorher den Arzt fragen!), dann sollten Sie ihn nach der folgenden Anleitung zubereiten.
Zubereitung: 1 gehäuften Eßlöffel Salbeiblätter mit 1/4 Liter siedendem Wasser überbrühen, 10 Minuten lang ausziehen, danach abseihen.
Anwendung: 2 Tassen Tee täglich trinken.

● **Tinktur-Mischung**

Statt Heilpflanzen-Tees zu trinken, können Sie auch Tropfen einnehmen: Eine Mischung ausgleichender, beruhigender und entkrampfender Heilkräuter-Tinkturen helfen, die heftigsten Beschwerden in den Wechseljahren erträglicher zu machen oder zu beseitigen. In der Apotheke wird man Ihnen diese Tinkturen mischen:

Johanniskraut-Tinktur (homöopathische Urtinktur)	20,0
Passionsblumenkraut-Tinktur (homöopathische Urtinktur)	10,0
Hafer-Tinktur (homöopathische Urtinktur)	10,0
Weißdorn-Tinktur	10,0
Baldrian-Tinktur	10,0
Kamillen-Tinktur	10,0
Melissen-Tinktur	10,0

Anwendung: Bei Bedarf 3- bis 5mal täglich 10 bis 20 Tropfen auf Zucker einnehmen (Diabetiker in Wasser).

● **Senfmehl-Fußbad**

Gegen Kopfschmerzen hilft auch ein Senfmehl-Fußbad, was Naturheilärzte bestätigen.
Zubereitung: Zwei Eßlöffel Senfmehl aus der Apotheke werden in eine Fußbadewanne gegeben und mit warmem (nicht heißem!) Wasser übergossen.
Anwendung: Die Füße 10 bis 15 Minuten lang darin baden.

● **Melissengeist**

Zu erwähnen ist auch der beliebte Melissengeist, der bei Kopfschmerzen gute Dienste leistet.
Anwendung: Innerlich 30 Tropfen in Wasser einnehmen, äußerlich die Schläfen damit betupfen.

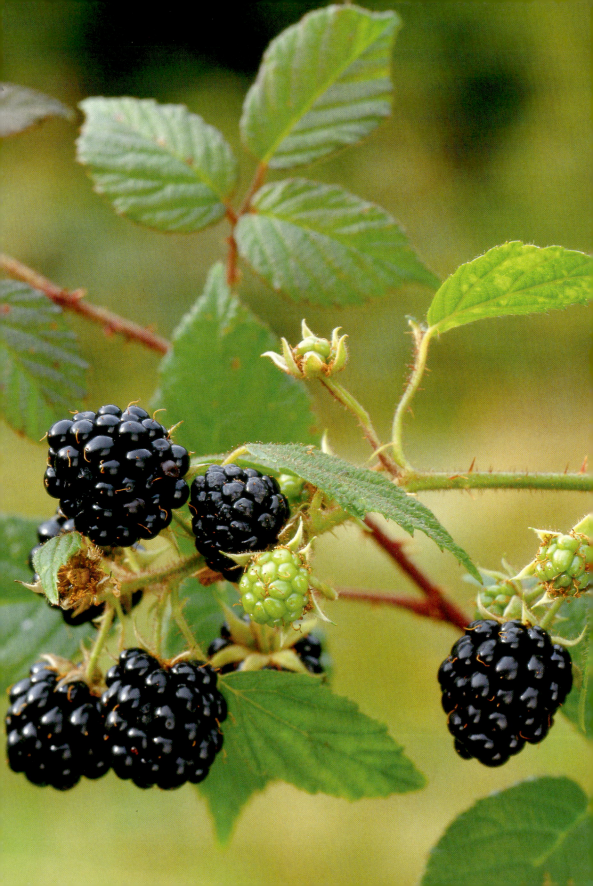

Altersbeschwerden

Im Alter »läuft manches langsamer« ——————————— 112

Hilfe durch Heilpflanzen 112

Symptome und ihre Behandlung ——————————— 112

Fehlender Durst – ein Problem älterer Menschen 112
Bei Appetitlosigkeit: Herzhaft würzen 113
Eine kleine Gewürzkunde 114
Verdauungsbeschwerden 115
    Unpäßlichkeit nach dem Essen 115
    Völlegefühl · Fettunverträglichkeit · Appetitlosigkeit 115
    Magenbeschwerden · Stuhlverstopfung 116
    Durchfall 117
Schlafstörungen – Unruhe – leichte Depressionen 117
    Schlafstörungen 117
    Leichte Depressionen 119
Nachlassen der Herzleistung 119
    Herzschwäche 119
    Nervosität 120
    Bluthochdruck · Zu niedriger Blutdruck 120
    Kräftigung von Herz und Kreislauf 121
Chronischer Husten (Altershusten) 121
    Verschleimung der Bronchien 121
Prostatabeschwerden 122
    Störungen beim Wasserlassen 122
Das »Zipperlein« im Alter 123
    Gelenkschmerzen 124
Kräuterbäder zur Vitalisierung und Entspannung 125
    Beruhigung 125
    Schmerzlinderung, Verbesserung der Durchblutung 126
Kleine nützliche Hinweise 126

← *Brombeere*

Im Alter »läuft manches langsamer«

Aktivität, Elastizität, Spontaneität – das alles möchten wir uns ein Leben lang erhalten. Aber es ist eine Tatsache, daß mit zunehmendem Alter alles ein wenig »langsamer läuft«: Wir beteiligen uns nicht mehr so lebhaft wie früher am Geschehen um uns herum oder können uns oft alltäglichen Situationen nicht mehr so schnell anpassen, wie wir es als Dreißigjährige getan haben. Auch körperliche Mißbefindlichkeiten können sich einstellen – die Lust am Essen wird geringer, mit der Verdauung klappt's manchmal auch nicht mehr so recht, häufiger als sonst treten Erkältungen auf, Unruhezustände, Schlafstörungen.
Und natürlich stellt sich da die Frage, ob man sich mit diesen Mißbefindlichkeiten einfach abzufinden hat oder ob es natürliche Hilfen gibt.

Hilfe durch Heilpflanzen

In diesem Kapitel finden Sie, verehrte Leserin, verehrter Leser, Heilpflanzen-Anwendungen, mit denen Sie die altersbedingten Unpäßlichkeiten und Gesundheitsstörungen behandeln können. Ich gehe davon aus, daß Sie sich in ärztlicher Obhut befinden und somit ernstere Leiden, die sich zunächst in Unpäßlichkeiten äußern können, nicht übersehen werden.
Im folgenden finden Sie Behandlungsvorschläge, die Sie bitte mit Ihrem Arzt besprechen. Zu jeder Heilpflanzen-Anwendung habe ich genaue Anleitungen gegeben; bitte halten Sie sich daran. Denn, wie schon gesagt: Heilpflanzen können ihre Wirkung nur entfalten, wenn sie gezielt eingesetzt, richtig zubereitet und genau dosiert sind.

Symptome und ihre Behandlung

Fehlender Durst – ein Problem älterer Menschen

Über Appetitlosigkeit und mangelnde Freude am Essen beklagen sich ältere Menschen häufiger, über mangelnden Durst jedoch klagt kaum jemand. Und das ist bedenklich, da viele Beschwerden wie Stuhlverstopfung, Nieren- und Blasenleiden, ja selbst Herz- und Kreislaufstörungen im Alter wenigstens teilweise auf zu geringe Flüssigkeitszufuhr zurückzuführen sind.
Ich möchte Sie aber nicht nur ermuntern, viel zu trinken, sondern Ihnen zugleich Rezepte anbieten für Tees, die Sie regelmäßig als Haustees trinken können. Wasser oder Mineralwasser, das lehrt die Erfahrung, sind für ältere Menschen oft keine Dauergetränke. Wein oder Bier in größerer Menge sind wegen des Alkohol- und Kaloriengehalts nicht empfehlenswert, Fruchtsäfte enthalten in der Regel zu viel Zucker und somit zu viele Kalorien, Milch trinken ältere Menschen erfahrungsgemäß in größerer Menge nicht gerne, und bei Kaffee oder schwarzem Tee belastet der Koffeeingehalt. Ein wohlschmeckender Kräuter-Tee ist also oft das Mittel der Wahl.
Zwei Liter Flüssigkeit am Tag zusätzlich, ohne die Suppe zum Essen oder den Saft in den Früchten gerechnet, das gilt als ideale Tagesdosis.
Wie muß nun ein solcher Tee beschaffen sein, welchen Anforderungen muß er gerecht werden?

● **Bewährte Tee-Mischungen**
Ein Haustee muß gut schmecken, er muß kalt oder warm trinkbar sein, er muß nicht nur gut aussehen, sondern vor allem gut vertragen werden.
Zwei bewährte Tee-Mischungen möchte ich Ihnen vorstellen und anschließend erläutern, warum ich sie gerade so zusammengesetzt habe:

Tee-Mischung 1

Himbeerblätter	20,0
Brombeerblätter	20,0
Erdbeerblätter	10,0
Hagebuttenfrüchte (mit Samen)	10,0
Hibiskusblüten (Rote Malve)	5,0
Pfefferminzblätter	5,0
Ringelblumenblüten	3,0
Malvenblüten (blau)	2,0

Tee-Mischung 2

Himbeerblätter	15,0
Brombeerblätter	15,0
Löwenzahnblätter	15,0
Melissenblätter	10,0
Hagebuttenfrüchte (mit Samen)	10,0
Hibiskusblüten (Rote Malve)	10,0
Fenchelfrüchte (zerstoßen)	5,0
Rotes Sandelholz	5,0
Katzenpfötchen	5,0
Bitterorangen-Schalen	5,0

Zubereitung: 3 schwach gehäufte Eßlöffel der jeweiligen Mischung mit 1 Liter siedendem Wasser übergießen, 5 bis 10 Minuten lang in zugedecktem Gefäß ausziehen, danach abseihen. Der Tee kann in einer Warmhaltekanne aufgehoben werden.
Anwendung: Mehrmals täglich 1 kleine Tasse Tee trinken – Idealmenge am Tag sind 2 Liter.

Bitte beachten Sie
Es gibt Fälle, in denen der Arzt rät, die tägliche Flüssigkeitszufuhr zu beschränken. Natürlich gilt dann der Rat Ihres Arztes!

Die Himbeer-, Brombeer- und Erdbeerblätter bilden in beiden Tee-Mischungen den Grundtee, da diese Drogen zum einen weitgehend indifferent, also ohne spezifische Wirkung sind, zum anderen geschmacklich an Schwarztee erinnern. Da bei Menschen, die an Stuhlträgheit leiden, der Dauergebrauch dieses Grundtees die Beschwerden verstärken kann, wurden Hagebutten und Hibiskusblüten (Rote Malve) zugesetzt. In dieser Zusammensetzung haben Sie einen Tee, der in der Regel gut vertragen wird und auch gut schmeckt.

Um die Tee-Mischung optisch ansprechend erscheinen zu lassen, sind einige Schmuckdrogen hinzugefügt wie Katzenpfötchen, Ringelblumenblüten, Rotes Sandelholz oder die Blauen Malvenblüten. Der Geschmacksverbesserung dienen in diesen Tee-Mischungen Pfefferminz- oder Melissenblätter, Fenchelfrüchte und nicht zuletzt Bitterorangenschalen.

Bei Appetitlosigkeit herzhaft würzen

Appetitlosigkeit hat meist ihre Ursache in der Inaktivität und Leistungsminderung (Insuffizienz) jener Drüsen, die den Verdauungssaft in Mund, Magen, Darm, Bauchspeicheldrüse und der Leber bilden, wobei gelegentlich Störungen im Bereich der Gallenblase und der ableitenden Gallenwege hinzukommen. Behandlungsbedürftige Organerkrankungen sind selten, das aber klärt Ihr Arzt, dem Sie Ihre Beschwerden vortragen. Handelt es sich also um altersbedingte Appetitlosigkeit, dann sollten Sie es zunächst einmal mit herzhaftem Würzen Ihrer täglichen Kost probieren. Es gilt als überholt, daß ältere Menschen schwach gewürzte Schonkost benötigen – das Gegenteil ist der Fall. Aromatische, bitter oder scharf schmeckende Gewürze einzusetzen, ist sinnvoll und erfolgreich bei der Behandlung altersbedingter Appetitlosigkeit und Verdauungsschwäche.
Pfeffer, Senf, Ingwer, Paprika, Curry und Muskat sind neben den Küchenkräutern, die aromatisch und scharf schmecken, alle erlaubt. Nicht nur die Verdauungsorgane, sondern auch Herz und Kreislauf bedürfen im Alter der Scharf- und Bitterreize. Man kann tatsächlich durch herzhaftes Würzen Herz und Kreislauf entlasten, wodurch das Allgemeinbefinden sich bessert. Senf, Pfeffer und Paprika, einst verboten und als schädlich angesehen, aktivieren den Ablauf fast aller Lebensvorgänge im Sinne einer Intensivierung der Vitalität. Wenn Sie sich also ein höheres Vitalniveau und damit größere Erlebnisfähigkeit wünschen, sind Sie gut beraten, Ihre tägliche Kost herzhaft, auch scharf zu würzen. In Mexiko, wo man die scharfen Chilis sehr schätzt und sehr viele Speisen mit ihnen würzt, in den Balkanländern, wo man den scharfen Paprika häufig benutzt, sind Herzinfarkte weit seltener als bei uns. Das wird auch auf das scharfe Würzen zurückgeführt.

Eine kleine Gewürzkunde

Ich möchte Sie nun über die Wirkung und den Nutzen der einzelnen Gewürze informieren. Wer genau Bescheid weiß, ist, so denke ich, eher bereit, mit Gewürzen auch ein wenig zu experimentieren. Seien Sie also »mutig«, bereiten Sie sich Ihre Mahlzeiten, je nach Geschmack, würziger, pikanter, schärfer als bisher – essen Sie mit Gewürzen gesünder.

● **Bitterstoffe**

Die Bitterstoffe unserer Gewürze reizen zunächst die Geschmacksknospen des Zungengrundes. Diese Reize werden zu den Empfangsorganen weitergeleitet, die Absonderung von Verdauungssäften wird angeregt, was dazu führt, daß der gesamte Verdauungsapparat aktiviert wird. Da beim Würzen aber die Geschmacksverbesserung im Vordergrund steht, wählt man nicht die klassischen pflanzlichen Bittermittel wie Enzian oder Tausendgüldenkraut, sondern solche, die genügend Bitterwert einbringen, aber angenehm aromatisch schmecken. Bohnenkraut, Basilikum, Majoran, Thymian, Wermut und Beifuß, das sind die empfehlenswerten Gewürze, wenn es darum geht, die Verdauungsleistung zu fördern.

● **Scharfstoffe**

Die Scharfstoffe in unseren Gewürzen stehen in ihrem Nutzen für die Gesundheit den Bitterstoffen nicht nach. Sie regen die Speichelsekretion in besonderem Maße an, aktivieren die Magenmotorik (Bewegung) und sorgen dafür, daß die aufgenommenen Speisen nicht übermäßig lange wie ein »Stein im Magen« liegenbleiben. Sie sorgen für eine Anregung der Darmbewegung und eine bessere Durchmischung des Speisebreis im Darm. Die scharfen unter den Gewürzen – das habe ich schon erwähnt – wirken überdies günstig auf die Funktion der Kreislauforgane, sie entlasten den Kreislauf bei der Verdauungsarbeit. Daß scharfe Gewürze zum Beispiel an der Niere Schaden anrichten, wie es immer wieder zu hören ist, konnte durch kein ernstzunehmendes Experiment bewiesen werden. Überdosierungen kommen ohnehin nicht vor, weil ein Zuviel an scharf schmeckenden Gewürzen das Gericht verdirbt. Als kleiner Nebeneffekt bei herzhaftem Würzen mit Paprika hat sich herausgestellt, daß ältere Männer, die infolge einer gutartigen Prostatavergrößerung Schwierigkeiten beim Wasserlassen haben, Besserung feststellen können.

Meine Favoriten unter den scharfen Gewürzen, zwischen denen Sie nach Geschmack wählen können, sind Pfeffer, Paprika in verschiedenen Schärfegraden, Chilis mittlerer Schärfe, Kurkuma, Piment Galgant, Muskat, Ingwer, Rettich und Speisesenf in verschiedener Schärfe.

● **Ätherische Öle**

Die ätherischen Öle in unseren Gewürzen dienen in erster Linie der Geschmacksverbesserung, um derentwillen Gewürze ja verwendet werden. Zimt, Vanille, Rosmarin, Melisse, Pfefferminze, Nelke, Sternanis und Zitrusfrüchte dienen wohl ausschließlich diesem Zweck (diese Gewürze bekommen Sie in Apotheken, beim Gewürzhändler und in Reformhäusern).

Aber es gibt auch Gewürze mit ätherischem Öl, die eine spezifische Wirkung besitzen; sie können Blähungen, Völlegefühl und krampfartige Schmerzen im Bauch beseitigen. Zu diesen »heilenden« Gewürzen gehören Dill, Anis, Fenchel, Kümmel und Koriander. Sie alle gehören in die botanische Pflanzenfamilie der Doldengewächse (Apiaceae) und enthalten sehr viel ätherisches Öl unterschiedlicher Zusammensetzung, doch sehr ähnlicher Wirkung. Diese Wirkung bezeichnet man als digestiv (verdauungsfördernd), spasmolytisch (krampflösend) und karminativ (Blähungen vertreibend). Wenn Sie also von sich wissen, daß gewisse Speisen Sie generell »blähen«, sollten Sie gerade diese Gewürze häufig benutzen. Kümmel und Koriander sind am wirksamsten. Zu den Speisen, die manche Menschen nicht gut vertragen, was im Alter immer ausgeprägter werden kann, gehören Kraut- und Kohlgerichte, Gemüseeintöpfe und frisches Brot. Meist genügt bereits die geschmacklich vertretbare Würzdosis, um bei Blähungen Abhilfe zu schaffen.

Verdauungsbeschwerden

Unpäßlichkeit nach dem Essen

● **Kümmel-Tee**
Wenn sich durch reichliches Würzen Unpäßlichkeiten nach dem Essen nicht beseitigen lassen, hilft Ihnen sicherlich Kümmel-Tee.
Zubereitung: 1 gehäufter Teelöffel frisch im Gewürzmörser zerstoßener oder in der Gewürzmühle grob gemahlener Kümmelfrüchte mit 1/4 Liter siedendem Wasser überbrühen, zugedeckt etwa 5 Minuten lang ausziehen, danach abseihen. Bitte nicht süßen!
Anwendung: 1 Tasse Tee unmittelbar vor oder direkt nach dem Essen trinken.

● **Koriander-Tee**
Auch Koriander kann helfen; wenn Sie ihn lieber mögen als Kümmel, sollten Sie Koriander-Tee trinken.
Zubereitung und Anwendung wie Kümmel-Tee.

● **Tee-Mischung**
Sollten Sie zu den Menschen gehören, die weder Kümmel noch Koriander als Einzeltee mögen, empfehle ich Ihnen folgende Zusammenstellung:

Kamillenblüten	30,0
Kümmelfrüchte (zerstoßen)	20,0
Melissenblätter	20,0
Korianderfrüchte (zerstoßen)	10,0
Pfefferminzblätter	10,0

Zubereitung: 1 gehäuften Teelöffel dieser Mischung mit 1/4 Liter siedendem Wasser überbrühen, zugedeckt etwa 5 Minuten lang ausziehen, danach abseihen. Bitte nicht süßen!

Bitte beachten Sie
Eine besondere Form von Blähungen, von Gasansammlungen im Oberbauch, bei denen das Zwerchfell hochgedrückt und das Herz eingeengt wird, äußert sich ähnlich wie Angina pectoris-Anfälle, nämlich durch Stechen in der Herzgegend und Engegefühl. Diese Beschwerden werden vom Arzt als »Roemheld-Syndrom« bezeichnet. Auch hierbei helfen Kümmel- oder Koriander-Tee. Zur Klärung des Sachverhaltes ist aber unbedingt der Arzt aufzusuchen.

Gerade bei älteren Menschen haben sich die folgenden Tee-Mischungen bewährt; probieren Sie aus, welche die für Sie beste ist:

Völlegefühl

● **Tee-Mischung**
Besonders hilfreich nach den Mahlzeiten:

Pfefferminzblätter	10,0
Tausendgüldenkraut	10,0
Kümmelfrüchte (zerstoßen)	10,0
Kamillenblüten	10,0

Fettunverträglichkeit

● **Tee-Mischung**
Besonders geeignet bei Schwierigkeiten der Fettverdauung:

Thymiankraut	20,0
Pfefferminzblätter	10,0
Beifußkraut	10,0
Schafgarbenkraut	10,0
Bitterorangen-Schalen	10,0

Appetitlosigkeit

● **Tee-Mischung**

Tausendgüldenkraut	10,0
Kamillenblüten	10,0
Melissenblätter	10,0
Hagebuttenfrüchte (mit Samen)	10,0
Engelwurz	5,0
Enzianwurzeln	5,0
Ingwerwurzelstock	5,0

Zubereitung: 2 Teelöffel der jeweiligen Mischung mit 1/4 Liter siedendem Wasser übergießen, 5 Minuten lang ausziehen, danach abseihen.

Anwendung: Bei Bedarf vor den Mahlzeiten 1 Tasse Tee trinken – schluckweise und möglichst warm. Bitte nicht süßen.

- **Tinktur-Mischung**

Wer Tropfen bevorzugt – Tropfeneinnahme ist einfacher beim Essen außer Haus –, der möge sich in der Apotheke eine Mischung aus Aromatischer Tinktur (Tinctura aromatica) und Bitterer Tinktur (Tinktura amara) zu gleichen Teilen bereiten lassen.
Anwendung: 5 bis 20 Tropfen vor den Mahlzeiten in etwas Wasser einnehmen.

Magenbeschwerden

- **Tee-Mischung**

An Magenbeschwerden, denen nach ärztlicher Untersuchung keine Erkrankung zugrundeliegt, leiden viele ältere Menschen. Bei diesen Beschwerden, die recht unterschiedlich in Ausprägung und Stärke auftreten und deshalb nicht genau zu beschreiben sind, hat sich dieser Tee bewährt:

Melissenblätter	25,0
Kamillenblüten	25,0
Tausendgüldenkraut	10,0
Bitterorangen-Schalen	10,0
Orangenblüten	10,0
Hopfenzapfen	10,0
Baldrianwurzeln	10,0
Johanniskraut	10,0

Zubereitung: 2 gehäufte Teelöffel dieser Mischung mit 1/4 Liter siedendem Wasser übergießen, unter wiederholtem Umrühren 3 bis 5 Minuten lang ausziehen, danach abseihen.
Anwendung: Anfangs 3mal täglich 1 Tasse Tee trinken, je nach Beschwerden allmählich auf 2 oder 1 Tasse Tee täglich übergehen, schließlich nur noch bei Bedarf 1 Tasse Tee trinken.

Stuhlverstopfung

Ein häufiger Kummer älterer Menschen scheint die chronische Verstopfung zu sein, unter der offenbar mehr Frauen als Männer leiden. Auf keinen Fall sollten Sie sofort zu Abführmitteln greifen, auch nicht zu den beliebten Heilpflanzen wie Senna, Rhabarber, Faulbaum oder Aloe. Dauergebrauch von Abführmitteln führt zur Elektrolytverarmung des Körpers mit all ihren Folgeschäden wie Herz- und Kreislaufbeschwerden, Muskelkrämpfe, Zellstoffwechselstörungen, zur Dickdarmreizung und vor allem zur Gewöhnung. Besser ist es, den Darm auf andere Weise anzuregen.

- **Kleine Hinweise**

Vielleicht nützen Ihnen einige kleine, aber wichtige Hinweise, wie ich sie meinen Apothekenkunden schon so oft gegeben habe, und denen sie in der Regel auch geholfen haben:
Bevorzugen Sie bei Ihrer täglichen Kost ballaststoffreiche Nahrung wie faserstoffreiches Gemüse, Sauerkraut, Kohlgerichte, Kartoffeln, Wildsalate, derbes Obst; essen Sie Vollkornbrot statt Weißbrot, trinken Sie reichlich (→ Seite 112), bevorzugt Kräuter-Tees oder selbstgepreßte, möglichst nicht gesüßte Fruchtsäfte, sorgen Sie regelmäßig für ausreichende Bewegung und vor allen Dingen: »Horchen Sie« auf Ihren Darm. Suchen Sie bei den ersten Anzeichen, daß sich der Darm entleeren möchte, die Toilette auf. Versäumen Sie dies, so entzieht der Körper dem Stuhl weitere Feuchtigkeit, was zur Stuhlerhärtung führt.

- **Leinsamen**

Ein wirksames pflanzliches Mittel, mit dessen Hilfe man seinen Darm »zur Pünktlichkeit erziehen kann«, ist der Leinsamen; er quillt im Darm, löst einen Dehnungsreiz aus, der die Darmbewegung (Peristaltik) aktiviert, was zur Stuhlentleerung führt.
Anwendung: 3mal täglich 1 bis 2 gehäufte Eßlöffel geschroteten Leinsamen mit mindestens 1/2 Liter Wasser einnehmen – ohne ihn vorher einzuweichen.

Symptome und ihre Behandlung

- **Tee-Mischung**

Ein gesundes Hausgetränk für Menschen, die an Stuhlverstopfung leiden:

Hibiskusblüten (Rote Malve)	30,0
Hagebuttenfrüchte (mit Samen)	30,0
Himbeerblätter	10,0
Brombeerblätter	10,0
Melissenblätter	5,0
Pfefferminzblätter	5,0

Zubereitung → Seite 13
Anwendung: Bis zu 1 Liter Tee pro Tag trinken.

- **Tamarinden-Mus**

Ein schon lange bewährtes Hausmittel ist das Tamarinden-Mus, pharmazeutischer Name: Pulpa Tamarindorum (Sie bekommen es in der Apotheke). Es handelt sich dabei um das Mus der reifen Früchte des Tamarindenbaumes (Tamarindus indica). Für die leichte Abführwirkung ist der hohe Gehalt an Fruchtsäuren verantwortlich – das Mus enthält Apfelsäure, Bernsteinsäure, Zitronensäure und Weinsäure. Der Gehalt an reichlich Invertzucker und an Weinstein unterstützt die Wirkung.
Anwendung: Abends 1 Eßlöffel oder 2mal täglich 2 Teelöffel Tamarinden-Mus einnehmen.

- **Dörrpflaumen**

Schließlich möchte ich Ihnen noch Dörrpflaumen empfehlen, von denen Sie am Morgen 10 bis 20 Stück in Wasser einweichen, um sie vor dem Schlafengehen mit der Einweichflüssigkeit zu sich zu nehmen.

Durchfall

Über Durchfälle klagen ältere Menschen sehr viel seltener als über Verstopfung. Selbsthilfe mit Heilpflanzen ist jedoch nur in den Fällen möglich, in denen Durchfälle nach zu reichlichem oder ungeeignetem Essen auftreten.
Wichtig: Bei Durchfallerkrankungen aller Art kommt es zu starken Verlusten an körpereigener Flüssigkeit, an Salzen, Elektrolyten und Zucker. Gehen Sie deshalb unverzüglich zum Arzt.

- **Tee-Mischung**

Ich empfehle Ihnen eine Tee-Mischung, mit der Sie sich in akuten Fällen schnell und nachhaltig helfen können. Tritt nach längstens zwei Tagen keine Wirkung ein, müssen Sie ebenfalls ärztlichen Rat einholen:

Blutwurzeln (Tormentill)	40,0
Thymiankraut	30,0
Kamillenblüten	20,0
Pfefferminzblätter	10,0

Zubereitung → Seite 13
Anwendung: 3 bis 5 Tassen Tee täglich trinken. Bitte nicht süßen.

Schlafstörungen – Unruhe – leichte Depressionen

Unter diesen Beschwerden leiden ältere Menschen sehr häufig. Sie fühlen sich zwar sonst recht wohl, haben keine organischen Krankheiten, doch – so hört man es von ihnen immer wieder – sie fürchten sich vor der Nacht, weil sie nicht schlafen können. Mal ist es das Einschlafen, das lange auf sich warten läßt, mal ist es das Erwachen nach kurzer Schlafdauer; immer empfinden sie das Wachliegen, die trüben Gedanken und Sorgen, die sie dabei quälen, als sehr zermürbend.

Schlafstörungen

- **Den Tagesablauf überprüfen**

Bitte greifen Sie in solchen Fällen nicht sofort zu starker Arznei, denn Schlaf durch Betäubung zu erzwingen und Ruhe durch Abstumpfung ist bestimmt nicht gesund. Ich empfehle Ihnen zunächst nicht einmal eine Kräutertee-Arznei, sondern rate Ihnen, doch einmal Ihren Tagesablauf zu überprüfen. Vielleicht fällt das »Nickerchen« am Nachmittag, an das Sie sich gewöhnt haben, zu lange aus, so daß Sie am Abend einfach noch nicht müde sind. Vielleicht hilft Ihnen ein Spaziergang am Abend, vielleicht ein Buch als Einschlafhilfe. Vielleicht gehören Sie auch zu jenen Menschen, die mit immer weniger Schlaf auskommen, oft mit weniger als sechs Stunden. Und was die »trüben Gedanken« und die Sorgen angeht, versuchen Sie

Altersbeschwerden

bitte bewußt, dies alles nicht mit ins Bett, mit in die Nacht zu nehmen. Vielleicht hilft Ihnen der Rat eines alten Herrn; er empfiehlt, sich schon gleich nach dem Abendessen eine angenehme Begebenheit aus vergangener Zeit in Erinnerung zu rufen, noch vor dem Zubettgehen »anzudenken«, um dann im Bett damit »zu spielen«, sich an Einzelheiten zu erinnern oder die Begebenheit schöner nachzuerleben, als sie in Wirklichkeit gewesen ist. Das ist angenehm, ermüdet aber gleichzeitig. Es gibt viele Möglichkeiten, zu gutem Schlaf zurückzufinden. Vielleicht fallen Ihnen ja selbst noch mehr und für Sie bessere ein.

- **Schlummertrunk**

Wenn aber alles, was Sie ausprobieren, keine Hilfe ist, wenn der Schlaf immer noch sehr lange auf sich warten läßt, dann dürfte ein Schlummertrunk die rechte Schlafhilfe sein.
Ich empfehle Ihnen, es so zu machen, wie es viele ältere Menschen in romanischen Ländern tun; sie trinken Kamillen-Tee mit Milch.
Zubereitung → Seite 13, den fertigen Tee mit Milch (ein Drittel der Menge) mischen.
Anwendung: Kurz vor dem Zubettgehen 1 Tasse Tee mit Milch, gesüßt mit 1 Teelöffel Honig trinken. (Diabetiker dürfen den Schlaftrunk nur ungesüßt zu sich nehmen.)

- **Tee-Mischungen**

Sehr gut in ihrer Wirkung sind auch die folgenden Tees. Sie müssen ausprobieren, was Ihnen am besten hilft und schmeckt.

Tee-Mischung 1
Melissenblätter	10,0
Baldrianwurzeln	10,0
Kamillenblüten	10,0
Orangenblüten	10,0
Hagebuttenfrüchte (mit Samen)	10,0
Lavendelblüten	10,0
Hopfenzapfen	10,0

Tee-Mischung 2
Johanniskraut	30,0
Weißdornblüten	20,0
Melissenblätter	20,0
Kamillenblüten	10,0
Hopfenzapfen	5,0

Zubereitung → Seite 13
Anwendung: Vor dem Schlafengehen 1 Tasse Tee trinken; bei nächtlichem Erwachen 1 weitere Tasse Tee mit Honig gesüßt trinken (Diabetiker ohne Honig).

Bitte beachten Sie
Nächtliches Erwachen ist manchmal auch eine Reaktion auf zu wenig Blutzucker. Es kann deshalb nützlich sein, beim Aufwachen ein Stückchen Traubenzucker oder ein Stückchen Vollmilchschokolade zu essen. Das gilt auch für Diabetiker, die aber vorher unbedingt ihren Arzt fragen müssen. Falls er seine Zustimmung gibt, bestimmt er auch, wieviel davon gegessen werden darf (Kohlenhydrate!).

- **Beruhigende Bäder**

Auch beruhigende Bäder sind oft angewandte und wirksame Schlafhilfen. Bewährt haben sich Melissen-Bad, Hopfen-Bad, Lavendel-Bad, Baldrian-Bad und Heublumen-Bad.
Zubereitung und Badedauer → Seite 25 und 26

- **Schlafkissen**

Eine weitere sehr wirksame Einschlaf- und Durchschlafhilfe, gerade für ältere Menschen, kann auch das Schlafkissen sein. Von den vielen möglichen Füllungen möchte ich Ihnen die folgende Heilpflanzen-Mischung empfehlen:

Hopfenzapfen	30,0
Johanniskraut	20,0
Lavendelblüten	20,0

Vorbereitung und Anwendung: Nähen Sie sich ein Säckchen aus feinem Leinen mit einer Kantenlänge von 10 x 10 cm bis 15 x 15 cm. Versehen Sie eine Seite mit einem Reißverschluß. Füllen Sie von der Mischung so viel locker ein (nicht hineinpressen!), daß Ihr Kissen prall gefüllt ist. Eine Füllung bleibt im allgemeinen einen Monat lang wirksam.
Legen Sie das Schlafkissen entweder unter Ihr Kopfkissen oder unter die Bettdecke. Sie können Ihren Kopf aber auch direkt darauflegen (dann sollten Sie einen Kissenbezug darüberziehen). Es gibt auch die Möglichkeit, sich das Kissen auf die Brust zu legen; so atmen Sie die »heilsamen Düfte« in der Nacht ein.

Leichte Depressionen

Viele ältere Menschen fühlen sich oft einsam und alleingelassen; sie fühlen sich unwohl oder »mißgestimmt«, grübeln viel und können sich kaum noch richtig freuen, selbst wenn sie eigentlich allen Grund dazu hätten. Sie selbst bezeichnen ihren Zustand als leicht depressiv und fühlen sich oft außerstande, aus dieser Traurigkeit und dem Gefühl von Einsamkeit herauszufinden.

● **Tee-Mischung**
Gerade bei leichten Depressionen dieser Art helfen so bewährte Heilpflanzen wie die Melisse und das Johanniskraut. Ein Tee aus beiden Heilkräutern bringt nach einiger Zeit Besserung im Sinne einer Aufhellung der Stimmungslage.
Zubereitung → Seite 13
Anwendung: Kurmäßig über einen Zeitraum von mindestens sechs Wochen 2 bis 3 Tassen Tee täglich trinken.
Auch bei leichten Depressionen, wie ich sie oben geschildert habe, kann ein Schlafkissen gute Dienste leisten; probieren Sie es doch einmal aus.

Nachlassen der Herzleistung

Wenn Sie bemerken, daß Ihnen das Treppensteigen nicht mehr so leicht fällt wie früher, wenn Ihnen auf Spaziergängen bei Steigungen »die Luft knapp wird«, dann müssen Sie nicht gleich verzweifeln. Das sind Leistungsminderungen des Herzens, die sich im Alter einstellen können. Bei manchen Menschen sind die Beschwerden stärker, bei anderen kaum wahrnehmbar.

> **Bitte beachten Sie**
> Bitte suchen Sie auf jeden Fall einen Arzt zu einer gründlichen Herzuntersuchung auf, bevor Sie sich mit einer Heilpflanzen-Anwendung selbst behandeln!

Manchmal wird der Arzt eine Behandlung mit herzkräftigenden Präparaten aus den Fingerhutarten (Digitalis) einleiten, oft auch mit mild wirkenden Heilpflanzentherapien, denn es gibt vorzügliche Tees, die bei kurmäßiger Anwendung das »altersmüde« Herz kräftigen. Es kommt zu einer besseren Versorgung des Herzmuskels mit Sauerstoff und Glukose (Zucker) sowie zur besseren Durchblutung der Herzkranzgefäße.

Herzschwäche

● **Weißdorn-Tee**
An erster Stelle in der Reihe der wirksamen Heilpflanzen steht der Weißdorn, von dem die Blüten oder ein Gemisch aus Blüten und Blättern (im Verhältnis 1 : 1) einen herzstärkenden Tee liefern, der sich zur Langzeitbehandlung eignet. Weißdorn wurde wissenschaftlich gründlich untersucht, man bescheinigt ihm eine Wirkung bei beginnender Herzschwäche, vor allem im Bereich der Herzkranzgefäße und des Herzmuskels, bei Druck- und Beklemmungsgefühl in der Herzgegend, bei zu geringer Pulszahl und bei Herzrhythmusstörungen.
Zubereitung → Seite 131
Anwendung: Kurmäßig über einen Zeitraum von mehreren Wochen 2- bis 3mal täglich 1 Tasse Tee trinken.
Menschen, die mit Weißdorn-Tee behandelt werden, fühlen sich frischer, können die Treppen wieder leichter steigen und bemerken bei ihren

Altersbeschwerden

Spaziergängen, daß sie leichte Steigungen ohne Atemnot schaffen und ohne schnell erschöpft zu sein. Auch der Schlaf, so berichten die Patienten, sei besser und nächtliches Aufwachen seltener.

Nervosität

● **Tee-Mischung**
Eine andere Heilpflanze, schon seit vielen Jahren als herzwirksam bekannt, ist das Herzgespannkraut. Die Wirkung ist der des Baldrians ähnlich, also beruhigend und entspannend.
Ich empfehle deshalb, Herzgespannkraut mit Melisse und Weißdorn zu mischen, wenn es in erster Linie darum geht, das »nervöse Herz« zu beruhigen. Die Bitterorangen-Schalen in der folgenden Tee-Mischung dienen der Tonisierung, also der kräftigenden Anregung. Die Mischung hat sich sehr bewährt:

Weißdornblüten	20,0
Herzgespannkraut	20,0
Melissenblätter	20,0
Bitterorangenschalen	10,0

Zubereitung: 1 bis 2 gehäufte Teelöffel dieser Mischung mit 1/4 Liter siedendem Wasser übergießen, 20 Minuten lang ausziehen, danach abseihen.
Anwendung: Kurmäßig über einen Zeitraum von mehreren Wochen 2- bis 5mal täglich 1 Tasse Tee trinken. Die Tasse Tee am Abend darf mit Honig gesüßt werden. (Diabetiker trinken auch abends ihren Tee ungesüßt.)

Bluthochdruck

Ein erhöhter Blutdruck, vor allem bei älteren Menschen, gilt meist als »normal«. Dieser weitverbreiteten Meinung möchte ich widersprechen.

> **Bitte beachten Sie**
> Erhöhter Blutdruck muß in jedem Fall vom Arzt behandelt werden! Bitte lassen Sie regelmäßig Ihren Blutdruck überprüfen.

Leicht erhöhter Blutdruck (Werte von 140 bis 159 mm Hg systolisch und 90 bis 94 mm Hg diastolisch) kann zumindest versuchsweise – nur mit Zustimmung des behandelnden Arztes – mit Weißdorn-Tee behandelt werden. Auch die Mistel als blutdrucksenkende Heilpflanze wird immer wieder genannt. Eine rationale Begründung dafür fehlt zwar bisher, doch eine meßbare Wirkung durch das Zusammenspiel von Weißdornblüten, Weißdornblättern und Mistelkraut bei leicht erhöhtem Blutdruck ist nicht zu leugnen.

● **Tee-Mischung**
Ich empfehle Ihnen, den folgenden Tee einmal auszuprobieren – unter ärztlicher Aufsicht!

Weißdornblätter mit -blüten	30,0
Mistelkraut	20,0
Baldrianwurzeln	5,0

Zubereitung → Seite 13
Anwendung: 2 Tassen Tee täglich trinken.

Zu niedriger Blutdruck

Zu niedrige Blutdruckwerte, bei älteren Menschen zwar relativ selten, sind ungemein lästig, weil die Leistungsfähigkeit dadurch erheblich beeinträchtigt ist.

> **Bitte beachten Sie**
> Zu niedriger Blutdruck muß in jedem Fall vom Arzt behandelt werden. Bitte lassen Sie regelmäßig Ihren Blutdruck überprüfen.

Symptome und ihre Behandlung

● **Rosmarin-Wein**
Bei leichtem Niederdruck (Werte um 110 mm Hg systolisch und 60 mm Hg diastolisch) hat sich ein Rosmarin-Wein bewährt, den Sie unter ärztlicher Aufsicht ausprobieren sollten. Sie bekommen ihn in der Apotheke.
Anwendung: 2- bis 3mal täglich 2 bis 3 Eßlöffel voll Rosmarin-Wein einnehmen.

● **Rosmarin-Tee**
Auch Rosmarin-Tee findet in der Volksmedizin bei niedrigem Blutdruck Anwendung.
Zubereitung: 1/2 Teelöffel Rosmarinblätter mit 1/4 Liter siedendem Wasser übergießen, 10 Minuten lang ausziehen, danach abseihen.
Anwendung: 2 Tassen Tee täglich trinken.

● **Rosmarin-Bad**
Das Rosmarin-Bad ist ebenfalls eine Aktivierungshilfe für Herz und Kreislauf.
Zubereitung und Badedauer → Seite 125.

Kräftigung von Herz und Kreislauf

● **Tee-Mischung**
Ein bewährter Tee zur Kräftigung von Herz und Kreislauf, vor allem bei älteren Menschen:

Weißdornblätter mit -blüten	21,5
Himbeerblätter	21,5
Rosmarinblätter	18,5
Hagebuttenfrüchte (mit Samen)	18,5
Herzgespannkraut	14,5
Bitterorangenschalen	7,0
Ringelblumenblüten	2,5

Zubereitung: 2 Teelöffel dieser Mischung mit 1/4 Liter siedendem Wasser übergießen, etwa 5 Minuten lang ausziehen, danach abseihen.
Anwendung: 2 bis 3 Tassen täglich trinken.

Chronischer Husten (Altershusten)

Als Folge von Asthma, chronischer Bronchitis und Lungenemphysem (Lungenblähung) ist ein chronischer Husten im Alter so häufig, daß man dafür den Namen »Altershusten« gebraucht. Bei Rauchern spricht man in diesem Zusammenhang vom »Raucherhusten«. Was auch immer es ist, am Anfang aller Bemühungen um Linderung hat eine ärztliche Untersuchung zu stehen.

Bitte beachten Sie
Lassen Sie die Ursachen eines Hustens stets von Ihrem Arzt klären, die Behandlung von ihm bestimmen.

Asthma ist selbst intensiver Behandlung schwer zugänglich, weil auch chemische Mittel keine Heilung bringen. In solchen Fällen wird Ihr Arzt zur Unterstützung seiner Therapie nichts gegen die Verwendung von Kräuter-Tees einzuwenden haben, denn sie sind ungemein wirksam.

Verschleimung der Bronchien

● **Tee-Mischungen**
Es gibt viele Heilpflanzen, die sich bei Husten, Verschleimung und zur Desinfektion der Bronchien bei älteren Menschen besonders bewährt haben. Ich empfehle Ihnen einige erprobte Tee-Mischungen.

Tee-Mischung 1

Isländisches Moos (oder Spitzwegerichblätter)	30,0
Malvenblüten	10,0
Wollblumen	10,0
Thymiankraut	10,0

Tee-Mischung 2
Ein Tee, der den zähen Schleim noch besser löst:

Isländisches Moos (oder Spitzwegerichblätter)	30,0
Schlüsselblumenwurzeln (Primeln)	20,0
Melissenblätter	10,0
Thymiankraut	10,0
Spitzwegerichkraut	10,0

Zubereitung: 2 gehäufte Teelöffel dieser Mischung mit 1/4 Liter siedendem Wasser übergießen, in zugedecktem Gefäß unter gelegentlichem Umrühren 5 bis 10 Minuten lang ausziehen, danach abseihen.
Anwendung: Am Abend vor dem Zubettgehen 1 große Tasse Tee trinken, die mit einem Eßlöffel Waldbienenhonig gesüßt wird (Diabetiker müssen den Tee ungesüßt trinken). Den Tee in einer Warmhaltekanne auf den Nachtisch stellen. Am Morgen etwa 1/2 Stunde vor dem Aufstehen 1 Tasse Tee trinken.

- **Tee-Mischung**

Als letztes möchte ich Ihnen einen Erkältungs-Tee nennen, der gerade bei Altershusten wirksam ist:

Lindenblüten	10,0
Holunderblüten	10,0
Melissenblätter	10,0
Kamillenblüten	10,0
Thymiankraut	10,0

Zubereitung → Seite 13
Anwendung: Kurmäßig über einen Zeitraum von mehreren Wochen 2 bis 3 Tassen Tee täglich trinken.

Prostatabeschwerden

Im Alter, bei manchen Männern schon vom 45. Lebensjahr an, vergrößert sich die Prostata, die Vorsteherdrüse. Da die Prostata die Harnröhre an jener Stelle umschließt, an der sie aus der Blase austritt, führt eine Vergrößerung oder Anschwellung zu Störungen beim Wasserlassen. Anfangs wird die Vergrößerung kaum bemerkt, später jedoch wird der Harnstrahl schwächer und die Blasenentleerung erfolgt nicht mehr vollständig. Bei einer Prostatavergrößerung kommt es häufig zu einem Stillstand des Wachstums der Prostata in einem Stadium, in dem man die Beschwerden mit milden Heilpflanzen soweit lindern kann, daß sie kaum noch wahrgenommen werden. Die vergrößerte Prostata jedoch bildet sich nicht zurück. Es gibt auch bösartige Vergrößerungen der Prostata (Krebs), die heute erfolgreich behandelt werden können, wenn sie früh genug erkannt werden.
Nach dieser Einführung werden Sie meinen dringenden Rat vielleicht besser verstehen.

> **Bitte beachten Sie**
> Nehmen Sie bitte die Vorsorgeuntersuchungen auf Prostatakrebs regelmäßig wahr. Je früher ein Krebs erkannt wird, desto größer sind die Heilungschancen. Wenn Sie Störungen beim Wasserlassen beobachten, wenn sich die Blase nicht vollständig entleert, dann gehen Sie bitte zum Arzt. Er wird die erforderlichen Maßnahmen einleiten.

Störungen beim Wasserlassen

- **Brennessel-Tee**

Die ärztlichen Maßnahmen können Sie mit Heilpflanzen-Tees sinnvoll unterstützen. Ich empfehle die Brennessel (Anwendungseinschränkung → Seite 153), den Löwenzahn, die Zitterpappelknospen und mit Vorbehalt auch das Kleinblütige Weidenröschen. Während Sie die Brennessel als Einzeltee (aus Blättern, wirksamer noch aus Wurzeln) anwenden können, finden sich Löwenzahn und Zitterpappelknospen vor allem in Tee-Mischungen.
Zubereitung von Brennessel-Tee aus Blättern → Seite 72

Zubereitung von Brennessel-Tee aus Wurzeln: 2 gehäufte Teelöffel der Droge mit 1/4 Liter kaltem Wasser übergießen, langsam zum Sieden erhitzen, etwa 1 Minuten lang auskochen, etwa 10 Minuten lang ausziehen, danach abseihen.
Anwendung der beiden Tee-Arten: 3 bis 4 (bis 5) Tassen Tee pro Tag trinken.

- **Tee-Mischungen**

Zwei weitere Tee-Mischungen sind meiner Meinung nach ebenfalls geeignet, in leichten Fällen einer gutartigen Prostatavergrößerung angewandt zu werden:

Tee-Mischung 1
Brennesselwurzeln	30,0
Zitterpappelknospen	10,0
Löwenzahnwurzeln	10,0

Zubereitung: 2 gehäufte Teelöffel dieser Mischung mit 1/4 Liter kaltem Wasser übergießen, zum Sieden erhitzen, 5 Minuten lang ausziehen, danach abseihen.
Anwendung: Kurmäßig über einen Zeitraum von zwei bis drei Wochen 2 bis 3 Tassen Tee täglich trinken.

Tee-Mischung 2
Löwenzahnwurzeln (mit Kraut)	20,0
Brennesselblätter	20,0
Kamillenblüten	20,0
Melissenblätter	20,0
Pfefferminzblätter	10,0

Zubereitung → Seite 13
Anwendung: 3 Tassen Tee täglich trinken. Dieser Tee kann auch bei beginnender Prostataerkrankung als Haustee getrunken werden.

- **Kleinblütige Weidenröschen**

Ich sprach davon, daß ich das Kleinblütige Weidenröschen zur Behandlung einer gutartigen Prostatavergrößerung nur mit Vorbehalt empfehlen kann. Diese Heilpflanze wurde in der Volksmedizin stark überbewertet, es liegen aber so geringe Erfahrungen damit vor, daß ich nicht mit gutem Gewissen zur Anwendung dieses Heilkrautes raten kann. Sollte Ihr Arzt anderer Meinung sein, können Sie sich einen Tee aus dem Kleinblütigen Weidenröschen so zubereiten, wie es auf Seite 13 beschrieben wurde. Die Anwendung ist dieselbe wie bei Brennessel-Tee.

- **Kürbiskern-Kur**

Eine Kürbiskern-Kur bei leichter Prostatavergrößerung ist hingegen sehr empfehlenswert. Die Wirkung gilt als gesichert, obwohl man das Warum bis heute nicht vollständig erklären kann. Die Behinderung der Harnentleerung verringert sich, der Harnstrahl wird kräftiger, das Urinieren nicht mehr unterbrochen. In der Blase bleibt weniger Restharn zurück, und das Druckgefühl in Blase und Harnröhre wird nicht mehr als unangenehm empfunden. Über eine Rückbildung der Prostatavergrößerung gibt es keine Erkenntnisse.
Anwendung: Mehrmals täglich 1 Eßlöffel Kürbiskerne einnehmen.
Leider sind die Kerne unserer Gartenkürbisse nur wenig wirksam. Die arzneilich genutzten Kürbiskerne, eigens für die Anwendung bei Prostataleiden gezüchtet, bekommen Sie in der Apotheke.

Das »Zipperlein« im Alter

Kennen Sie Zustände wie diese – Sie wollen sich vom Stuhl erheben, doch das geht nicht so einfach, weil es »im Kreuz« weh tut; Sie wollen gehen, brauchen aber erst einige Schritte, bis Sie in Schwung kommen; Sie wollen kräftig zugreifen und spüren einen stechenden Schmerz in den Gelenken. Dies alles kann zwar, muß aber nicht Rheuma sein, deshalb spricht man vielfach vom »Zipperlein«. Darunter versteht man all diese vorübergehenden Schmerzen in Muskeln und Gelenken, meist verursacht durch altersbedingte Abnutzungserscheinungen. In schweren Fällen ist natürlich eine ärztliche Behandlung unumgänglich, doch weitaus häufiger kommt man mit einer Heilpflanzen-Behandlung in Form von Tee-Kuren oder Heilpflanzen-Bädern aus.

Bitte beachten Sie
Vor Beginn der Heilpflanzen-Behandlung ist eine ärztliche Untersuchung nötig, um die Ursachen der Beschwerden abzuklären.

Altersbeschwerden

Immer wieder taucht die Frage auf, ob und auf welche Weise man sich mit Heilkräuter-Tees Linderung verschaffen kann, ob es sinnvoll ist, die ärztliche Therapie durch Tees zu unterstützen. Die letzte Frage sollten Sie Ihrem Arzt stellen – obwohl ich glaube, Ihnen seine Antwort voraussagen zu können: ein eindeutiges Ja.

Rheumaschmerzen können wir zwar lindern, die eigentliche Krankheit jedoch nicht heilen, weder mit chemischen noch mit pflanzlichen Arzneimitteln. Deshalb wird alles, was Linderung bringt, von Ärzten akzeptiert, sofern es keinen Schaden anrichtet.

In diesem Zusammenhang, möchte ich auf die meiner Erfahrung nach gerade bei älteren Menschen sehr beliebte Wacholderbeer-Kur eingehen, die nicht unproblematisch ist. Bei hoher Dosierung von Wacholderbeeren ist eine erhebliche Nierenreizung nicht auszuschließen. So sehr sie auch gelobt wird, ich kann sie in diesem Fall nicht empfehlen!

Gelenkschmerzen

● **Löwenzahn-Tee**

Mein Favorit unter den Heilpflanzen, die bei Gelenkschmerzen helfen, ist der Löwenzahn. Ich rate, ihn im Frühjahr fleißig als Salat zu essen und mindestens dreimal im Jahr eine Kur mit Löwenzahn-Tee durchzuführen.

Zubereitung: 2 gehäufte Teelöffel Löwenzahnwurzeln mit Kraut mit 1/4 Liter kaltem Wasser übergießen, langsam erhitzen, etwa 1 Minute im Sieden halten, etwa 10 Minuten lang ausziehen, danach abseihen.

Anwendung: Kurmäßig über einen Zeitraum von sechs bis acht Wochen 2 bis 3 Tassen Tee täglich trinken.

Nicht anwenden bei Darmverschluß oder bei Entzündungen oder Verschluß der Gallenwege.

● **Tee-Mischung**

Wer den Tee, der zugegebenermaßen nicht besonders gut schmeckt, geschmacklich aufwerten möchte, möge die folgende Mischung versuchen:

Löwenzahnwurzeln (mit Kraut)	30,0
Hagebuttenfrüchte (mit Samen)	10,0
Hibiskusblüten (Rote Malve)	10,0
Pfefferminzblätter	10,0

Zubereitung → Seite 13

Anwendung: Kurmäßig über einen Zeitraum von sechs bis acht Wochen 2 bis 3 Tassen Tee täglich trinken.

● **Afrikanische Teufelskralle**

Erfolgreich bei einer Langzeitbehandlung zur Linderung rheumatischer Beschwerden ist auch die Afrikanische Teufelskralle (Harpagophytum procumbens), die in Süd- und Südwestafrika beheimatet ist. Ihre Wurzelknolle, zubereitet als Tee, wird bei Gelenkrheuma sehr häufig eingesetzt – eindeutig mit gutem Erfolg. Sie bekommen die Droge in der Apotheke meist fertig abgepackt, die angegebene Gebrauchsanweisung ist sorgfältig zu beachten.

Es mehren sich die Stimmen, die der Teufelskralle, gerade bei älteren Menschen, eine sehr positive Wirkung bei Verdauungsbeschwerden zuschreiben, und den Teufelskrallen-Tee als ein Mittel gegen vorzeitiges Altern bezeichnen. Bitte trauen Sie diesem Tee nicht zuviel zu – Wundermittel gibt es nun einmal nicht.

Kräuterbäder zur Vitalisierung und Entspannung

Sebastian Kneipp, Pfarrer und »Wasserdoktor« in Bad Wörishofen, soll einmal gesagt haben: »Bei allen Bädern nehme ich nie Wasser alleine« – und er hat recht daran getan. Denn jenen, die die Ansicht vertraten, daß Bäder, wenn überhaupt, nur durch ihre wohlige Wärme wirken, und alle Zusätze reine Spielereien seien, wurde durch jüngste Untersuchungen »der Wind aus den Segeln« genommen. Im Institut für medizinische Balneologie und Klimatologie der Universität München konnte bewiesen werden, daß ätherische Öle im Badewasser durch die Haut aufgenommen (resorbiert) werden, daß sogar Mineralstoffe, wenn auch in bescheidenerem Umfang, auf diese Weise in den Körper gelangen. Hinzu kommt, daß während des Badens Wirkstoffe durch Inhalation aufgenommen und durch den Riechnerv deutliche Heilreize ausgelöst werden können.

Bedeutsam in diesem Zusammenhang ist auch die Untersuchung von Professor Müller-Limroth über die Wirksamkeit der Heublumen-Anwendungen. Er konnte nachweisen, daß durch Bäder und Auflagen eine bessere Durchblutung des Gewebes erfolgt, das Bindegewebe gekräftigt und Schmerzen gelindert werden.

Kräuter-Bäder also sind nicht nur ein Vergnügen, sondern sie sind auch heilsam. Im allgemeinen besorgt man sich Kräuter-Bäder (medizinische Badezusätze, bitte die Anleitung genau beachten) in der Apotheke. Das ist einfacher und bequemer, als sich seine Badezusätze selbst zu bereiten. Falls Sie aber eben dies tun möchten, erfahren Sie im folgenden, wie es gemacht wird.

> ### Bitte beachten Sie
> Medizinische Bäder können Herz und Kreislauf belasten und sind auch bei Venenleiden nicht immer angebracht. Deshalb bitte ich Sie, vor Anwendung medizinischer Bäder den Rat Ihres Arztes einzuholen.

Beruhigung

● **Baldrian-Bad**
100 Gramm Baldrianwurzeln (Baldrian-Tee) mit 2 Liter Wasser übergießen, zum Sieden erhitzen, etwa 10 Minuten lang auskochen, danach abseihen. Den Extrakt dem Badewasser zugeben. Sie können dem Vollbad auch 100 Gramm Baldrian-Tinktur zusetzen.
Badetemperatur 35 bis 38 °C, Badedauer 10 bis 15 Minuten. Nach dem Bad ruhen.

● **Melissen-Bad**
60 bis 70 Gramm Melissenblätter mit 5 Liter siedendem Wasser übergießen, etwa 20 Minuten lang ausziehen, danach abseihen. Den Extrakt dem Badewasser zugeben.
Badetemperatur 35 bis 38 °C, Badedauer 10 bis 15 Minuten. Nach dem Bad ruhen.

● **Hopfen-Bad**
50 Gramm Hopfenzapfen mit 2 Liter Wasser übergießen, zum Sieden erhitzen, etwa 20 Minuten lang ausziehen, danach abseihen. Den Extrakt dem Badewasser zugeben.
Badetemperatur 35 bis 38 °C, Badedauer 10 bis 15 Minuten. Nach dem Bad ruhen.

● **Lavendel-Bad**
50 bis 60 Gramm Lavendelblüten mit 1 Liter Wasser übergießen, 20 Minuten lang ausziehen, danach abseihen. Den Extrakt dem Badewasser zugeben.
Badetemperatur 35 bis 38 °C, Badedauer 10 bis 15 Minuten. Nach dem Bad ruhen.

● **Rosmarin-Bad**
50 bis 60 Gramm Rosmarinblätter mit 1 Liter Wasser übergießen, zum Sieden erhitzen, 10 Minuten lang ausziehen, danach abseihen. Den Extrakt dem Badewasser zugeben.
Badetemperatur 35 bis 38 °C, Badedauer 10 bis 15 Minuten. Nach dem Bad ruhen.

Altersbeschwerden

**Schmerzlinderung,
Verbesserung der Durchblutung**

● **Heublumen-Bad**
300 bis 500 Gramm Heublumen mit 5 Liter Wasser übergießen, zum Sieden erhitzen, etwa 5 Minuten lang auskochen, danach abseihen. Den Extrakt dem Badewasser zugeben.
Badetemperatur 35 bis 38 °C, Badedauer 10 bis 15 Minuten. Nach dem Bad ruhen.

● **Schachtelhalm-Bad**
100 Gramm Schachtelhalmkraut etwa 1 Stunde lang in 2 Liter heißem Wasser einweichen, das Ganze kurz aufkochen, danach abseihen. Den Extrakt dem Badewasser zugeben.
Badetemperatur 37 bis 38 °C, Badedauer 10 bis 15 Minuten. Nach dem Bad ruhen.

● **Schafgarben-Bad**
200 Gramm Schafgarbenkraut mit 2 Liter Wasser übergießen, zum Sieden erhitzen, 10 Minuten lang auskochen, danach abseihen. Den Extrakt dem Badewasser zugeben.
Badetemperatur 37 °C, Badedauer 10 bis 15 Minuten. Nach dem Bad ruhen.

Das sollten Sie wissen
Das Heublumen-Bad und das Schafgarben-Bad eignen sich auch zur Entspannung in den Wechseljahren der Frau (→ Seite 107). Das Rosmarin-Bad wird auch bei Rheuma als hilfreich empfunden.

Kleine nützliche Hinweise

● Bei trockener Haut hilft Einfetten mit Johanniskraut-Öl.

● Bei Trockenheit im Mund ist Anis hilfreich. Sie können die zermahlenen Früchte kauen, Sie können aber auch starke Anisbonbons lutschen.

● Warzen verschwinden oft, wenn man sie mehrmals täglich mit Rhizinus-Öl (Apotheke) einreibt.

● Bei offenen Beinen (Ulcus cruris) wird die Heilung angeregt, wenn man Umschläge mit Arnika-Tee oder Ringelblumenblüten-Tee macht.
Zubereitung der Tees: 1 gehäuften Teelöffel der jeweiligen Droge mit 1/4 Liter siedendem Wasser übergießen, 10 Minuten lang ausziehen, danach abseihen.
Anwendung der Tees: Viellagigen Mull mit dem lauwarmen Tee tränken, auf die zu behandelnden Stellen legen und mit einer Mullbinde befestigen. Der Umschlag muß mehrmals täglich erneuert werden.

● Auch ein Salbenverband mit Arnika- oder Ringelblumen-(Calendula-)Salbe ist zu empfehlen. Sollte es zu Hautrötungen mit Juckreiz und/oder Brennen kommen, gehören Sie zu jenen Menschen, die auf Arnika oder (seltener) Ringelblume allergisch reagieren. Die Behandlung muß dann sofort abgebrochen werden.

● Dem Durchliegen bei bettlägerigen Patienten beugt man vor, indem man die Problemstellen (Fersen, Steißbein, Rücken) mehrmals täglich mit einer Ringelblumen-Salbe einreibt.

● Gegen Schluckauf soll Obstessig auf Zucker hilfreich sein. (Diabetiker dürfen diese Anwendung nicht machen.) Ganz sicher (in neun von zehn Fällen) wirke jedoch – so ein Mediziner aus Boston –, wenn man eine Zitronenscheibe ißt, die zuvor mit 20 Tropfen Angosturabitter beträufelt wurde.

Symptome und ihre Behandlung

● Chronische Kopfschmerzen verschwinden, wenn man 2- bis 3mal pro Woche ein warmes Fußbad nimmt, dem man 2 Eßlöffel Senfmehl (Apotheke) zugefügt hat. Badedauer 10 bis maximal 15 Minuten.

● Gegen einen »faden Geschmack« im Mund, meist verbunden mit unangenehmem Mundgeruch, hilft Bockshornkleesamen-Tee.
Zubereitung: 1 Teelöffel gemahlenen Samen mit 1/4 Liter kaltem Wasser übergießen, den Ansatz 6 Stunden lang stehenlassen, ihn danach kurz aufkochen und abseihen.
Anwendung: Gurgeln und den Mund spülen.

● Prothesendruckstellen an Gaumen und Kiefer heilen schnell ab, wenn man sie mehrmals täglich mit Myrrhen-Tinktur einreibt. Oft genügt auch schon tägliches Mundspülen mit lauwarmem Wasser, dem Myrrhen-Tinktur zugesetzt ist: 30 Tropfen auf ein Glas Wasser.

● Ein Kräftigungsmittel für ältere Menschen beiderlei Geschlechts sind Brennesselsamen, die mit Südwein ausgezogen wurden. Man bekommt das Getränk in der Apotheke unter dem Namen »Brennesselsamen Vitaltonikum« (Firma Keimdiät). Sie können sich das Tonikum aber auch selbst herstellen.
Zubereitung: 50 Gramm Brennesselsamen mit 1 Liter Südwein übergießen, 10 Tage lang beiseite stellen, danach abseihen.
Anwendung: Kurmäßig über einen Zeitraum von acht Wochen 1 bis 3 Eßlöffel Tonikum täglich einnehmen.

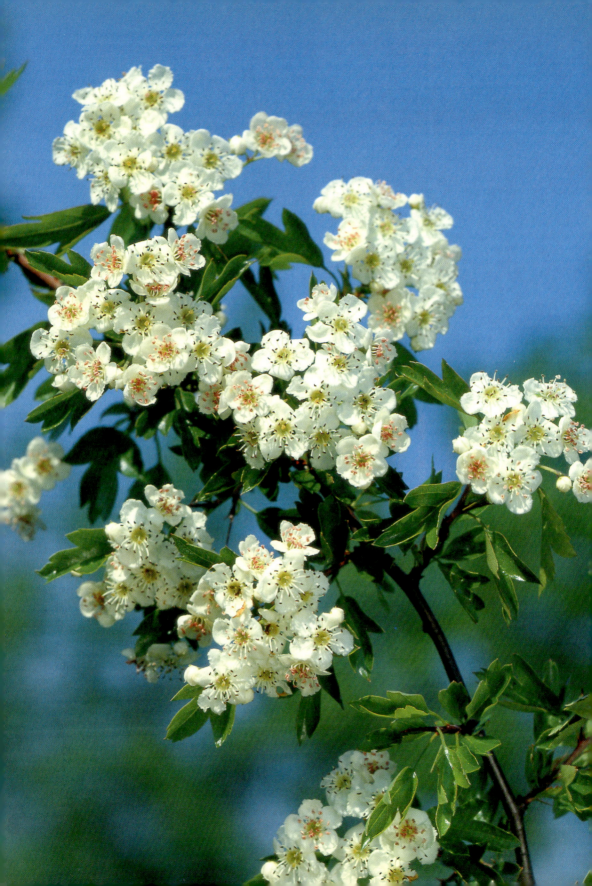

Herz- und Kreislaufstörungen

Heilpflanzen bei Herzbeschwerden ——————————————130
Das müssen Sie wissen 130

Symptome und ihre Behandlung ——————————————131
Zur Vorbeugung · Nervöse Unruhe, Beklemmungsgefühle · Blähungen 131
Niedergeschlagenheit · Erhöhter Blutdruck · Kreislaufschwäche 132
Kräuterbäder zur Beruhigung und Entspannung 133

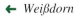
Weißdorn

Heilpflanzen bei Herzbeschwerden

Patienten mit nachweisbar krankem Herzen gehören in jedem Fall in die Obhut des Arztes. Aber bei Überlastungsschäden an Herz und Kreislauf, die eine Folge der Hetze unserer Zeit, der Überforderung in der Schule oder im Beruf und sehr häufig auch ungesunder Lebensgewohnheiten sind, können Kräuter-Tee-Anwendungen sehr nützlich sein. Das sind jene Fälle, bei denen die ärztlichen Untersuchungen noch keinen krankhaften Herzbefund ergeben und dennoch die Leistungsfähigkeit des Herzens gemindert ist. Nervöse Unruhe, gelegentlich auftretendes Herzklopfen, Nachlassen der Spannkraft, schnelle Ermüdung und – wie es oft beschrieben wird – das »Außer-Puste-Geraten« bei Anstrengungen wie Treppensteigen oder körperlicher Arbeit sind die Beschwerden. Die Ursache ist eine ungenügende Durchblutung des Herzmuskels, wodurch die Leistungsfähigkeit des Herzens beeinträchtigt wird. Oft ist es auch eine Gefäßveränderung, die Arteriosklerose (Arterienverkalkung). In diesen Fällen kann man mit Heilpflanzen-Tees Besserung der Beschwerden erzielen, hauptsächlich aber vorbeugend wirken. Das Herz alter Menschen ist naturgemäß nicht mehr voll leistungsfähig und bedarf einer Unterstützung, damit sich die Altersbeschwerden (Leistungsabfall, nervöse Unruhe, Herzklopfen, Herzangst, Atemnot, Bluthochdruck, Ödeme oder Wassersucht) hinausschieben lassen oder weniger stark bemerkbar machen. Hierfür eignen sich in hervorragender Weise die wirksamen Kräuter-Tee-Kuren.

Nach überstandenen Krankheiten, vor allem Infektionskrankheiten, aber auch nach Operationen, dauert bei manchen Menschen die Rekonvaleszenz (Genesungsphase) übermäßig lange. Sie kommen nicht so recht wieder »auf die Beine«, fühlen sich schlapp und müde, obwohl sie von ihrer Krankheit genesen sind. Hier ist der Kreislauf nicht in Ordnung, der Blutdruck oft zu niedrig. In diesen Fällen bieten sich – nach Rücksprache mit dem Arzt – Heilpflanzen für eine Therapie an.

Nicht zuletzt sei auch erwähnt, daß viele Ärzte ihren Patienten nach überstandenem Herzinfarkt neben vielen Ratschlägen im Hinblick auf ihre zukünftige Lebensweise und der Verordnung notwendiger Medikamente den Rat geben, auch mit Hilfe von Weißdornblüten-Tee einem erneuten Herzinfarkt vorzubeugen, diesen Tee also als gute Nachsorge-Therapie empfehlen. Weißdornblüten sind nämlich hervorragend geeignet, ein wie auch immer geschädigtes Herz günstig zu beeinflussen. Die Muskelleistung wird gesteigert, die Herzkranzgefäße werden erweitert, die Durchblutung wird gefördert, wodurch die Sauerstoffversorgung sowohl des Herzens als auch des ganzen Organismus spürbar verbessert wird. Hinzu kommt, daß Weißdornblüten, wie auch Professor Dr. R. F. Weiß deutlich herausstellt, selbst bei Dauergebrauch als Tee keinerlei Nebenwirkungen besitzen.

Dem Weißdorn möchte ich das Herzgespann, die Mistel, den Baldrian und auch die Melisse unterstützend an die Seite stellen. Auch der Hopfen mit seiner beruhigenden Wirkung und das Johanniskraut sind in diesem Zusammenhang zu nennen. Rosmarin und Lavendel leisten bei Kreislaufbeschwerden, vor allem bei niederem Blutdruck als tonisierende Kräuter-Bäder gute Dienste.

Das müssen Sie wissen

Herzkrankheiten werden heute weitgehend mit Wirkstoffen aus Heilpflanzen behandelt, vornehmlich aus solchen, die wir zu den Giftpflanzen zählen. An erster Stelle steht dabei die Digitalistherapie, die Behandlung mit glykosidischen Wirkstoffen aus den verschiedenen Fingerhutarten (Digitalisarten), gefolgt von der Behandlung mit herzwirksamen Glykosiden aus anderen Heilpflanzen. Diese Herzmittel – darüber sind sich die Ärzte einig – sind von anderen Arzneimitteln nicht zu übertreffen.

Allerdings verwendet man nicht Heiltees aus diesen Pflanzen, sondern fein abgestimmte, standardisierte Fertigpräparate und isolierte Reinsubstanzen in Form von Tropfen, Tabletten, Kapseln, Zäpfchen oder Einspritzungen.

Symptome und ihre Behandlung

Zur Vorbeugung

● **Weißdornblüten-Tee**

Weißdorn ist die Heilpflanze unter den genannten, die ich zur Behandlung von Herz- und Kreislaufbeschwerden auch als Einzeldroge (also ungemischt) empfehle. Wer schon als junger Mensch dauernd unter Leistungsdruck steht, wer sich durch körperliche oder geistige Arbeit überfordert fühlt, muß damit rechnen, daß sich diese Überforderung negativ auf sein Herz auswirkt. Selbst wenn man noch nichts spürt, wenn man sein Herz noch für kerngesund hält, weil man weder Herzklopfen (Tachykardie) noch Herzenge (Stenokardie) an sich beobachtet, selbst wenn der Blutdruck normal ist und das EKG zufriedenstellende Werte zeigt, kann man zur Vorbeugung ohne Bedenken schon Weißdorn-Tee trinken. Weißdorn nämlich entlastet das überbeanspruchte Herz, versorgt den Herzmuskel besser mit Sauerstoff und beugt auf diese Weise Abnutzungserscheinungen vor. Mit Recht gilt Weißdorn als hervorragendes Vorbeugemittel gegen den so gefürchteten Herzinfarkt. Und, wie gesagt, der alternde und alte Mensch kann sein Herz mit Weißdorn weitgehend gesund erhalten, vorhandene Beschwerden lindern und die Arteriosklerose (Arterienverkalkung) aufhalten.

Zubereitung: 1 gehäuften Teelöffel Weißdornblüten mit 1 Tasse heißem Wasser übergießen, 15 Minuten lang ausziehen, dann abseihen.

Anwendung: Morgens zum oder nach dem Frühstück 1 Tasse Tee schluckweise trinken, die gleiche Menge am Abend vor dem Zubettgehen. Die Tasse Tee am Abend fördert auch das Einschlafen und die nächtliche Regeneration. Besonders gut ist es, am Abend den Tee mit 1 Löffel Honig zu süßen (Diabetiker nicht süßen).

Nervöse Unruhe, Beklemmungsgefühle

● **Tee-Mischung**

Wer unter nervöser Unruhe leidet, sich beengt und beklemmt fühlt (Angina pectoris), wer das Gefühl hat, er bekäme nicht genügend Luft, wer bei leichten Anstrengungen zu schwitzen beginnt, sollte folgenden Tee einmal ausprobieren:

Weißdornblüten	30,0
Herzgespannkraut	10,0
Melissenblätter	10,0
Baldrianwurzeln	5,0

Zubereitung: 1 gehäuften Teelöffel der Tee-Mischung mit 1 Tasse kochendem Wasser übergießen, 10 Minuten lang ausziehen, danach abseihen.

Anwendung: Je 1 Tasse Tee morgens und abends lauwarm und schluckweise trinken.

Blähungen

● **Tee-Mischung**

Oft klagen Menschen, deren Herz und Kreislauf geschwächt sind, auch über Blähungen, ohne daß der Magen krank oder die Verdauung gestört ist. Diese Blähungen (Meteorismus), die als sehr unangenehm empfunden werden, lindert folgender Tee:

Weißdornblüten	30,0
Melissenblätter	10,0
Kamillenblüten	10,0
Kümmelfrüchte	10,0

Zubereitung: 1 gehäuften Teelöffel der Mischung mit 1 Tasse kochendem Wasser übergießen, 10 Minuten lang ausziehen, danach abseihen.

Anwendung: Je 1 Tasse Tee morgens undd abends lauwarm und schluckweise trinken.

Herz- und Kreislaufstörungen

Niedergeschlagenheit

● **Tee-Mischung**
Bei Patienten mit Herzschwäche, die nicht nur nervös, sondern auch niedergeschlagen, unlustig, antriebsarm oder gar depressiv sind, eignet sich ein Tee mit Johanniskraut:

Weißdornblüten	30,0
Johanniskraut	30,0
Melissenblätter	20,0

Zubereitung: 1 gehäuften Teelöffel der Mischung mit 1 Tasse kochendem Wasser übergießen, 10 Minuten lang ausziehen, danach abseihen.
Anwendung: Je 1 Tasse Tee morgens und abends lauwarm und schluckweise trinken.

Erhöhter Blutdruck

● **Tee-Mischung**
Eine Mischung mit Mistel ist für jene Menschen angezeigt, deren Blutdruck leicht erhöht, jedoch noch nicht im eigentlichen Sinne behandlungsbedürftig ist. (Systolische Werte um 140 mm Hg, auch bei älteren Menschen, sind die obere Grenze.)

Weißdornblüten	30,0
Mistel	20,0
Melissenblätter	10,0

Zubereitung: 1 gehäuften Teelöffel der Mischung mit 1 Tasse kochendem Wasser übergießen, 10 Minuten lang ausziehen, danach abseihen.
Anwendung: Je 1 Tasse Tee morgens und abends lauwarm und schluckweise trinken.

Kreislaufschwäche

● **Tee-Mischung**
Und alle, die ihren Kreislauf aktivieren wollen, »lahme« Jugendliche, alle Rekonvaleszenten, vor allem nach Infektionskrankheiten sowie ältere Menschen mit leichtem Unterdruck tun gut daran, sich einen Tee aus Melisse und Rosmarin zu bereiten. Hier empfehle ich meist noch einige weitere Zusätze:

Rosmarinblätter	20,0
Melissenblätter	20,0
Hagebuttenfrüchte (mit Samen)	10,0
Hibiskusblüten (Rote Malve)	10,0

Zubereitung: 1 gehäuften Teelöffel der Mischung mit 1 Tasse kochendem Wasser übergießen, 10 Minuten lang ausziehen, danach abseihen.
Anwendung: Je eine Tasse Tee morgens und abends lauwarm und schluckweise trinken (nicht in der Schwangerschaft!).

Kräuterbäder zur Beruhigung und Entspannung

Ich kann drei Heilpflanzen empfehlen, die sich sehr gut bewährt haben: Baldrian, Melisse und Rosmarin.

● Baldrian-Bad
Es beruhigt das nervöse Herz und wirkt schlaffördernd. Wer vor dem Schlafengehen ein Baldrian-Bad nimmt, wird schnell und leicht einschlafen. Die Wirkung dieses Bades ist so überzeugend, daß Sie schon im Bad einschlafen können (deshalb Vorsicht!).
Zubereitung: 100 Gramm Baldrianwurzeln mit 3 Liter Wasser übergießen, etwa 10 Minuten lang kochen, dann abseihen. Die Flüssigkeit dem Badewasser zusetzen.
Man kann statt dessen dem Badewasser auch 200 Gramm Baldrian-Tinktur zufügen oder fertige Baldrian-Badeextrakte aus der Apotheke verwenden.
Anwendung: Badetemperatur 37 °C, Badedauer 10 bis 15 Minuten. Nach dem Bad ruhen.

● Melissen-Bad
Dieses Bad wirkt ausgleichend und bei Nervosität entkrampfend.
Zubereitung: 50 bis 60 Gramm Melissenblätter mit 1 Liter Wasser übergießen, zum Sieden erhitzen und nach 10 Minuten abseihen.
Es gibt auch fertige Melissen-Badeextrakte in der Apotheke.
Anwendung: Badetemperatur 37 °C, Badedauer 10 bis 15 Minuten. Nach dem Bad ruhen.

● Rosmarin-Bad
Dieses Bad wird vor allem von Hypotonikern (Menschen mit zu niedrigem Blutdruck) oder Patienten mit peripheren Durchblutungsstörungen geschätzt (nicht in der Schwangerschaft!).
Zubereitung: 50 bis 60 Gramm Rosmarinblätter mit 1 Liter Wasser übergießen, zum Sieden erhitzen und nach 10 Minuten abseihen.
Anwendung: Badetemperatur 37 °C, Badedauer 10 bis 15 Minuten. Nach dem Bad ruhen.

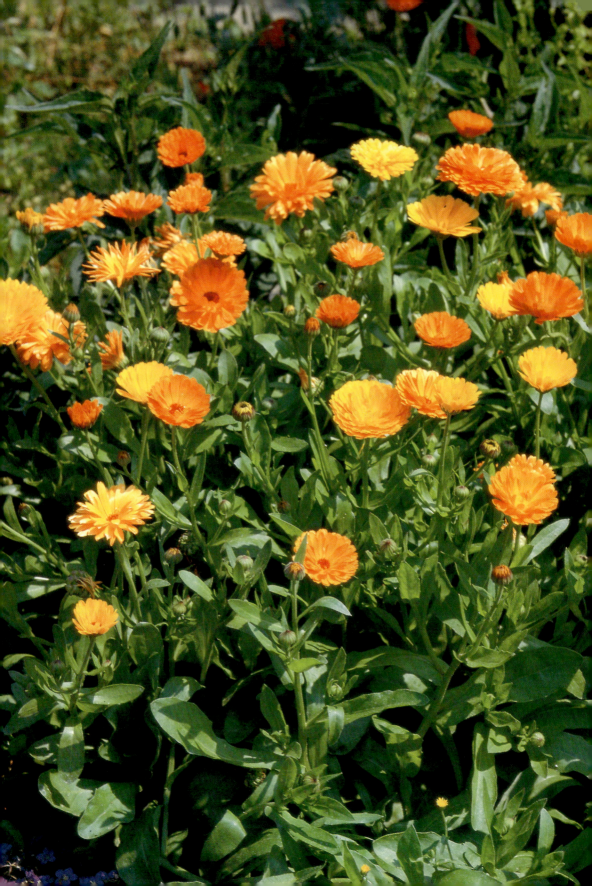

Leichte Verletzungen, Hautreizungen

Die richtigen Heilpflanzen bei Verletzungen und Wunden ___136

Symptome und ihre Behandlung ___136

    Schwellungen   136
    Leichte Sportverletzungen · Durchliegeschäden   137
    Verkrampfte Muskeln   137
Kleine nützliche Hinweise   137

← *Ringelblume*

Die richtigen Heilpflanzen bei Verletzungen und Wunden

Schnell ist beim Sport etwas passiert. Ernsthaftere Verletzungen wie Sehnenrisse oder Knochenbrüche machen schon aufgrund der starken Schmerzen den Weg zum Arzt erforderlich. Meist sind es jedoch harmlose Schäden, die selbst behandelt werden können.
Mit den richtigen Heilpflanzen sind diese leichteren Verletzungen schnell wieder kuriert.
Daneben gibt es die schlecht heilenden Wunden, die sich auch mit Heilpflanzen sehr gut behandeln lassen.
Wer nun glaubt, die Zahl der von mir angebotenen Heilpflanzen sei riesengroß, den muß ich enttäuschen, denn meine Favoriten, mit denen ich auskomme, sind: Arnika, Beinwell, Kamille und Ringelblume.

Symptome und ihre Behandlung

Schwellungen

● **Feuchte Arnika-Umschläge**
Sie bringen bei allen Schwellungen, die durch Sportunfälle, nach Verstauchungen, Verrenkungen, Zerrungen, Quetschungen auftreten und meist mit erheblichen Schmerzen einhergehen, rasche Linderung.
Auch bei Schwellungen nach Knochenbrüchen, die selbstverständlich vom Arzt behandelt werden müssen, lassen sich mit einem Arnika-Umschlag die Schmerzen lindern. Ein zimmerwarmer bis kühler Arnika-Umschlag hat eine durchblutungsfördernde Wirkung, so daß Blutergüsse dadurch schneller resorbiert werden und Unterschenkelgeschwüre besser heilen.

Es gibt zwei Möglichkeiten, die Lösungen für Arnika-Umschläge herzustellen. Es ist einmal der Arnika-Tee, der für den Umschlag verwendet wird; zum anderen können Sie für einen feuchten Umschlag eine verdünnte Arnika-Tinktur verwenden.
Zubereitung des Arnika-Tees für den Umschlag:
1 gehäuften Teelöffel Arnikablüten mit 1/4 Liter siedendem Wasser übergießen, 5 Minuten lang zugedeckt ziehen lassen, abseihen und auf Zimmertemperatur abkühlen.
Anwendung: Mit dem warmen Tee mehrlagigen Verbandmull (auch Watte) tränken, den Mull um oder auf die zu behandelnde Stelle (die Schwellung oder die Wunde) legen und mit einer Mullbinde umwickeln. Wichtig ist, daß der Verband luftdurchlässig bleibt (nicht mit Plastikfolie abdecken). Ist die Flüssigkeit verdunstet, kann man den Verband durch Begießen mit neuer Flüssigkeit wieder befeuchten. Ein Verbandswechsel ist dadurch nicht erforderlich.

Arnika-Tinktur für Umschläge: Sie bekommen sie in der Apotheke unter der Bezeichnung Arnicae tinctura (Arnika-Tinktur).
Anwendung: 1 Teelöffel der Arnika-Tinktur in 1/4 Liter zimmerwarmes Wasser (Schüssel) geben. Das Anlegen des feuchten Umschlags erfolgt wie bei dem Arnika-Umschlag → oben.

Bitte beachten Sie
Es gibt Menschen, die auf den Arnika-Umschlag allergisch reagieren. Die behandelten Stellen röten sich, beginnen zu jucken, im schlimmsten Fall können sich sogar Bläschen bilden. Bei Reaktionen dieser Art ist die Behandlung sofort abzubrechen.
Arnika-Salbe, die Sie in der Apotheke bekommen, ist wirksam bei Venenleiden, Rheuma, Ischias, Hexenschuß und stumpfen (nicht offenen) Sportverletzungen. Gegen diese Anwendung (wenn keine Allergie vorliegt!) ist nichts einzuwenden. Beachten Sie jedoch bitte die Packungsbeilage.

Symptome und ihre Behandlung

Leichte Sportverletzungen

● **Beinwell-Umschläge**
Die Heilpflanze Beinwell wird zur Behandlung von leichteren Sportverletzungen eingesetzt. Bei dieser Heilpflanze wird die Wurzel abgekocht und der Absud für Umschläge verwendet.
Zubereitung der Beinwell-Umschlaglösung: 2 Teelöffel Beinwellwurzeln mit 1/4 Liter kaltem Wasser übergießen, zum Sieden erhitzen, 5 Minuten lang ausziehen, danach abseihen.
Anwendung: Wie Arnika-Umschlag → Seite 136.

Wegen der im Beinwell enthaltenen Pyrolizidin-Alkaloide darf die Behandlung nur bei »stumpfen Verletzungen«, also bei noch intakter Haut erfolgen.

Durchliegeschäden

● **Ringelblumen-Umschläge**
Die Ringelblume ist die dritte Heilpflanze, die ich gerne für die Behandlung von Sportverletzungen mit Umschlägen oder Salbe empfehle, vor allem jenen Menschen, die auf die Anwendung von Arnika-Zubereitungen allergisch (Hautreizungen) reagieren. Die Ringelblume wird meist besser vertragen, wenngleich auch hier allergische Reaktionen nicht völlig auszuschließen sind.
Zubereitung des Ringelblumen-Aufgusses für den Umschlag: 1 gehäuften Teelöffel Ringelblumenblüten mit 1/4 Liter siedendem Wasser übergießen, 5 Minuten lang zugedeckt ziehen lassen, abseihen und auf Zimmertemperatur abkühlen.
Anwendung: Wie Arnika-Umschlag → Seite 136. Besonders bewährt hat sich die Ringelblume bei der Behandlung von Durchliegeschäden (Dekubitus) schwerkranker, bettlägeriger Patienten (Intensivpflege) oder im Alter. Hierzu werden die Wundstellen der Haut mit einer Ringelblumen-Salbe (Apotheke) einmal täglich messerrückendick bestrichen; eine längere Anwendung führt zur Besserung oder zur Abheilung der bereits offenen Wundstellen.
Zur Vorbeugung von Durchliegeschäden ist die Behandlung mit einer Ringelblumen-Salbe zu empfehlen. Neben häufigem Umlegen des Patienten sollten die gefährdeten Stellen mit einer Ringelblumen-Salbe (Apotheke) bestrichen werden.
Anwendung: Betroffene Stellen mindestens 3mal täglich mit der Ringelblumen-Salbe behandeln.

Verkrampfte Muskeln

● **Kamillen-Umschläge**
Die Kamille ist als Wundkraut allenthalben bekannt. Weniger bekannt ist, daß ein Kamillen-Umschlag Verkrampfungen im Muskelbereich (auch im Rücken) zu lösen vermag und somit bei Sportverletzungen hilfreich sein kann. Seine Herstellung und Anwendung sind einfach.
Zubereitung des Kamillen-Auszugs für den Umschlag: 5 Eßlöffel Kamillenblüten mit 1 Liter siedendem Wasser übergießen, 15 Minuten lang ausziehen. Nach dem Abseihen ist der Kamillen-Auszug gebrauchsfertig.
Anwendung: Ein kleines Handtuch mit dem heißen Kamillen-Auszug durchfeuchten, ausdrücken und so warm wie möglich auf die zu behandelnde Stelle legen. Wo es möglich ist (zum Beispiel an Händen, Füßen, Armen, Beinen), wird das Handtuch mit einer Mullbinde befestigt. In Abständen, etwa 10mal innerhalb 1/2 Stunde, wird der Umschlag mit wenig heißem Kamillen-Auszug befeuchtet. Danach muß die Behandlung beendet und die gerötete Haut mit Johanniskraut-Öl (Apotheke) behandelt werden.

Kleine nützliche Hinweise

● **Insektenstiche:** Wer zum Beispiel von Mücken, Regenbremsen, Bienen oder Wespen gestochen worden ist, sollte die Umgebung der Stichstelle sofort mit zerriebenen Spitzwegerichblättern einreiben; dadurch wird sowohl der Juckreiz als auch die Schwellung vermindert.
● Bei Entzündungen von Zahnfleisch, Mund- und Rachenschleimhaut sowie bei Prothesendruckstellen hilft die Heilpflanze Salbei. Ein Salbei-Tee (*Zubereitung* → Seite 109), mit dem mehrmals am Tag gegurgelt oder gespült wird, wirkt heilend und entzündungshemmend.

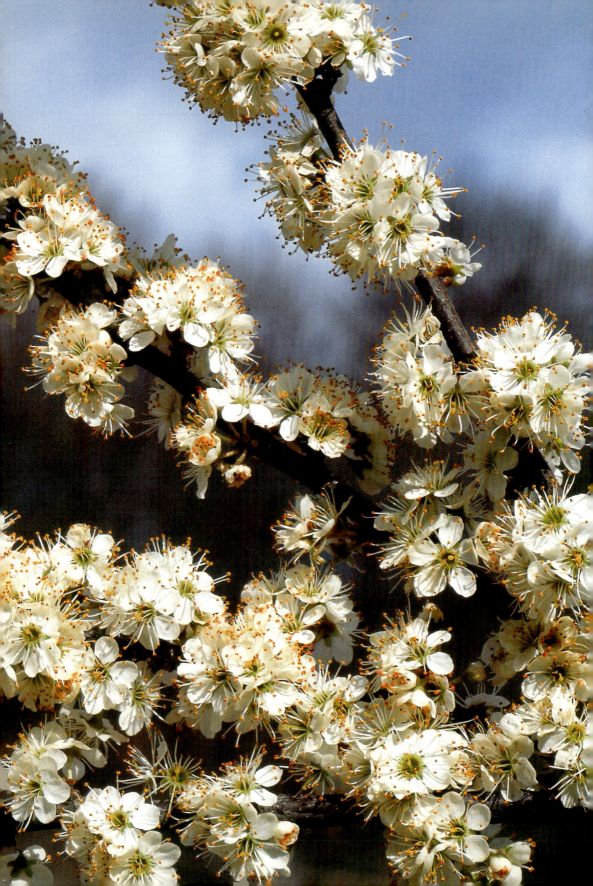

Kleine Heilpflanzenkunde

Heilpflanzen kennenlernen ———————————————— 140

Heilpflanzen anbauen 140
Richtig ernten, schonend aufbereiten 140

Heilpflanzen von A bis Z ———————————————— 141

**Ackerschachtelhalm 141 · Arnika 142 · Augentrost 143 ·
Baldrian 144 · Bärentraube 145 · Basilienkraut 146 ·
Beifuß 147 · Beinwell 148 · Birke 148 ·
Bitterorange (Pomeranze) 150 · Blutwurz 151 ·
Bohnenkraut 151 · Bohnenschalen 152 · Brennessel 153 ·
Brombeerblätter und Himbeerblätter 154 ·
Bruchkraut 156 · Dill 157 · Eibisch 158 ·
Engelwurz (Angelika) 159 · Enzian 160 ·
Erdrauch 161 · Eukalyptus 161 · Faulbaum 163 ·
Fenchel 163 · Giersch 165 · Goldrute 165 ·
Hafer 166 · Hagebutten 167 · Heidelbeeren 169 ·
Heublumen 170 · Hibiskusblüten 171 · Holunder 172 ·
Hopfen 173 · Isländisches Moos 174 · Johanniskraut 175 ·
Kamille 176 · Koriander 178 · Kornblume 179 ·
Kümmel 180 · Lavendel 181 · Lein 182 ·
Linde 183 · Löwenzahn 185 · Majoran 186 ·
Malve 187 · Mariendistelfrüchte 188 · Melisse 189 ·
Orthosiphonblätter 190 · Passionsblume 191 ·
Pfefferminze 192 · Preiselbeeren 193 · Quecke 194 ·
Ringelblumen 195 · Rosmarin 196 · Salbei 197 · Schafgarbe 198 ·
Schlehdorn 200 · Schlüsselblumen (Primeln) 201 ·
Schöllkraut 202 · Schwarze Johannisbeere 203 ·
Senna 204 · Spitzwegerich 205 · Stiefmütterchenkraut 206 ·
Süßholz 207 · Tausendgüldenkraut 207 · Teufelskralle 208 ·
Thymian 209 · Wacholderbeeren 211 · Walderdbeere 212 ·
Weidenrinde 213 · Weißdorn 214 · Wermut 215 ·
Wollblume (Königskerze) 216**

← *Schlehdorn*

Heilpflanzen kennenlernen

Ich möchte gerne, daß Sie, verehrte Leser, die in diesem Buch empfohlenen Heilpflanzen näher kennenlernen. Dann werden Sie verstehen, daß meine Tee-Empfehlungen all das berücksichtigen, was man auf Grund wissenschaftlicher Untersuchungen oder langjähriger Erfahrung heute über die Wirkung der verwendeten Heilpflanzen weiß. Auch Interessantes aus der Geschichte habe ich aufgenommen. Ich stelle Ihnen alle in diesem Ratgeber empfohlenen Heilpflanzen in alphabetischer Reihenfolge vor, so finden Sie sich am schnellsten zurecht.

Heilpflanzen anbauen

Bitte beachten Sie auch den jeweils letzten Absatz der Heilpflanzen-Steckbriefe; hier habe ich Ihnen aufgezeigt, ob Sie die vorgestellte Heilpflanze selbst ziehen können, und wenn ja, wie sie im eigenen Garten oder in Kübeln auf Balkon und Terrasse angebaut wird und zu pflegen ist.
Die selbst gezogenen Heilkräuter lernen Sie genau kennen und können sich zugleich an den Blüten, dem Duft oder an der ganzen Pflanze erfreuen.

Richtig ernten, schonend aufbereiten

Für das Ernten Ihrer Heilkräuter habe ich Ihnen einige wichtige Regeln zusammengestellt; sie gelten immer dann, wenn im Text kein anderer Hinweis steht.
Für die Ernte und das Trocknen der Heilpflanzen gelten folgende Regeln:
● Nur den arzneilich verwendeten Pflanzenteil ernten (im Steckbrief angegeben).
● Niemals bei Regen, Nebel oder feuchtem Wetter ernten; das Sammelgut verdirbt sonst. Die günstigste Erntezeit ist der Vormittag, wenn der Morgentau abgetrocknet ist.
● Nur saubere Pflanzen ernten. Staub und Verschmutzung mindern die Qualität, denn Heilpflanzen soll man nicht waschen.

● Blätter erntet man jung, doch voll entfaltet, Blüten, wenn sie gerade erblüht sind oder kurz vor dem Erblühen, ganze Kräuter (alle oberirdischen Teile) zu Beginn der Blütezeit, Früchte und Samen, wenn sie voll ausgereift sind.
● Das Trocknen des Sammelgutes ist als Konservierung anzusehen; pflanzeneigene Fermente werden inaktiviert, Bakterien, Viren und Pilzen wird der Nährboden entzogen. Das Trocknen sollte schonend und schnell geschehen. Man kann an der Luft »darren«, auf Netzgittern, die eine Belüftung von oben und unten gewährleisten, man kann die Kräuter gebündelt zum Trocknen aufhängen (luftig und warm), man kann aber auch bei künstlicher Wärme trocknen (Backrohr mit geöffneter Tür). Bei aromatischen Kräutern – das sind jene Pflanzen mit sehr viel ätherischem Öl, von denen Blüten oder Blätter verwendet werden (zum Beispiel Melisse oder Pfefferminze) – darf die Trockentemperatur 35 °C nicht wesentlich überschreiten. Alle anderen Pflanzenteile wie Rinde, derbe Blätter und Stengel, Früchte und Samen vertragen Temperaturen bis etwa 50 °C.
● Es ist ratsam, die getrockneten Pflanzenteile zu zerkleinern und kurz nachzutrocknen, um sie dann in gut schließenden Gefäßen, vor Licht und Feuchtigkeit geschützt, sachgerecht aufzubewahren (→ Seite 12).

Heilpflanzen von A bis Z

Ackerschachtelhalm:
Auch als Zinnkraut bekannt

Was wir vom Schachtelhalm (Equisetum arvense) arzneilich verwenden, sind nicht die im Februar und März aus dem Erdboden sprießenden fruchtbaren Sporentriebe, die das Foto zeigt, sondern die erst später erscheinenden unfruchtbaren Sommertriebe, das »Zinnkraut«. Sie ergeben, an der Luft getrocknet und teegerecht zerschnitten, den Schachtelhalm- oder Zinnkraut-Tee, der in der Apotheke Equiseti herba (Herba Equiseti) genannt wird.

Die Verwendung des Ackerschachtelhalms läßt sich bis in die Antike zurückverfolgen, denn die »Hippuris« (griechisch = Pferdeschwanz, wegen des Aussehens der unfruchtbaren Triebe), von der Dioskorides (um 50 n. Chr.) berichtet, ist schon damals ein beliebtes harntreibendes und blutstillendes Mittel gewesen. Albertus Magnus (1193 bis 1280) schließt sich dieser Meinung an, und in neuerer Zeit lobte auch Sebastian Kneipp den Schachtelhalm mit den Worten »einzig, unersetzbar« als blutstillendes Mittel. Die heutige Volksmedizin schätzt ihn als »Blutreinigungsmittel« für Frühjahrs- und Herbstkuren, als Mittel zur Behandlung von Rheuma und Gicht, als Husten- und Asthma-Mittel, als Mittel gegen Wasserstauungen im Körper, bei Hautunreinheiten, brüchigen Fingernägeln und Haarschäden. Bei so viel Lobpreisung und Sympathie taucht natürlich die Frage auf, was nun wirklich von dieser Heilpflanze zu halten ist. Die Wissenschaft, die sehr strenge Maßstäbe anlegt, ist zurückhaltend; das Bundesgesundheitsamt (BGA) gibt folgende Empfehlung: »Schachtelhalm-Tee dient der Erhöhung des Harnflusses sowie der Zusatzbehandlung bei Katarrhen im Bereich der Niere und Blase«. Das bedeutet, daß sich Schachtelhalm (wie auch Goldrute, Brennessel oder Löwenzahn) immer dann erfolgreich einsetzen läßt, wenn der Arzt bei der Behandlung von Blasen- und Nierenleiden seinen Patienten rät, zur Durchspülung viel zu trinken.

Schachtelhalmkraut ist auch Bestandteil vieler Tee-Mischungen, die gegen Rheuma und Gicht, Husten und Erkältung eingesetzt werden.

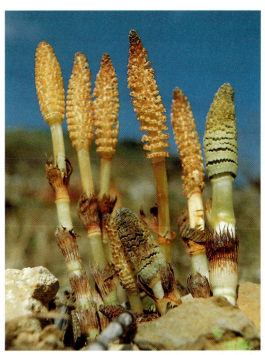

Ackerschachtelhalm

Bei den meisten wassertreibenden Tees weist das Bundesgesundheitsamt darauf hin, daß diese nicht verwendet werden sollen, wenn die Wasserstauungen im Körper durch Insuffizienz (Leistungsminderung) von Herz oder Niere hervorgerufen werden. Das abzuklären, ist Sache des Arztes.

Bitte beachten Sie
Wer den Ackerschachtelhalm nicht genau bestimmen kann, sollte ihn auf keinen Fall selbst sammeln; es gibt andere Schachtelhalm-Arten, die giftig sind.

Anbau
Wer möchte, der kann sich den Ackerschachtelhalm selbstverständlich in seinen Garten holen, denn die Heilpflanze ist mit fast jedem Boden zufrieden. Sie bevorzugt, wie der Name es schon andeutet, durchschnittlichen Ackerboden, und wenn dieser noch ein wenig lehmig ist, fühlt sich der Schachtelhalm besonders wohl. Da diese Pflanze ein häufiges Ackerunkraut ist, können Sie am Feldwegrand einfach eine Pflanzenstaude ausgraben – vorausgesetzt, Sie kennen die Pflanze

genau! Setzen Sie die Staude an einen sonnigen Platz im Garten. Mehr braucht es nicht. Die erste Freude an der Heilpflanze haben Sie im Frühjahr, wenn sich die Sporentriebe aus dem Boden schieben. Das im Sommer sprießende Kraut des Ackerschachtelhalms, das zur Tee-Zubereitung verwendet wird, ist weniger attraktiv; es eignet sich übrigens auch sehr gut zum Putzen von altem Zinngeschirr.

Arnika:
Vom Aussterben bedroht

Dort, wo sie zuhause ist, nämlich auf nicht oder nur wenig gedüngten Bergwiesen und Heideflächen mittlerer Höhenlagen, zuweilen auch im Flachland, wird die Arnika im Volksmund auch Bergwohlverleih, Fallkraut, Gemsblume, Kraftwurz oder Wolfsblume genannt. Sie nimmt dort den ersten Platz unter den Heilkräutern ein. Aus ihren Blüten bereitet man meist den Arnika-Spiritus, einen alkoholischen Auszug, um damit Verstauchungen, Prellungen, Blutergüsse, Rheuma, Zerrungen sowie schlecht heilende Wunden zu behandeln (→ Seite 136). Auch innerlich wendet die Volksmedizin diese Heilpflanze in Form von »Arnika-Tropfen« an, zum Beispiel bei Appetitlosigkeit, Magen-, Darm-, Herzschmerzen und bei Schmerzen vor und während der Menstruation.

Bitte beachten Sie
Vor der innerlichen Anwendung möchte ich sehr deutlich warnen. Es kann nach der Einnahme von Arnika-Zubereitungen zu bedrohlichen Herzschäden sowie Magen- und Darmentzündungen kommen.

Heute wird Arnika nur äußerlich angewandt. Das Bundesgesundheitsamt empfiehlt Zubereitungen aus Arnika in Form von Salben, Tinkturen, Aufgüssen bei Zerrungen, Prellungen, Verstauchungen, Quetschungen, Muskel- und Gelenkschmerzen, ebenso Arnika-Umschläge zur Förderung der Wundheilung. Die Arnika-Salbe ist anerkannt zur Behandlung müder, strapazierter Beine sowie bei Schwellungen und rheumatischen Schmerzen (Bei Allergie gegen Arnika nicht anwenden).

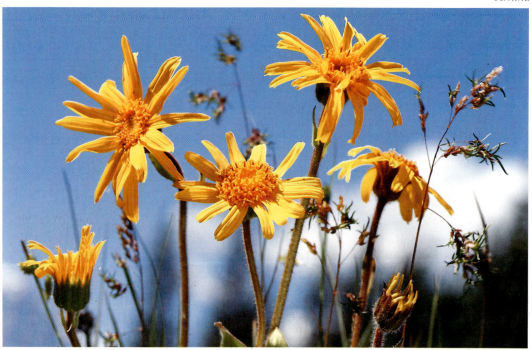

Arnika

Sebastian Kneipp, so wird erzählt, verdanke die Gesundheit seiner kräftigen Stimme, die er im Umgang mit seinen Mitmenschen ebensowenig schonte wie auf der Kanzel, der Stimm- und Kehlkopfpflege durch regelmäßiges Gurgeln mit verdünntem Arnika-Tee.

Die Botaniker nennen die Arnika Arnica montana und reihen sie in die botanische Pflanzenfamilie der Korbblütengewächse (Asteraceae = Compositae) ein. Sie ist eine hübsche Pflanze, die im Frühsommer, wenn sie ihre leuchtendgelben Blüten entfaltet, jeden Wanderer und Naturfreund entzückt. Die Korbblüten mit ihrem strahligen Blütenkranz sind nie ganz regelmäßig, was die Blüte so außergewöhnlich macht. Die Arnika ist ausdauernd; sie hat einen horizontal in den Erdboden kriechenden Wurzelstock. Der derbe krautige Stengel wird bis zu 50 cm hoch. Er entspringt einer Blattrosette, die dicht am Erdboden anliegt. Er trägt ein bis zwei Paar kleinere Blätter und eine endständige Blüte (Blütenstand), unter der sich in den Achseln des oberen Blattpaares zwei weitere Blütenanlagen befinden. Die gelben Blütenköpfchen sind von einem zweireihigen, kurzzottig behaarten Hüllkelch umgeben. Die Zungenblüten besitzen drei Zähnchen. Neuerdings ist neben der Arnica montana, die sich nicht gewinnbringend anbauen läßt und deren Wildbestände fast aufgebraucht sind, auch die Arnica chamissonis, die Wiesenarnika, als Drogenlieferant zugelassen. Sie ist in der Wirkung der Bergarnika sehr ähnlich und läßt sich leichter anbauen. In Rußland und in den östlichen Bundesländern gibt es bereits Anbaugebiete.

Bitte beachten Sie
Die Arnika ist vom Aussterben bedroht. Sie steht deshalb streng unter Naturschutz. Bitte respektieren Sie das. Auch wenn Ihre Groß- und Urgroßmütter ihren Arnika-Spiritus aus selbst gesammelten Pflanzen hergestellt haben, sollten Sie darauf verzichten.

Anbau
Der Versuch, Arnika im eigenen Garten zu halten, ist wenig erfolgversprechend. Ich rate eher ab, es sei denn, Sie haben große Erfahrung als Hobbygärtner. Samen mit Anleitungen zur Anzucht bekommen Sie in größeren Samenhandlungen.

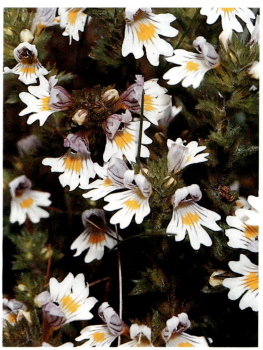

Augentrost

Augentrost:
Kräftigt schwächliche Kinder

In der Antike kannte man diese Heilpflanze nicht, weil sie in Griechenland nicht vorkam. Aber in dem ersten Heilkräuterbuch, das in deutscher Sprache gedruckt wurde, ist sie bereits erwähnt (Hortus sanitatis/gart der gesuntheit – Mainz 1485).

Das BGA zweifelt an der Wirkung der Heilpflanze; die Anwendung des Augentrost bleibt allein der Volksmedizin vorbehalten. Diese schwört auf seine heilende Wirkung bei Augenentzündungen und Husten, ebenso als Mittel zur Kräftigung schwächlicher Kinder. Es hat den Anschein, daß durch den Augentrost-Tee die körpereigenen Abwehrkräfte aktiviert werden.

Es sind verschiedene Euphrasia-Arten, die den Augentrost-Tee liefern; vor allem Euphrasia stricta und Euphrasia rostkoviana mit all ihren Unterarten und Bastarden. Euphrasia gehört in die botanische Familie der Braunwurzgewächse (Scrophulariaceae), wächst bei uns halbschmarotzend auf Wiesen, an sonnigen Hängen, auf Heiden und in lichten Wäldern bergiger Gegenden. Die Pflanze kann 10 bis 20 (bis 30) cm hoch werden; sie ist im oberen Teil stark verästelt, weich behaart und besetzt mit gegenständig angeordneten Blätter, die scharf gezähnt sind. In den Blattachseln, vor allem der oberen Blätter, sitzen blaßviolette (auch weiße) Blüten mit dreilappiger Unterlippe. Augentrost blüht im Spätsommer oder gar erst im Herbst. Zur Blütezeit wird er geerntet, zum Trocknen gebündelt und an einem luftigen Ort aufgehängt.

Kurmäßig innerlich als Tee und äußerlich als Waschflüssigkeit angewandt, gilt der Augentrost auch als Mittel gegen Akne.

Anbau

Der Augentrost ist ein Halbschmarotzer, der sich nur schwer im eigenen Garten anbauen und halten läßt. Deshalb ist der Anbau nicht zu empfehlen.

Baldrian:
Für erholsamen Schlaf

Den Baldrian kennen wir als wirksames Beruhigungsmittel bei Nervosität, Ein- und Durchschlafstörungen und als Hilfe für das überforderte Herz. Das war nicht immer so: Zur Zeit des Hippokrates (5. bis 4. Jahrhundert v. Chr.) nutzte man Baldrian hauptsächlich bei Frauenleiden. Im Mittelalter kamen dann neue Anwendungsbereiche hinzu: Bei Hildegard von Bingen (1099 bis 1179) lesen wir, daß Baldrian gegen Gichtschmerzen und Seitenstechen gut sei; die Kräuterbuchautoren des 16. und 17. Jahrhunderts lobten ihn bei Atemnot, Sehschwäche, Kopfschmerzen, Husten und Stichverletzungen. Kein Wort von seiner beruhigenden und schlaffördernden Wirkung war da zu finden. Kannte man diese Beschwerden in jener Zeit nicht? Das ist kaum zu glauben, denn weder bei den Griechen und Römern noch im Mittelalter ging es nur friedlich und beschaulich zu. Dennoch, die beruhigende Wirkung des Baldrian entdeckte man erst im 19. Jahrhundert.

Seitdem gilt diese Heilpflanze in der Medizin und der Volksheilkunde als eines der besten Beruhigungs- und Schlafmittel. Baldrian, den die Botaniker Valeriana officinalis nennen, hat viele Volksnamen wie Katzenkraut, Dreifuß, Stinkwurz oder Mondwurzel. In der Schweiz und in manchen Orten Mittelbadens kennt man ihn auch unter dem Namen Denemarcha (auch von der Äbtissin Hildegard von Bingen so genannt) oder Dammarg. Die Herkunft dieser Namen kann man nicht genau erklären; man nimmt an, daß die mittelalterlichen Kräuterhändler den Baldrian unter dem Namen »dänische Wurzel« gehandelt haben, um durch die ausländische Bezeichnung seinen Wert zu steigern.

Baldrian kommt bei uns sowohl auf feuchten Wiesen als auch an trockenen Standorten vor – von der Ebene bis in die Berge. Diese kräftige, ausdauernde Pflanze wird bis über 1 m hoch. Der Stengel, an dem große unpaarig gefiederte Blätter gegenständig angeordnet sind, ist kantig und hohl. Doldenartig angeordnet stehen an den Sprossenenden die kleinen rötlichweißen Blüten, die in den Monaten Juni, Juli und August blühen. Bei uns kommen verschiedene Unter- und Abarten des Baldrian vor, die sich durch die Blütenfarbe (mal dunkler, mal heller bis reinweiß) und die Zahl der Fiederblättchen unterscheiden (mal sind es nur 11, ein andermal sind es sogar 21).

Für den arzneilichen Gebrauch wird der Baldrian in Kulturen angepflanzt. Aus seiner Wurzel mit

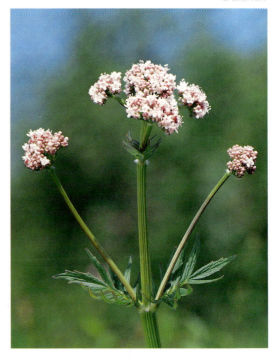

Baldrian

dem pharmazeutischen Namen Radix Valerianae (Valerianae radix) werden die verschiedenen Zubereitungen hergestellt: Tee, Tinktur (Valerianae tinctura = Tinctura Valerianae) und das Baldrian-Bad.
Das Bundesgesundheitsamt bescheinigt dem Baldrian eine Wirkung bei nervösen Erregungszuständen, Einschlafstörungen und nervös bedingten, krampfartigen Schmerzen im Magen- und Darm-Bereich. Ich möchte dem hinzufügen: Er ist auch wirksam bei nervös bedingten Herz- und Kreislaufstörungen.

Anbau
In einem größeren Garten läßt sich der Baldrian gut pflegen. Man kann ihn zwar aus Samen ziehen, doch einfacher ist es, sich in einer Gärtnerei einige Pflanzen zu besorgen. Pflanzen Sie den Baldrian an eine sonnige oder halbschattige Stelle, und halten Sie ihn immer feucht, denn er braucht Feuchtigkeit, wenn er kräftige Wurzeln ausbilden soll. Der Boden sollte kalkhaltig sein. Setzen Sie die Pflanzen in einem Abstand von 30 bis 40 cm.
Auch in Kübeln für Balkon und Terrasse können Sie Baldrian in kalkhaltiger Gartenerde ziehen; in der Hauptsache jedoch als Ziergewächs, denn Baldrian ist eine stattliche, hübsche Pflanze. Bitte auch hier fleißig gießen.
Wenn Sie aber den Baldrian wegen der arzneilich zu nutzenden Wurzel anbauen, dann müssen Sie die Blühtriebe abschneiden, damit sich die Wurzeln gut entwickeln. Bereits nach einem Jahr können Sie die Baldrianwurzeln ernten. Nach dem Ausgraben und Waschen hängt man sie gebündelt zum Trocknen auf (→ Richtig ernten, schonend aufbereiten, Seite 140).

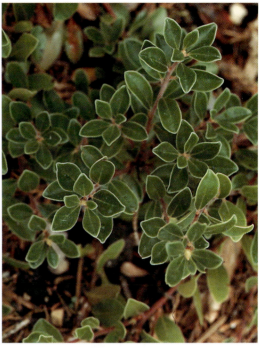

Bärentraube

Bärentraube: Ein Desinfektionsmittel für Blase und Niere

Im Gegensatz zu anderen beliebten Heilpflanzen wird die Bärentraube noch nicht sehr lange therapeutisch genutzt: Erst in der Mitte des 18. Jahrhunderts wurden die Ärzte auf sie aufmerksam. Am Anfang des 19. Jahrhunderts wurde sie als Heilmittel aufgeführt, und heute ist sie in allen gültigen Arzneibüchern genannt.
Bärentraubenblätter sind ein bewährtes Arzneimittel gegen Entzündungen im Bereich der Niere, der Blase und der ableitenden Harnwege. Rechtzeitig angewandt, kann ein Tee aus Bärentraubenblättern akute Beschwerden in längstens drei Tagen beheben. Das Bundesgesundheitsamt empfiehlt Bärentraubenblätter-Tee zur unterstützenden Behandlung von Blasen- und Nierenerkrankungen, warnt allerdings vor längerer Anwendung, da es bei Dauergebrauch zu Hydrochinonvergiftungen kommen kann. Es ist auch nicht nötig, ihn länger zu trinken, denn die akuten Blasen- und Nierenkatarrhe klingen nach der Behandlung mit Bärentraubenblätter-Tee im allgemeinen innerhalb von wenigen Tagen ab.

Als Hauptwirkstoff wird Arbutin angegeben. Das ist zwar richtig, doch muß daraus zuerst die eigentliche Wirkkomponente, das Hydrochinon, freigesetzt werden. Das erfordert einen schwach alkalisch reagierenden Harn. Langfristig erreicht man das durch reichlich pflanzliche Kost; da aber die Bärentraubenblätter meistens in akuten Fällen eingesetzt werden, möchte man den Harn möglichst schnell alkalisieren; das erreicht man, indem man dem Tee 1/2 Teelöffel Natriumhydrogencarbonat (Natron, auch Bullrich-Tabletten) zusetzt. Und noch eine Gegebenheit will beachtet werden, nämlich der sehr hohe Gerbstoffgehalt der Bärentraubenblätter. Gelangt er voll in den Tee, belastet er den Verdauungstrakt stark. Man kann auf einfache Weise Abhilfe schaffen, indem man den Tee kalt ansetzt. Flavonoide und Triterpene sowie ein Monotropen sind weitere Inhaltsstoffe der Bärentraubenblätter.

Arctostaphylos uva-ursi ist der botanische Name der Bärentraube, die in die Familie der Heidekrautgewächse (Ericaceae) eingereiht wird.

Sie ist ein niederliegender, immergrüner Strauch, der lange Zweige ausbildet, die sich ihrerseits wieder bewurzeln. So findet man ausgedehnte Rasen von großer Dichte. Die ledrigen Blätter sind dick und derb, zumeist verkehrt eiförmig, gelegentlich auch spatelig. Oberseits erkennt man deutlich ein Adernetz. Im Gegensatz zu den Blättern der Preiselbeere ist die Unterseite der Bärentraubenblätter nicht braun punktiert. Die kleinen glocken- oder krugförmigen Blüten der Bärentraube sind weiß und mit rosaroten Zipfeln ausgestattet. Die armblütigen Trauben bilden bei der Reife kugelige, rote Beeren aus, die zwar nicht giftig, doch im Gegensatz zu den Preiselbeeren ungenießbar sind.

Man kann die Blätter, die allein arzneilich genutzt werden, zwar das ganze Jahr hindurch ernten, doch im Spätsommer sind sie am wirksamsten. Die im Handel erhältlichen Bärentraubenblätter stammen ausschließlich aus Wildbeständen. Unsere Importe kommen aus Spanien, den Balkanländern, Italien und der GUS.

Anbau

Beschaffen Sie sich einige Pflanzen in einer Gärtnerei und setzen sie in humusreichen Gartenboden. Die Pflanzen wachsen schnell an, bilden später am Boden aufliegende Triebe aus, die sich bewurzeln. In Töpfen können Sie daraus weitere Pflanzen heranziehen. Pro Quadratmeter sollten Sie 5 bis 6 (bis 8) Pflanzen setzen.

Schon nach zwei bis drei Jahren bedecken die ausgesetzten Pflanzen bereits 70 bis 80 Prozent der bepflanzten Fläche; später verlangsamt sich das Wachstum spürbar. Geerntet werden nur die Blätter, was das ganze Jahr hindurch möglich ist, doch sollte man erst dann zu ernten beginnen, wenn die Pflanzen das erste Mal geblüht haben.

Basilienkraut: Als »Königskraut« beliebt und bekannt

Ist es ein Heilkraut oder ein Gewürzkraut? – so wird oft gefragt, doch aromatisch-scharfe Küchenkräuter wie das Basilienkraut sind beides.

Ich empfehle das Basilienkraut, auch als Basilikum bekannt, in erster Linie als Gewürz, mit dem vor allem ältere Menschen ihren Magen und den ganzen Verdauungstrakt aktivieren können. Denn mit Basilienkraut gewürzte Speisen werden schneller und besser verdaut, der Verdauungssäfteflluß im Magen wird angeregt, und der Appetit verbes-

Basilienkraut

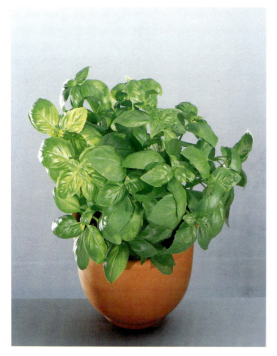

sert. Als Heiltee findet das Basilienkraut mit Zustimmung des Bundesgesundheitsamtes Anwendung zur Unterstützung bei der Behandlung von Völlegefühl und Blähungen.
Woher dieses Würzkraut stammt, ist nicht sicher bekannt. Vielleicht ist Südasien die Heimat, doch heute wird es in verschiedenen Unterarten, Abarten und Varietäten in den Subtropen, vor allem im Mittelmeerraum kultiviert. Aus dem Mittelmeerraum gelangte das Basilienkraut auch über die Alpen in unsere Gewürzgärten (es läßt sich leicht ziehen, selbst in Balkon- und Küchenkästen). Unter den zahlreichen Volksnamen deuten die Namen Herrenkraut oder Königskraut die Beliebtheit dieser Pflanze an, und die Bezeichnung Deutscher Pfeffer hebt hervor, daß es sich beim Basilienkraut um ein scharfes und aromatisches Kraut handelt.
Frisch oder getrocknet eignen sich die Blätter zum Würzen von Suppen und Eintöpfen, von Käse, Fisch, Gehacktem, Bratkartoffeln oder fettem Geflügel (Gans, Ente).
Ocimum basilicum, wie es die Botaniker nennen, ist ein einjähriges Kraut aus der Familie der Lippenblütler (Lamiaceae). Die Pflanze wächst buschig verzweigt und wird etwa 50 cm hoch. Die gestielten Blätter sind eiförmig, ganzrandig oder leicht gezähnt. In achselständigen Trugdolden stehen die Blüten, sie können weiß, rosa, rot oder purpurrot sein.

Anbau
Die Aussaat der Samen im Freien sollte bei uns nicht vor Mitte Mai erfolgen. Man sät in einem Reihenabstand von 20 bis 30 cm. Das Basilienkraut bevorzugt sandig lehmigen Boden. Da es zu den Lichtkeimern gehört, darf man die Samen nur leicht andrücken, nicht mit Erde bedecken. Die Aussaat geht nach 10 bis 14 Tagen auf. Die Pflege beschränkt sich auf Unkrautjäten, Hakken und reichliche Wasserversorgung bei Trockenheit.
Basilikum läßt sich auch leicht in Balkonkästen oder in Blumentöpfen ziehen, die man mit sandig lehmiger Erde gefüllt hat. Diese Topferde sollte mit etwas Mineraldünger versehen werden (pro Topf einen Fingerhut voll). Sonnig und windgeschützt aufgestellt, gedeihen die Pflanzen sehr gut, so daß man jederzeit frisches Basilienkraut zur Verfügung hat.

Den Wintervorrat schafft man sich, indem man die Pflanzen kurz vor der Blütezeit 5 bis 10 cm über dem Boden abschneidet und gebündelt zum Trocknen aufhängt. Aufbewahrung in Weißblechdosen, vor Licht und Feuchtigkeit geschützt.

Beifuß: Der mildere und sanftere Bruder des Wermut

Diese beiden Heilpflanzen sind sich äußerlich sehr ähnlich, sie werden als Heilpflanze und als Gewürz gleichermaßen genutzt. Deshalb verweise ich auf den Steckbrief »Wermut«, Seite 215. Dort finden Sie alles, was Sie über den Beifuß wissen sollten – Unterschiedliches zum Wermut im Aussehen oder in der Anwendung ist dort ebenso aufgeführt wie Wissenswertes über den Anbau im Garten.
Erwähnenswert: Viele Menschen reagieren auf Beifußpollen allergisch; von Juli bis September wird Beifuß im Pollenflug-Bericht genannt.

Beifuß

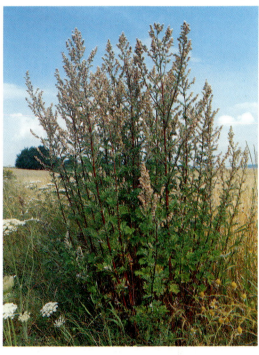

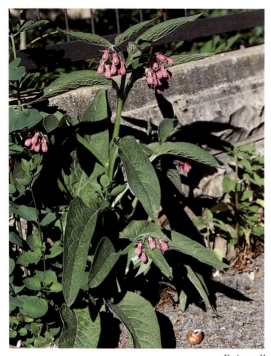
Beinwell

Beinwell:
Nur für den äußerlichen Gebrauch

Der Beinwell ist eine sehr alte Heilpflanze mit erstaunlicher Wirkung. Schon die Äbtissin Hildegard von Bingen lobte sie als Mittel zur Behandlung von Knochenschäden, und Paracelsus war ein weiterer Lobredner für den Beinwell. Eiternde und schlecht heilende Wunden bessern sich durch einen Beinwell-Umschlag, Blutergüsse und Schwellungen klingen ab, offene Beine (Ulcus cruris = Unterschenkelgeschwüre) heilen.

Das Bundesgesundheitsamt jedoch ist bei der Beurteilung dieser Heilpflanze sehr zurückhaltend, denn neben dem bedeutsamen Wirkstoff Allantoin, dem wir die Heilwirkung verdanken, sind giftige Pyrrolizidin-Alkaloide in der arzneilich verwendeten Beinwellwurzel in geringer Menge enthalten. Deshalb darf Beinwell äußerlich nur bei intakter Haut verwendet werden; nicht während der Schwangerschaft.

Bitte beachten Sie
Von einer innerlichen Anwendung in Form eines Beinwell-Tees ist abzuraten.

Symphytum officinale nennen die Botaniker den Beinwell, den sie in die Familie der Rauhblattgewächse (Boraginaceae) einreihen. Im Volksmund hat der Beinwell weitere Namen, so Beinwurz, Bienenkraut, Eselsohrwurzel, Honigblume, Schmalwurz, Speckwurz, Wallwurz, Zottel.

Beinwell ist bei uns sehr häufig zu finden. Er bevorzugt feuchte Stellen an Bächen und Flüssen, er wächst auf feuchten Wiesen, aber auch an Wegrändern, auf Äckern und in Gebüschen.

Aus einem dicken, außen schwarzen, innen weißen, saftigen Wurzelstock entspringen verästelte Stengel, die 50 cm bis 1 m hoch werden und lanzettliche, im Blattstiel verschmälerte, rauh behaarte Blätter tragen. Die rotvioletten, gelegentlich auch gelblich-weißen Blüten sind glockig und in überhängenden Trauben angeordnet. Blütezeit Mai bis September.

Anbau
Man besorgt sich einige Pflanzen beim Gärtner und setzt sie in Abständen von mindestens 30 cm voneinander in humusreiche Gartenerde. Halbschatten oder auch schattige Plätze sind geeignet. Häufiges Gießen bei Trockenheit ist alles, was Sie tun müssen; die Pflanzen entwickeln sich dann kräftig und vermehren sich ohne weitere Pflege.

Birke:
Ihre Blätter fördern die Harnbildung

Im slawischen und germanischen Brauchtum hat die Birke als Zaubermittel eine besondere Rolle gespielt. Man glaubte, sich durch Auspeitschen mit einer Birkenrute am Ostersonntag vor Sonnenaufgang Gesundheit »einzuhandeln« und auf Birkenzweige Krankheiten übertragen zu können; auf Birkenbesen sollen die Hexen in der Walpurgisnacht auf dem Blocksberg geritten sein. Auch ohne Aberglauben hat die Birke ihren Zauber behalten. An Pfingsten und Fronleichnam werden Hauseingänge mit ihren Zweigen geschmückt, Wegränder mit Birken bepflanzt, auch in Gärten ist sie häufig anzutreffen.

Arzneilich genutzt wurden neben den Blättern auch die Rinde, der Birkentee oder der Saft der jungen Birken, den man im Frühjahr zapfte und zu Birkenhaarwasser verarbeitete.

Übrig geblieben von diesen Anwendungen ist hauptsächlich der Birkenblätter-Tee als Blasen- und Nierenmittel, als Blutreinigungsmittel und als Mittel gegen rheumatische Beschwerden im weitesten Sinne. In zahlreichen Blutreinigungs-Tees, Blasen- und Nieren-Tees, Rheuma- und Stoffwechsel-Tees sind Birkenblätter als nützlicher Bestandteil enthalten.

Das Bundesgesundheitsamt empfiehlt die Birkenblätter zur Förderung der Harnbildung und zur Behandlung von Erkrankungen, bei denen eine erhöhte Harnbildung erwünscht ist (etwa bei Harngrieß), sowie zur Vorbeugung von Harnsteinen.

Bitte beachten Sie
Bei Ödemen (Wasseransammlungen) infolge eingeschränkter Herz- und Nierentätigkeit dürfen die Birkenblätter nicht angewandt werden.

Genutzt werden die Blätter von beiden bei uns vorkommenden Birken, der Moorbirke (Betula pubescens) und der Hängebirke (Betula pendula). Sie werden im Frühjahr gesammelt und getrocknet (→ Seite 140). Obgleich es bei uns viele Birken gibt, können wir auf Importe aus den Balkanländern, der GUS und China nicht verzichten.

Anbau
Wenn Sie sich aus der Baumschule ein kleines Bäumchen in den Garten holen, dann haben Sie schon nach wenigen Jahren eine stattliche Birke, die Sie vom Frühjahr bis in den Herbst erfreut. Zugegeben, das gerbstoffreiche Laub bleibt lange am Boden liegen, verstopft die Dachrinnen, wenn die Birke zu dicht am Haus steht – doch Schönheit und Nutzen dieses Baumes entschädigen Sie für diese Unbill.
Wenn Sie eine Hängebirke (Betula pendula) wählen, brauchen Sie sich um die Pflege und den Boden keine Sorge zu machen. Kräftig angießen beim Pflanzen im Herbst – das ist alles, was die Birke zur Pflege benötigt. Wenn Sie gar noch ein sonniges Plätzchen für sie auswählen, wird sie es Ihnen durch üppigen Wuchs danken.
Die Blätter werden im Frühjahr geerntet und an der Luft oder im Backofen bei etwa 40 °C getrocknet.

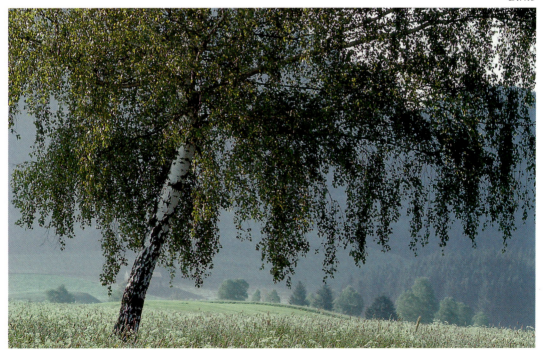

Birke

Frisch gepflückt liefern die jungen Blätter auch einen köstlichen und gesunden Beitrag zu Salaten oder Weichkäsezubereitungen, denen man sie fein zerhackt beigibt, Frühlingssuppen und Frühlingseintöpfen, die man kurz vor dem Servieren mit feingehackten Birkenblättern bestreut.

Bitterorange (Pomeranze): Nicht nur Duftspender

Der botanische Name der Bitterorange, auch Pomeranze genannt, ist Citrus aurantium, ssp. aurantium oder ssp. amara.
Sie wurde eigens zur Gewinnung von Arzneidrogen gezüchtet, vor allem in Westindien und Spanien. Mit den uns als Obst bekannten Zitrusfrüchten wie Apfelsine (Orange), Mandarine und Pampelmuse ist die Bitterorange nur entfernt verwandt.
Arzneilich genutzt werden die Blüten, aber auch die unreifen kleinen Früchte und die von der weißen Innenhaut befreiten Schalen der reifen Früchte.

Bitterorange

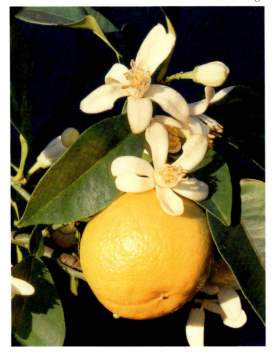

Die Blüten der Bitterorange duften angenehm; da sie ein wenig dämpfend auf das Nervensystem wirken, werden sie häufig Beruhigungs- und Schlaf-Tees beigefügt – nicht nur als Duftspender. Die Schalen der reifen Früchte enthalten sowohl angenehm duftendes ätherisches Öl mit viel Limonen als auch bitter schmeckende Flavonoide. Diese beiden Wirkstoffe helfen bei Appetitlosigkeit und bei fehlender oder mangelhafter Magensaftbildung; außerdem fördern sie die Verdauung. Bitterorangen-Schalen wurden als Heilmittel früher häufig gebraucht, gerieten dann aber leider in Vergessenheit.
Im Zuge der Renaissance von Naturheilmitteln wurde der Wert dieses Heilmittels wieder entdeckt; das Bundesgesundheitsamt empfiehlt die Bitterorange als unterstützende Heilpflanze bei mangelnder Magensaftbildung und zur Appetitanregung. Als Gegenanzeigen werden Magen- und Darmgeschwüre angegeben.
Der Bitterorangen- oder Pomeranzenbaum ist flachwurzelig, wird bis zu 13 m hoch und hat eine reich verästelte kugelige Krone. An den Zweigen stehen die Blätter in spiraliger Anordnung; in den Blattachseln sitzen die weißen Blüten, die zuweilen auch an den Zweigen zu kleinen Blütenständen vereinigt sind. Aus diesen Blüten entwickeln sich fast kugelige Früchte, die in Form und Aussehen der Apfelsine gleichen.

Anbau
Der Selbstanbau ist in unseren Breitengraden nicht möglich; auch in Pflanztrögen nicht empfehlenswert.

Birke, Bitterorange, Blutwurz, Bohnenkraut

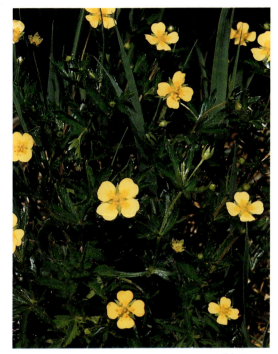

Blutwurz

Blutwurz:
Bewährt als Mittel bei Durchfall

Die Blutwurz, auch Tormentill genannt, mit dem botanischen Namen Potentilla erecta gehört in die Familie der Rosengewächse (Rosaceae). Der Volksname »Ruhrwurz« deutet an, daß man die Tormentill schon lange als Mittel gegen Durchfall schätzt.
Die Blutwurz ist weit verbreitet und kommt in Europa, Asien und Nordafrika vor. Sie wächst an Böschungen und Abhängen, auf Heiden und Waldlichtungen, sowohl auf sandigem Boden als auch auf feuchtem Moorboden – allerdings braucht sie Sonne und Wärme.
Arzneilich genutzt wird der Wurzelstock, der infolge seines hohen Gerbstoffgehaltes ein gutes Mittel gegen Durchfälle ist. Dies bestätigt auch das Bundesgesundheitsamt mit der Empfehlung: bei akuten unspezifischen Durchfallerkrankungen. Hingewiesen wird auch darauf, daß bei empfindlichen Patienten gelegentlich Magenreizungen und Erbrechen auftreten können. Beliebt, weil wirksam, ist Blutwurz-Tee auch als Gurgelmittel bei Entzündungen im Mund- und Rachenraum.

Die Blutwurz erreicht eine Höhe von 10 bis 40 cm. Aus einem derben, unregelmäßig dicken Wurzelstock wachsen mehrere gabelästige Stengel, die gefiederte Blätter tragen. Am Ende der Gabeläste sitzt jeweils eine gelbe Blüte mit vier Kronblättern; sie blüht von März bis Mai.
Heinrich Marzell erzählt in seinen »Ethnobotanischen Streifzügen«, wie die Menschheit zu dieser Heilpflanze kam: Im Jahre 1348/49 herrschte im badischen Wiesental die Pest. Als die Not am größten war und Rettung unmöglich schien, sei ein Vogel vom Himmel gekommen, der dieses Lied gepfiffen haben soll – so deutlich, daß es jeder verstehen konnte: »Aesst Durmendill (Tormentill = Blutwurz) und Bibernell, sterbt nüt so schnell.«

Anbau
Der Selbstanbau ist nicht empfehlenswert.

Bohnenkraut: Gewürz und Heilpflanze gleichermaßen

Wie beim Basilienkraut kann man auch beim Bohnenkraut mit Recht fragen, ob es in erster Linie ein Küchenkraut oder ein Heilkraut ist; die Antwort lautet auch hier, daß es beides gleichermaßen ist. Als Tee verwendet es die Volksmedizin bei Magen- und Darmbeschwerden, die mit übelriechenden Stühlen einhergehen.
Ich empfehle es als appetitanregendes, die Verdauung erleichterndes Gewürz vor allem für die Kost älterer Menschen, die nämlich durch rechtes, herzhaftes Würzen sehr viel für ihr Wohlbefinden tun können.
Basilikum, Thymian, Bohnenkraut ersetzen zusammen mit ein wenig Rosmarin sogar weitgehend das Salz in unseren Speisen. Bohnenkraut paßt zu allen fetten Braten, vom Schweinebraten über Enten-, Gänse- und Hackbraten, es würzt Bratkartoffeln und ist ein hervorragendes Wurstgewürz. Mancherorts nennt man es deshalb auch Wurstkraut.
Satureja hortensis nennen die Botaniker das Bohnenkraut aus der Familie der Lippenblütler (Lamiaceae). Die Heimat dieser Pflanze dürften die Gebiete um das Schwarze Meer und das östliche Mittelmeer sein. Neben vielen anderen Gewürzkräutern brachten die Benediktiner auch

diese Gewürzpflanze über die Alpen zu uns, und Karl der Große sorgte durch seine Landgüterordnung dafür, daß sie in die Kloster- und Bauerngärten gelangte.

Satureja hortensis, ein 30 bis 40 cm hohes Kraut, ist vom Grunde an stark verästelt, bildet lanzettliche, spitz auslaufende Blätter an mehr oder weniger behaarten Stengeln aus und trägt in den Blattachseln lila bis weiße Blüten.

Anbau

Für den Anbau im Garten eignen sich zwei Arten, das einjährige Gartenbohnenkraut und das mehrjährige Bergbohnenkraut. Das Gartenbohnenkraut (Satureja hortensis) wird im April in lockeren Boden in warmer Lage ausgesät, in einem Reihenabstand von 25 cm und nur leicht mit Erde bedeckt. Die Saat keimt in zwei bis drei Wochen. Hacken und Unkrautjäten, gelegentliches Gießen, wenn es längere Zeit nicht regnet, sind die einzigen Pflegemaßnahmen. Wenn die einzelnen Pflanzen zu dicht stehen, sollte man die Reihen »ausdünnen«.

Das Bergbohnenkraut (Satureja montana) bildet zwei Unterarten aus, eine niederliegende und eine aufrechte Form. Als Gewürz sind die Unterarten gleichwertig. Auch sie werden durch Samen vermehrt, die allerdings im Frühbeet im April ausgesät werden. Im Mai setzt man sie dann ins Freie, wo sie fünf bis sechs Jahre durchhalten. Der Boden soll locker und kalkhaltig sein.

Man kann frisches Bohnenkraut den ganzen Sommer über bis weit in den Herbst hinein ernten, wobei die Blüten und Blätter zu bevorzugen sind. Den Wintervorrat schneidet man kurz vor der Blüte handbreit über dem Boden ab, um ihn gebündelt an der Luft zu trocknen. Vor Licht und Feuchtigkeit geschützt aufbewahren.

Bohnenschalen:
In der Volksmedizin sehr beliebt

Korrekter müßte man sie Bohnenhülsen nennen, und als solche steht die Droge auch im DAC (Deutscher Arzneimittel Codex) 1986. Es handelt sich dabei um die von Samen befreiten, getrockneten Fruchtschalen unserer Gartenbohne, von Botanikern Phaseolus vulgaris genannt und in die botanische Familie der Fabaceae (Bohnengewächse) eingereiht. Die Droge stammt fast ausschließlich aus Großkulturen; nur zum geringeren Teil aus eigener Erzeugung. Bulgarien, die GUS und Ungarn zählen zu den Haupteinfuhrländern.

In der Volksmedizin sind es zwei Hauptanwendungsgebiete, die für Bohnenhülsen angegeben werden. Einmal zur Vorbeugung der Bildung von Harngrieß und Harnsteinen, zum anderen als Mittel gegen Diabetes. Als Diabetesmittel muß ich den Tee ablehnen, weil sich meßbare Erfolge nicht einstellen. Dennoch erscheint der Gehalt an Chrom, Arginin und Kieselsäure auch für die Wissenschaft interessant. Was immer die Forschung in den nächsten Jahren zu Tage fördern mag, heute halte ich es für fahrlässig, mit Bohnenschalen-Tee den Diabetes behandeln zu wollen. Als Vorbeugemittel gegen Nierengrieß und Nierensteine jedoch ist der Tee geeignet.

Das erkennt auch das Bundesgesundheitsamt insofern an, als auf dem Beipackzettel unter dem Stichwort »Anwendungsgebiete« steht: Erhöhung

Bohnenkraut

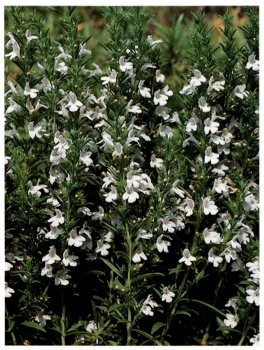

Bohnenkraut, Bohnenschalen, Brennessel

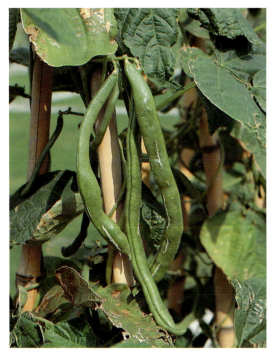

Bohnenschalen

der Harnmenge; zur Vorbeugung der Bildung von Harngrieß und Harnsteinen.

Anbau

Die Gartenbohnen werden im Gemüsegarten angebaut. Die Samen erhalten Sie in Samenhandlungen; die Anleitung zur Anzucht liegt bei. Bohnen benötigen einen kräftigen Gartenboden in sonniger Lage.

Brennessel: Unbeliebt als Unkraut – hochgeschätzt als Heilkraut

Ich kann mir nicht vorstellen, daß es Menschen gibt, die sich noch nie an einer Brennessel »gebrannt« haben, denn die Kleine Brennessel (Urtica urens) und die Große Brennessel (Urtica dioica) sind bei uns überaus häufig – in Gärten, auf Schuttplätzen, an Zäunen und Hecken.

Weniger bekannt ist jedoch, daß es – wenn auch selten vorkommend – zwei weitere Brennesselarten bei uns gibt, nämlich die meist niederliegende Sumpfbrennessel (Urtica kioviensis) und die Pillenbrennessel (Urtica pilulifera).

Arzneilich genutzt werden allerdings nur die beiden häufig vorkommenden Arten, und zwar Blätter (auch das ganze Kraut) und Wurzeln.

Das Bundesgesundheitsamt ist bei der Beurteilung dieser Heilpflanze überaus zurückhaltend. Es bescheinigt der Brennessel nur ihre Eignung zur Förderung einer erhöhten Harnbildung und zur Unterstützung der Behandlung von Beschwerden beim Wasserlassen.

Bitte beachten Sie

Bei Ödemen (Wasseransammlungen) infolge eingeschränkter Herz- und Nierentätigkeit darf die Brennessel nicht angewandt werden.

Dem will ich hinzufügen, daß die Brennessel auch als Mittel zur Blutreinigung, gegen Hautunreinheiten und sogar gegen Rheuma im weitesten Sinne mit Erfolg genutzt wird. Dies bestätigen naturheilkundlich erfahrene Ärzte.

Die Brennesselrute empfiehlt beispielsweise Professor R. F. Weiß als wirksames Mittel gegen Ischias und Hexenschuß. Man bindet sich zur Behandlung eine Rute frischer Brennesseln (zweckmäßigerweise von der Großen Brennessel), um sich damit zu peitschen, und zwar an den und im Umfeld der schmerzenden Körperstellen. Das soll an drei aufeinanderfolgenden Tagen je einmal geschehen. Nach einer Pause von drei Tagen darf die Prozedur wiederholt werden.

Brennesselsamen gelten als Kräftigungsmittel für ältere Menschen, und der Brennesselsaft wirkt nicht nur blutreinigend, er soll auch die Bauchspeicheldrüse wohltuend anregen. Ein wirksames Mittel gegen Diabetes – wie immer wieder einmal behauptet wird – sind weder die Brennesselblätter noch die Brennesselwurzeln.

Anbau

Die Brennesselpflanze muß nicht eigens angebaut werden; sie gedeiht überall dort, wo man sie wachsen läßt. Sie gilt zwar als Unkraut, das man weder im Gemüse- noch im Obst- oder Blumen-Garten dulden will; aber dort, wo Sie den Kompost aufbereiten, am Zaun oder in einer Ecke des Obstgartens sollten Sie die Brennessel wachsen lassen. Sie können dann jedes Jahr Ihren Frühjahrssalat durch die gesunden Brennesselblätter bereichern, können im Sommer die Blätter für den Blutreinigungs-Tee ernten und im Herbst die Wurzeln ausgraben, um auch sie zur Teedroge zu verarbeiten: kurz waschen, kleinschneiden und bei einer Temperatur von etwa 50 °C im Backofen trocknen.

Wenn Sie da und dort im Garten auch Brennesseln stehenlassen, tun Sie nicht nur sich selbst Gutes, sondern erhalten einigen Schmetterlingsarten die Futterpflanze.

Brennessel

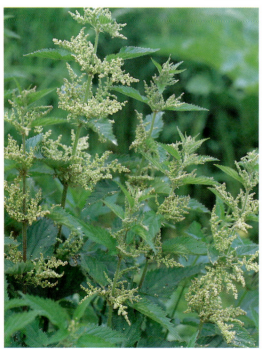

Brombeerblätter und Himbeerblätter: Für Haustees wie geschaffen

Rubus fruticosus L. ist der botanische Name der Brombeere, die Himbeere nennen die Botaniker Rubus idaeus L. Beide Pflanzen gehören in die Familie der Rosengewächse (Rosaceae) und liefern uns die schmackhaften Früchte, die, verarbeitet zu Marmelade, Mus oder Saft, ebenso bekannt wie beliebt sind.

Auch die Blätter beider Sträucher werden genutzt – als Tee für alle Tage oder als Grundtee für verschiedene Tee-Mischungen zum Dauergebrauch. Wenn der Arzt zum Beispiel seinen Nierenpatienten rät, mindestens 2 Liter Tee am Tag zu trinken, und zwar über Wochen und Monate, dann darf das kein besonders starker Tee sein, geht es doch in erster Linie um die Aufnahme von viel Flüssigkeit zur Durchspülung der ableitenden Harnwege. Ein Tee, der zur Hälfte aus einer Mischung von Himbeer- und Brombeerblättern besteht, zur anderen Hälfte aus wassertreibenden Tee-Kräutern (zum Beispiel Birkenblätter, Löwenzahnwurzeln mit Kraut, Ackerschachtelhalm, Goldrutenkraut), ist dafür besonders gut geeignet. Ältere Menschen, die ebenfalls viel trinken sollen, können mit einer Tee-Mischung aus Himbeer- und Brombeerblättern unter Zusatz von Pfefferminze oder Melisse, Hagebutte oder Hibiskus wohlschmeckende Kräuter-Tees »für alle Tage« bereiten.

Der Brombeerstrauch wächst und wuchert in vielen verschiedenen Sorten und Rassen sowohl in der Ebene als auch im Bergland. Man findet ihn auf Schuttplätzen, in lichten Wäldern, auf Lichtungen, Kahlschlägen sowie an Wegböschungen und sonnigen Abhängen. Sein Gestrüpp kann fast undurchdringlich werden, denn seine Äste und Zweige tragen gebogene Stacheln. Brombeersträucher haben keine einheitliche Blütezeit; sie blühen mit mehr oder weniger langen Pausen vom Mai bis in den Winter. Deshalb findet man an einem Strauch gleichzeitig Blüten, unreife und reife Früchte. Die weißen oder blaßrötlichen Blüten bilden blauschwarze, bei manchen Arten glänzende, bei anderen bereifte Steinsammelfrüchte, die Brombeeren aus. Mal sind sie größer, mal relativ klein, mal sehr aromatisch, mal wäßrig im Geschmack. Die Brombeerblätter sind fünf- oder dreizählig gefiedert, oberseits glatt, unterseits be-

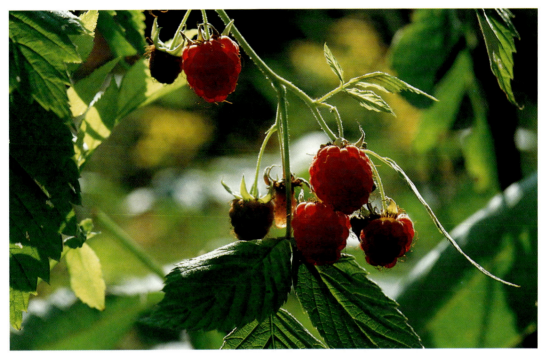

Himbeeren

haart und an den Blattrippen mit kleinen Stacheln ausgestattet.
Der Himbeerstrauch wächst an den gleichen Stellen wie der Brombeerstrauch. Er wird 1 bis 2 m hoch, hat krautige, oftmals gebogene und schwach stachelige Stengel mit handförmig zusammengesetzten Blättern, wobei das Endblättchen gestielt ist. Die eiförmigen Blättchen sind an der Unterseite filzig behaart.
Die Farbe der Himbeerblüten schwankt zwischen rein weiß und schwach rosa. Die roten Früchte sind Sammelfrüchte, die sich in reifem Zustand vom kegelförmigen Fruchtboden leicht abheben lassen. Die Blütezeit fällt in die Monate Mai und Juni (Juli); reife Früchte findet man bis in den Herbst hinein. Je karger der Boden ist, auf dem der Strauch wächst, desto aromatischer schmecken die Himbeeren.
Früher wurde Himbeersaft, aus den vollreifen Früchten bereitet, fiebernden Kindern häufig gegeben; er wurde mehr und mehr ersetzt durch Säfte aus Zitrusfrüchten, was ich nicht einzusehen vermag. Himbeeren enthalten nämlich ebenfalls reichlich Vitamin C und daneben die Vitamine der B-Gruppe, Provitamin A und zahlreiche Mineralstoffe wie Kalium, Calcium, Eisen, Magnesium und Phosphorsalze.

Anbau

Himbeeren im Hausgarten, am Zaun oder an Spalieren sind zumindest auf dem Lande auch heute noch eine Selbstverständlichkeit. Sie sind, was Früchte und Blätter angeht, den Wildformen ebenbürtig, während die Brombeeren, die eigens für Gartenbesitzer gezüchtet worden sind, derbere Blätter und größere, doch vitaminärmere Früchte tragen. Es ist aber dennoch empfehlenswert, sofern der Garten groß genug ist, der Brombeere eine Heimstatt zu geben. Sich wilde Brombeeren in den Garten zu holen, ist wenig empfehlenswert, weil sie meist sehr bald ein undurchdringliches und wirres Gestrüpp bilden.
Himbeer- und Brombeersträucher erhalten Sie in Baumschulen; die Sträucher benötigen einen sonnigen Platz, eignen sich aber für jeden Boden.

Bruchkraut:
Nur in der Volksmedizin beliebt

Die Erfahrung lehrt, daß ein Nieren- und Blasentee, der auch Bruchkraut enthält, neben anderen Kräutern, die Niere, Blase und die ableitenden Harnwege desinfizieren und für vermehrte Wasserausscheidung sorgen, wirksamer ist: Krampfartige Schmerzen werden gemildert. Das ist der Grund, warum das Bruchkraut immer noch gebraucht wird.

Die Begründung für die ablehnende Haltung des Bundesgesundheitsamtes lautet: Da die Wirksamkeit bei den beanspruchten Anwendungsgebieten nicht ausreichend belegt ist, kann eine therapeutische Anwendung nicht befürwortet werden.

In der Tat gibt es in der Volksmedizin zahlreiche Anwendungen, so bei Erkrankungen im Bereich der Atemwege (Husten und Asthma), Nervenentzündungen, Rheuma und Gicht, Gelbsucht und Gallenbeschwerden, bei denen das Bruchkraut sicher nicht besonders hilfreich ist. Als krampflösendes Mittel im Bereich der ableitenden Harnwege, ebenso als stoffwechselanregendes Mittel in Blutreinigungstees ist es jedoch geeignet – zumal keine Risiken bei der Anwendung bekannt sind.

Bruchkraut mit dem botanischen Namen Herniaria glabra (Kahles Bruchkraut) oder Herniaria hirsuta (Behaartes Bruchkraut) ist ein Nelkengewächs (Caryophyllaceae), was Sie sicher verwundern wird, denn die Pflanzen haben mit den uns bekannten Nelken optisch keinerlei Ähnlichkeit. Es handelt sich um am Boden niederliegende, fast könnte man sagen, dem Boden anhaftende, unscheinbare Kräuter, deren Blüten klein und unauffällig sind.

Die beiden Bruchkrautarten unserer heimischen Flora kennt kaum jemand mit Namen; selbst Kräuterfreunde übersehen sie. Bruchkräuter wachsen bevorzugt an Wegen, auf sandigen Äckern, Triften, Schuttplätzen und steinigem Ödland. Der Stengel ist kahl beim Kahlen Bruchkraut, behaart beim Behaarten Bruchkraut. An dem Stengel, ob kahl oder behaart, sitzen kleine elliptische oder lanzettliche Blättchen von 3 bis 8 mm Länge in gegenständiger Anordnung. Die winzigkleinen Blüten (selten größer als 1 mm) stehen in einer knäuelförmigen Anordnung von 5 bis 10 Blüten beieinander. Die Blütezeit der grünlichgelben Blütchen fällt in die Monate Juni bis September.

Anbau

Wenn Sie in Ihrem Garten, vielleicht am Rande der Kieswege, einige Exemplare dieses »Unkrauts« finden – als solches bezeichnen es in der Regel Gartenbesitzer –, gewähren Sie ihm Asyl. Zum Anbau allerdings kann ich Ihnen nicht raten, denn für den Hausgebrauch ist es nicht sonderlich gut geeignet.

Bruchkraut

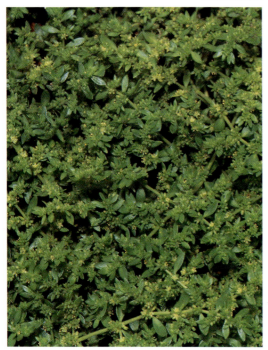

Dill:
Frisch hilft er am besten

Nicht zuletzt um ihn frisch verwenden zu können, sollte man Dill in den Hausgarten holen.

Anetum graveolens nennen ihn die Botaniker, und seine Beliebtheit entspricht der seiner Verwandten aus der Familie der Doldengewächse Kümmel, Anis, Fenchel und Koriander.

Dill kennt man schon seit mehreren tausend Jahren. Die Ägypter schätzten ihn ebenso wie die Griechen und Römer, meist als Gewürz, doch mit arzneilichem Nutzen, weil oft schon die Würzdosis ausreicht, um Blähungen und Völlegefühl vorzubeugen.

Die Heimat des Dillkrauts, so sagt man, liegt im Orient, doch heute findet es sich in Kulturen und Gärten überall in Europa, in Nord-, Mittel- und Südamerika, sogar in Süd- und Ostafrika.

Dill ist ein einjähriges, nicht sehr anspruchsvolles Doldengewächs, das über 1 m hoch werden kann. Sein fein gerillter Stengel ist hohl, bläulich bereift und trägt fiederschnittige, dünne Laubblätter. Die oberen Blätter sind weniger reichlich gegliedert als die unteren Stengelblätter. Sie enden in sehr dünnen, langen und fadenförmigen Blattzipfeln, die als Dillspitzen gehandelt werden. Sie sind es auch, die das feinste Aroma haben, und von denen man sagt, sie machen Frisches noch frischer. Gurken, Fisch, Suppen und Soßen, Salate und Eierspeisen werden durch frische Dillwürze geschmacklich verbessert und verfeinert. Auch als Einmachgewürz sind Dillblätter sehr beliebt. Eine uralte Erfahrung lehrt, daß Dillspitzen, in reichlicher Menge den Salaten, Suppen und Eintöpfen beigegeben, die Milchsekretion stillender Frauen fördert; das folgende Rezept ist besonders empfehlenswert:

Zwei weichgekochte Eier werden mit einer Gabel sehr fein zerdrückt und leicht gesalzen. Dazu gibt man einen gehäuften Teelöffel besonders fein gehackter Dillspitzen und verreibt das Ganze in einem Mörser oder einer Reibschale. Dieses Gemisch, auf Toast gestrichen, schmeckt vorzüglich.

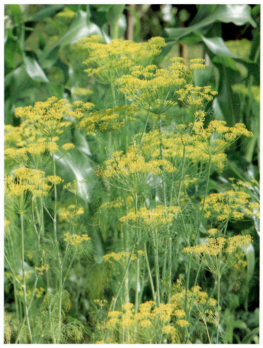

Dill

Bitte beachten Sie
Dill gehört in die Familie der Doldengewächse, in der es sehr viele giftige Arten gibt, mit denen man diese Heilpflanze verwechseln kann!

Anbau
Als einjähriges Kraut zieht man Dill aus Samen, die man ab April im Abstand von jeweils zwei bis drei Wochen ausgesät hat, um über einen langen Zeitraum frische Dillspitzen ernten zu können. Ein Reihenabstand von 25 cm ist nötig, damit sich die Pflanzen voll entwickeln können. Dill ist ein Lichtkeimer. Er wird flach ausgesät und nur leicht angedrückt. Dill schätzt schwereren, lehmigen Boden, verträgt angestaute Nässe aber nicht.

Für den Haushalt erntet man die frischen Dillspitzen bei Bedarf, zum Einmachen das ganze Kraut während der Blütezeit; es wird gebündelt an der Luft getrocknet.

Kleine Heilpflanzenkunde

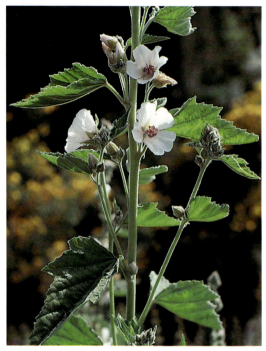

Eibisch

Eibisch: Schon in der Antike als Heilpflanze genutzt

Der Eibisch, von den Botanikern Althaea officinalis genannt, ist ein Malvengewächs. Die Heilwirkung seiner Wurzeln kennt man schon seit der Antike; es ist interessant, daß heute noch die gleichen Beschwerden mit Eibischwurzel-Tee behandelt werden wie früher. Die reizlindernde Wirkung verdanken wir dem hohen Schleimgehalt der Wurzeln. Dieser Pflanzenschleim legt sich als schützende Schicht über die entzündeten Schleimhäute in Mund und Rachen, aber auch im Bereich von Magen und Darm. Wir verwenden deshalb den Eibisch-Tee bei Rachenkatarrhen, Halsweh, Reizhusten, Heiserkeit und entzündeten Magen- und Darmschleimhäuten.

Das Bundesgesundheitsamt erkennt die Heilwirkung der Eibischwurzeln an, und zwar zur Reizlinderung bei Schleimhautentzündungen im Mund- und Rachenraum, der oberen Luftwege sowie im Magen- und Darmkanal.

Hingewiesen sei an dieser Stelle noch einmal auf die Besonderheit der Tee-Zubereitung. Eibischwurzel-Tee wird kalt angesetzt (→ Seite 32).

Deshalb eignet er sich auch wenig als Bestandteil von Tee-Mischungen, die mit heißem Wasser überbrüht werden.

Der Eibisch ist in den Ländern um das Kaspische und das Schwarze Meer sowie im östlichen Mittelmeerraum zuhause, wird aber in Bulgarien, dem ehemaligen Jugoslawien, der GUS, in Ungarn und auch in Belgien angebaut. Von dort bekommen wir unsere Heildroge, die Eibischwurzeln.

Bei uns ist Eibisch im Freien nur noch selten zu finden. Nur an der Ostsee wachsen auf feuchten Wiesen noch einige Exemplare »in Freiheit«.

Die ausdauernde, behaarte Staude wird bis über 1 m hoch. Die Blätter, deren Stiele spiralig am Stengel angeordnet sind, sind filzig-weißlich behaart, drei- bis fünflappig und am Rande unregelmäßig gekerbt. In ihren Achseln entwickeln sich in büscheliger Anordnung gestielte, große, weiße oder rötliche Blüten, die sich in den Monaten Juni, Juli und August entfalten.

Anbau

»Hübsche Heilwurz«, so wird der Eibisch in einigen Regionen genannt. Wenn Sie noch etwas Platz am Gartenzaun haben, dann sollten Sie ihn dieser Heilpflanze schenken.

Sie können Eibisch zwar aus Samen ziehen, doch ist es einfacher, sich Jungpflanzen zu kaufen, die im Juni im Abstand von 30 bis 40 cm ausgepflanzt werden. Eibisch braucht einen sonnigen Platz mit humusreichem, tiefgründigem, feuchtem, doch keineswegs schwerem Boden.

Wer einen großen Balkon hat, kann auch versuchen, Eibisch in einem Kübel oder einem irdenen Gefäß (mindestens von der Größe eines Wassereimers) heranzuziehen. Die vorbereitete Erde muß stickstoffreich sein, alle zwei Wochen muß mit dem Gießwasser nachgedüngt werden. Der Gärtner oder ein Nachbar, der schon eigene Erfahrung hat, wird Sie beraten.

Schon im Herbst können Sie die Wurzeln ernten, gerade zur rechten Zeit, um dem Winterhusten mit einem Eibisch-Tee oder einem Eibisch-Sirup zu begegnen.

Bei der Ernte schneidet man die oberirdischen Teile der Pflanzen etwa 5 cm über dem Erdboden ab. Dann gräbt man mit einer Grabgabel die Wurzelstöcke aus und schneidet die Jungwurzel ab, die den arzneilich verwendbaren Teil der Pflanze bilden. Die Wurzelstockköpfe, von denen die

Jungwurzeln abgeschnitten wurden, kann man sofort wieder auslegen.

Die jungen Wurzeln wäscht man kurz ab, schneidet sie in handliche Stücke oder gleich »teegerecht« klein und trocknet sie im Backofen bei einer Temperatur von 55 °C sehr gründlich, um sie dann luftdicht verschlossen aufzubewahren, denn wegen des hohen Stärkegehaltes schimmelt feuchter Eibisch sehr schnell.

Engelwurz (Angelika):
Aktiviert den saftlosen Magen

Die Engelwurz gilt als »Außenseiter« unter den Heilkräutern, die gegen Magen- und Darmbeschwerden gebraucht werden, aber wer sie kennt, weiß, daß sie bei Appetitlosigkeit, Magenschwäche, bei Blähungen und Völlegefühl wirksam ist. In Honig eingelegt, wird die Angelikawurzel auch als Kräftigungsmittel vor allem von älteren Menschen geschätzt. Nach übermäßigem Alkoholgenuß, wird das Kauen der Wurzel empfohlen. Bei Magen- und Darmgeschwüren darf sie nicht angewendet werden.

Die Wissenschaft zählt diese Heilpflanze zu den Aromatica amara, den bitter-aromatischen Drogen, und sieht sie, wie alle Heilpflanzen, die ätherisches Öl und Bitterstoffe enthalten, als probates Magenmittel, das auch im Darm wirksam ist. Deshalb empfiehlt auch das Bundesgesundheitsamt die Anwendung der Angelikawurzel bei Beschwerden wie Völlegefühl, Blähungen und leichten krampfartigen Magen-Darmbeschwerden, verursacht zum Beispiel durch mangelnde Magensaftbildung.

> **Bitte beachten Sie**
> Wer die Engelwurz längere Zeit anwenden möchte, muß während dieser Zeit auf eine Höhensonnen- und Solarien-Bestrahlung verzichten. Die Droge macht lichtempfindlich.

Die Botaniker nennen diese Heilpflanze Angelica archangelica und reihen sie in die Familie der Doldengewächse (Apiaceae) ein. Die Engelwurz ist eine Pflanze des Nordens. In Skandinavien, auf Grönland und Island ist sie weit häufiger zu finden als an den deutschen Küsten von Nord- und Ostsee, wo sie relativ selten ist. Sie wächst auf feuchten Wiesen in der norddeutschen Tiefebene, aber auch in Bergtälern unserer Mittelgebirge. Den Griechen und Römern war sie mit Sicherheit nicht bekannt.

Angelika ist ein sehr stattliches Gewächs, das eine Höhe von 2 m erreichen kann. Der gerillte Stengel ist hohl, im oberen Teil der Pflanze bisweilen purpurrot angelaufen. Die Blätter besitzen am Grund sehr große bauchige Scheiden und sind zwei- bis dreifach fiederteilig. Sie werden nach oben hin kleiner und sind weniger gespalten. Im oberen Teil ist die Pflanze ästig verzweigt. An den Zweigenden stehen die Blütenstände, 20- bis 40strahlige Doppeldolden, die mit borstigen Hüllblättchen versehen sind. Die grünlich-weißen Blütchen duften nach Honig.

Die arzneilich verwendeten Angelikawurzeln stammen fast ausschließlich aus Kulturen. Wir bekommen die Droge aus den östlichen Bundesländern, importieren sie aus Polen, der ehemaligen Tschechoslowakei, aber auch aus Holland und Italien. Der Bedarf ist groß, denn außer als Tee-Droge spielt die Engelwurz eine sehr wichtige Rolle bei der Likörbereitung. Viele verdauungsfördernde Spirituosen enthalten das aus der Angelikawurzel gewonnene ätherische Öl.

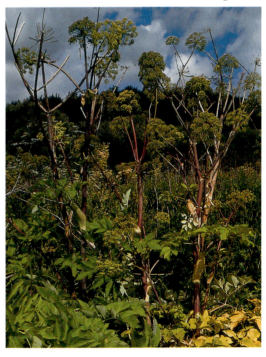

Engelwurz

Kleine Heilpflanzenkunde

> **Bitte beachten Sie**
> Die Engelwurz gehört in die Familie der Doldengewächse, in der es sehr viele Giftpflanzen gibt, mit denen man diese Heilpflanze verwechseln kann. Deshalb darf Engelwurz auf keinen Fall selbst gesammelt werden!

Anbau
Der Selbstanbau im Garten oder auf dem Balkon ist nicht empfehlenswert; die Engelwurz ist eine Pflanze des Nordens und braucht die dort vorherrschenden Boden- und Klimabedingungen.

Enzian:
Sein Bitterwert macht ihn so beliebt

»Die Medizin muß bitter schmecken, sonst nützt sie nichts!« Für den Enzian besitzt diese Feststellung, früher sehr oft zitiert für Heilpflanzen, die den Verdauungstrakt in Ordnung halten, auch heute noch Gültigkeit. Durch Bitterstoffe, aromatische Bitterstoffe oder Scharfstoffe werden die Verdauungssaftdrüsen angeregt, mehr Säfte zu bilden, wodurch der Appetit angeregt, die Umsetzung der aufgenommenen Nahrung beschleunigt wird, so daß Blähungen, Druck- und Völlegefühl nach den Mahlzeiten gar nicht erst aufkommen. Vor allem die Verdauungsinsuffizienz (der altersbedingt träge Verdauungsablauf) bei älteren Menschen wird durch die »bittere Arznei« spürbar verbessert. Der Enzian gehört zu den reinen Bittermitteln, den Amara tonica, und besitzt einen sehr hohen Bitterwert.

Das Bundesgesundheitsamt empfiehlt Enzianwurzel-Tee bei Verdauungsbeschwerden wie Appetitlosigkeit, Völlegefühl und Blähungen, nennt aber als Gegenanzeigen Magen- und Darmgeschwüre.

Der arzneilich verwendete Enzian, den die Botaniker Gentiana lutea nennen, ist eine gelbe Enzianart, die auf Kalkböden in den Alpen oder in den Gebirgen Mittel- und Südeuropas vorkommt. Wie alle Enziangewächse, das sei an dieser Stelle deutlich hervorgehoben, steht auch der gelbe Enzian unter Naturschutz. Er darf nicht gesammelt werden. Die arzneilich genutzte Enzianwurzel stammt deshalb aus Kulturen.

Gentiana lutea, früher für Bergbauern ein lästiges Unkraut, ist eine stattliche Staude, die etwa 1 m hoch wird. Der kahle, aufrechte Stengel ist hohl und trägt kreuzgegenständig große, elliptische, bläulich-grüne, mit starken Bogennerven durchzogene Blätter, deren Stiele von unten nach oben immer kürzer werden. Im Boden ist die Enzianstaude mit einer langen, kräftigen Wurzel verankert. Erst nach mehreren Jahren bildet die Pflanze ihre gelben Blüten aus, die in reichblütigen Scheinquirlen angeordnet sind. Die Blütezeit fällt in die Monate Juli bis September.

Die Schönheit dieser Pflanze war es aber nicht allein, die sie zu einer Rarität werden ließ; man hat sie mehr und mehr ausgegraben, um Enzianschnaps daraus zu gewinnen. So dezimierte man nicht nur den gelben Enzian, sondern auch andere, blaublühende Arten mit ausreichend großen Wurzeln. Gottlob wird heute allen Enzianen gesetzlicher Schutz geboten.

Anbau
Sie können sich über die Gärtnerei einen gelben Enzian als Zierpflanze in den Garten holen; doch ihn zur Wurzelgewinnung anzubauen, ist wenig empfehlenswert.

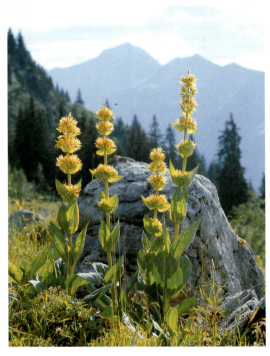

Enzian

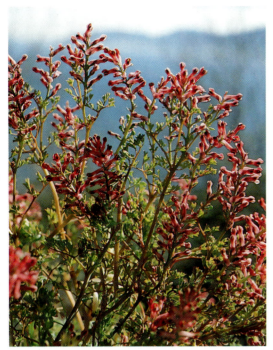
Erdrauch

Erdrauch: Früher viel verwendet, heute wiederentdeckt

Fumaria officinalis L. aus der botanischen Familie der Papaveraceae (Fumariraceae) – Mohngewächse (Erdrauchgewächse) – ist eine zierliche, hübsche Pflanze, vor allem im Hinblick auf Blüten und Blätter. Im allgemeinen wächst der Erdrauch aufrecht, wird dann 20 bis 40 cm hoch; doch mancherorts liegt er nieder. Die hohlen Stengel sind glatt, bläulich bereift und stark verästelt. Die wechselständig angeordneten, graugrünen Blätter sitzen im oberen Teil der Pflanze. Die unteren Blätter sind gestielt, doppelt bis dreifach gefiedert, mit kleinen schmalen Fiederblättchen. Die gespornten, in lockerer Traube angeordneten Blüten sind rosa- bis dunkelrot. Schuttplätze, Brachland, Gärten und Äcker sind die Lieblingsplätze dieser Heilpflanze, die in den Monaten Juni und Juli blüht.
Bei dem römischen Schriftsteller Plinius (23 bis 79 n. Chr.) und bei Dioskurides (griechischer Arzt des ersten Jahrhunderts n. Chr.) wird der Erdrauch bereits erwähnt; im ersten, in deutscher Sprache gedruckten Kräuterbuch (Hortus sanitatus/gart der gesuntheit – Mainz 1485) preist man ihn als wassertreibendes Mittel, als Gallenmittel und als Arznei gegen Stuhlverstopfung. Lange Zeit geriet der Erdrauch dann in Vergessenheit oder wurde nur selten gebraucht, bis ihn die Wissenschaft neu entdeckt hat als Mittel »gegen krampfartige Beschwerden im Bereich der Gallenblase und der Gallenwege sowie des Magen-Darm-Traktes« (BGA). Heute ist die Droge wieder häufig Bestandteil von Blutreinigung-Tees, Gallen-, Leber- und Magen-Tees. Auch die Tee-Anwendungen gegen Hautleiden leben wieder auf; bezeichnenderweise nannte man früher den Erdrauch auch Grindkraut. Von der Pflanze werden die oberirdischen Teile, das Erdrauchkraut (Herba Fumariae), verwendet.

Anbau

Der Garten gehört zu den natürlichen Standorten des Erdrauchkrautes. Wenn sich in Ihrem Obst-, Gemüse- oder Kräutergarten Erdrauch »einschleicht«, gewähren Sie ihm Asyl, einerseits, um sich an den Blüten und Blättern zu erfreuen, andererseits zum Kennenlernen und Ausprobieren seiner heilsamen Wirkung.

Eukalyptus: Sein Öl hilft bei Husten und Erkältungen

In Südwestaustralien und Tasmanien ist die Heimat des Eukalyptusbaumes, der heute auch in sehr vielen anderen Gegenden angebaut wird. Wir werden vor allem aus Spanien, Marokko und der GUS mit Eukalyptusblättern versorgt.
Eucalyptus globulus ist der botanische Name des Eukalyptusbaumes aus der Familie der Myrtengewächse (Myrtaceae). Da er schnellwüchsig ist, benutzt man ihn in Afrika zur Trockenlegung von Fiebersümpfen. Die Bezeichnung Fieberbaum, die er dort führt, deutet an, daß durch die Trockenlegung der Sümpfe mit seiner Hilfe die Brutstätten der Fiebermücke (Anopheles) verschwinden und dadurch auch das Fieber (gemeint ist Malaria) weniger häufig auftritt.
Der Eukalyptusbaum wird bis zu 70 m hoch. Er besitzt eine grauweiße Rinde. An jungen Bäumen oder neuen Zweigen älterer Bäume sitzen die dünnen, eiförmigen Blätter gegenständig, während die älteren Folgeblätter, wechselständig an-

Kleine Heilpflanzenkunde

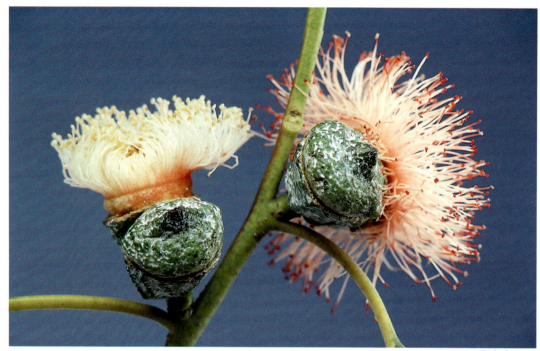

Eukalyptus

geordnet, einen Blattstiel besitzen, doppelt so dick, ledrig und auch viel länger sind. An der blaugrünen Blattunterseite tritt der Hauptnerv stark hervor und verzweigt sich in spitzem Winkel. Die Sekundärnerven vereinigen sich zu einem parallel zum Blattrand verlaufenden Randnerv. Die weißen Eukalyptusblüten entwickeln sich zu derben Früchten.

Arzneilich genutzt werden die Blätter, die nur noch selten Bestandteil von Erkältungs-Tees sind, aus denen man aber durch Wasserdampfdestillation das bewährte Eukalyptus-Öl gewinnt. Gute Blattware sollte 3 Prozent ätherisches Öl enthalten. Eukalyptus-Öl enthält etwa 80 Prozent Cineol (= Eucalyptol). Diesem Öl ist die angenehme Wirkung bei Erkältungen zuzuschreiben, denn es wirkt antiseptisch, schleimlösend und kühlend.

Groß ist die Zahl der Fertigpräparate, die Eukalyptus-Öl enthalten. Von reinem Öl über ölhaltige Salben, Einreibungen bis hin zu Bonbons und Säften ist alles vertreten. Die Wirkung überzeugt, und Nebenwirkungen sind bei der Verwendung als Tee sowie bei der Anwendung der Fertigpräparate überaus selten.

Bitte beachten Sie
Bei Überdosierung (das gilt für alle ätherischen Öle) sind Übelkeit, Erbrechen und Durchfälle beobachtet worden. Nur wenige Menschen haben eine Allergie gegen Eukalyptus-Öl entwickelt.

Anbau
Der Selbstanbau ist in unseren Breitengraden nicht möglich.

Faulbaum: Zuverlässig in der Wirkung

Frangula alnus ist der botanische Name des Faulbaumes, den man auch unter den Bezeichnungen Gichtholz, Grindholz, Pulverholz oder Schusterholz kennt.

Arzneilich verwendet wird die im Frühjahr geerntete Rinde, die nach einjähriger Lagerung ein bewährtes, drastisches Abführmittel ist. Faulbaumrinde ist die einheimische Anthrachinondroge, die den Sennesblättern in ihrer Wirkung durchaus ebenbürtig ist. Meine Empfehlungen, die Verwendung der Senna betreffend, sowie auch die Empfehlungen des Bundesgesundheitsamtes für die Senna (→ Seite 204) gelten auch für die Faulbaumrinde.

Beim Faulbaum handelt es sich um einen baumartigen Strauch aus der Familie der Kreuzdorngewächse (Rhamnaceae), der bis zu 6 m hoch wird und in Europa häufig in Auwäldern, Erlenbrüchen, an Wegrändern und zwischen Hecken vorkommt. Er fällt auf durch die vielen grauen Lentizellen (Entlüftungsgewebe) auf seiner sonst glatten, graubraunen, glänzenden Rinde. Die unscheinbaren weißen Blüten stehen in den Achseln der elliptischen, ganzrandigen, glänzenden Laubblätter, die gegenständig an den Zweigen angeordnet sind. Aus den befruchteten Blüten entwickeln sich anfangs grüne, später rote und in reifem Zustand blauviolette bis blauschwarze Steinfrüchte.

> **Bitte beachten Sie**
> Kinder verwechseln die Früchte des Faulbaumes manchmal mit Wildkirschen und essen sie. Das löst heftige, von Koliken begleitete Durchfälle aus!

Anbau
Der Selbstanbau ist nicht zu empfehlen; die Blüten sind unscheinbar, die Beeren giftig.

Fenchel: Eine unserer ältesten Heil- und Gewürzpflanzen

Man glaubt, sicher zu sein, daß der Fenchel schon vor mehr als 4000 Jahren genutzt wurde. Er ist auch erwähnt in dem berühmten Papyros Ebers, einer altägyptischen, um 1500 v. Chr. entstandenen Sammlung medizinischer Schriften, und zwar vornehmlich als Mittel gegen Blähungen. Spätere Kräuterbuchautoren, so Plinius (23 bis 79 n. Chr.), bezeichnen den Fenchel ebenfalls in erster Linie als verdauungsfördernd.

Im Mittelalter jedoch lobte man die Fenchelfrüchte auch als vorzügliches Mittel gegen Husten und festsitzenden Schleim. Diese Heilanzeigen sind neben der Fenchelwirkung bei Magen- und Darmstörungen auch heute noch sehr bedeutsam. Schleimlösung in den Atemwegen erwähnt das Bundesgesundheitsamt ausdrücklich in der Anwendungsempfehlung.

Die Heimat des Fenchels ist der Mittelmeerraum, dort kann man ihn auch wildwachsend finden. Um den großen Bedarf an hochwertigen Fenchelfrüchten zu decken, werden seit langer Zeit Arznei-, Gemüse- und Gewürzfenchel in Kulturen sowohl im wärmeren Teil Europas als auch in weiten Teilen Afrikas, Asiens und Südamerikas angebaut. Unsere Haupteinfuhrländer sind China, Ägypten, Bulgarien, Ungarn und Rumänien. Fenchel ist eine ein- bis mehrjährige Pflanze, die mit einer fleischigen Wurzel in der Erde verankert

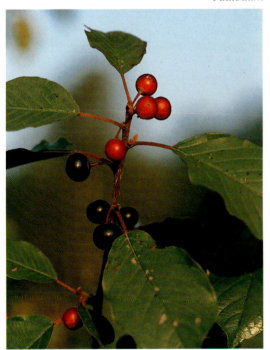

Faulbaum

ist und 1 bis 2 m hoch wird. Sein stielrunder Stengel ist fein gerillt, blau bereift und im oberen Teil reich verästelt. Die Blattzipfel der mehrfach fiederschnittigen Blätter sind sehr schmal; die mittleren und oberen Blätter besitzen eine große Blattscheide. Die kleinen gelben Fenchelblüten sind in Doppeldolden angeordnet. Dolde und Döldchen besitzen keine Hüllblättchen. Fenchel blüht in den Monaten Juli bis September.

Auffallend ist, daß die Früchte weder auf derselben Anbaufläche noch an einer Pflanze zur gleichen Zeit reifen. Das macht die Ernte in den Kulturen recht aufwendig. Zuerst gehen Arbeiter durch die Felder, um die reifgewordenen Dolden herauszuschneiden. Diesen Vorgang nennt man »Kämmen« oder »Traumeln«. Da bei dieser Ernte sehr sorgfältig vorgegangen wird, ist der Kammoder Traumelfenchel von besonders guter Qualität. Später dann werden die ganzen Fenchelpflanzen aus dem Boden gerissen und gedroschen. Die Fenchelfrüchte, es sind Spaltfrüchte, zerfallen beim Trocknen in zwei Teilfrüchte. So kommt der Fenchel in den Handel, und so soll er auch aufgehoben werden. Es ist ratsam, die Früchte vor der Tee-Zubereitung in einem Mörser zu zerstoßen, weil dann mehr ätherisches Öl aus den Früchten ausgezogen wird.

Fenchel, von den Botanikern Foeniculum vulgare genannt, gehört in die Familie der Doldengewächse (Apiaceae). Eine besondere Art ist der Gemüsefenchel mit fleischiger Wurzel und Stielbasis.

Salatfreunden seien die frischen Blattspitzen der Fenchelpflanze empfohlen. Sie haben einen erfrischenden Geschmack. Mit einer Mischung aus Dill- und Fenchelspitzen können Sie Gurkensalat, verschiedene Blattsalate, aber auch Gemüsesuppen und Gemüseeintöpfe würzen. Fenchelfrüchte machen frisches Brot bekömmlicher.

Bitte beachten Sie
Fenchel gehört in die Familie der Doldengewächse, in der es sehr viele giftige Arten gibt, mit denen man diese Heilpflanze verwechseln kann.

Anbau
Wenn Sie Freude daran haben, Ihre eigenen Fenchelfrüchte zu ernten, dann kann ich Sie nur dazu ermuntern. Sie sollten allerdings Platz in Ihrem Kräutergarten haben, denn Fenchelstauden werden sehr hoch. Mitte April müssen Sie die Samen in humusreichen Boden bringen. Säen Sie den Samen in einen Reihenabstand von etwa 20 cm, damit sich die Pflanzen gut entwickeln können. Wählen Sie einen sonnigen Platz aus. Wenn Sie fleißig gießen, keimen die Samen nach zwei bis drei Wochen. Den jungen Fenchel muß man dann »verziehen«, so daß die Pflanzen 8 bis 10 cm voneinander entfernt stehen.

Wenn der Winter sich anmeldet, schneiden Sie die Pflanzen handhoch über dem Boden ab und bedecken sie mit Torf und Fichtenreisig, damit sie nicht erfrieren. Im zweiten Jahr können Sie dann die Früchte ernten. Wenn Sie das Gießen nicht vergessen, bekommen Sie eine reiche Ernte. Um die Pflanzen vor dem Umkippen (bei Wind) zu schützen, binden Sie sie bitte rechtzeitig auf. Fenchelfrüchte reifen nicht gleichzeitig; schneiden Sie deshalb ab August immer die Triebe ab, die reife Früchte enthalten. Die reifen Triebe erkennen Sie an der Braunfärbung. Die Dolden werden in einem Gazesäckchen an der Luft getrocknet, bis die Früchte beim Schütteln abfallen (Richtig ernten, schonend aufbereiten, Seite 140).

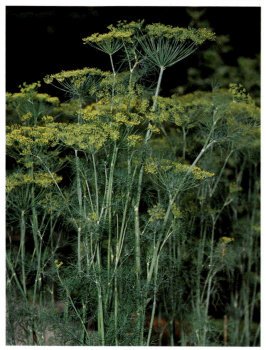

Fenchel

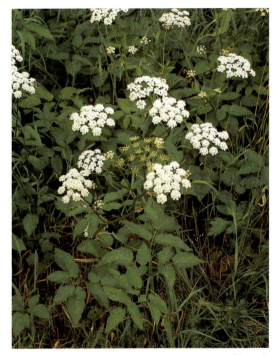
Giersch

Giersch: Ein Gartenunkraut

Kaum ein Heilpflanzenbuch unserer Tage nennt noch den Giersch (Aegopodium podagraria), auch Geißfuß genannt, als Heilpflanze. Und doch steckt in seinem lateinischen Namen ein Hinweis darauf, daß dieses Gartenunkraut, das an Zäunen in großer Üppigkeit wuchert, einstmals ein geschätztes Gicht-Mittel war: Podagra ist eine ältere Bezeichnung für die Gicht der Großzehe.
Giersch, aus der Familie der Doldengewächse (Apiaceae), wächst als Staude mit langen, unter der Erde wuchernden Wurzelausläufern. An den aufrechten 30 bis 80 cm hohen Stengeln sitzen ein- bis zweifach gefiederte Blätter, die mit ihren großen, teilweise zweispaltig gesägten Blattabschnitten einem Ziegenfuß (Geißfuß) ähneln. Die Doppeldolden sind mit 15 bis 25 Strahlen ausgestattet, ohne Hüll- und Hüllchenblätter. Die Blütezeit reicht von Mai bis in den November.
Die Volksmedizin bedient sich – und bedient sich auch heute wieder – der frischen Blätter, die zur Schmerzlinderung zerquetscht auf den schmerzenden und geschwollenen Gichtknoten gelegt werden. Auch soll Gichtpatienten ein Gemüse aus den frischen Blättern helfen, ähnlich zubereitet wie Spinat; außerdem nutzt man die getrockneten Blätter als Rheuma-Tee (*Zubereitung* → Seite 13).

Anbau
Wenn Ihr Garten nicht »steril« ist, brauchen Sie sich um den Anbau nicht zu kümmern. Giersch wächst überall: am Zaun, zwischen den Beeten und auch im Obstgarten. Ihn direkt in Kräuterbeeten zu ziehen, ist wirklich nicht nötig.

Bitte beachten Sie
Giersch zählt zu den Doldengewächsen; in diese Familie gehören auch zahlreiche giftige Arten. Bitte verwenden Sie ihn nur, wenn Sie ihn sicher erkennen können!

Goldrute: Seit dem Mittelalter als Blasen- und Nierenmittel gerühmt

Wenn die Blütenpracht des Sommers zu Ende geht, dann blüht an Waldrändern, Böschungen, auf trockenen Wiesen, Waldlichtungen, Kahlschlägen und auch an Wegrändern, wo die Sonne ungehindert Zugang findet, die Goldrute. Leuchtendgelb sind ihre Blütenköpfchen, die in einfachen Trauben oder in Rispentrauben angeordnet sind. Sie duften schwach aromatisch.
Die Botaniker nennen diese Heilpflanze Solidago virgaurea und reihen sie in die Pflanzenfamilie der Korbblütler (Asteraceae) ein.
Arzneilich verwendet wird das ganze Kraut, wobei man jedoch bei der Ernte auf die verholzten unteren Teile der über 50 cm hohen Pflanze verzichten und der Blühregion den Vorzug geben sollte.
Darüber, ob man die Goldrute bereits in der Antike verwendet hat, gibt es wenig gesicherte Erkenntnisse. Ein Hinweis von Hieronymus Brunswieg, den Hieronymus Bock (1592) überlieferte, bezieht sich auf die alten Germanen; sie nutzten die Goldrute als Wundkraut.
Seit dem Mittelalter rühmt man sie als Blasen- und Nierenmittel, und auch heute gilt die Goldrute als wirksame Heilpflanze, wenn es darum geht, Entzündungen der Blase, der Niere sowie der ableitenden Harnwege zu behandeln. Auch

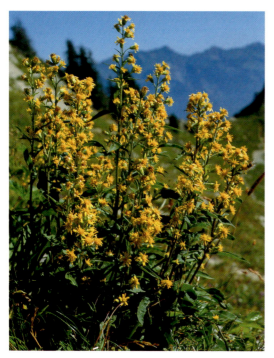

Goldrute

Anbau

Nichts ist einfacher, als sich im Garten Goldruten zu halten. Aus der Gärtnerei oder von Freunden besorgen Sie sich Stecklinge, geteilte Stauden also, die Sie entweder im Frühjahr oder im Spätherbst an einen sonnigen Platz setzen, der frei von Staunässe ist, auch dann, wenn es einmal länger regnet. Staunässe mag die Goldrute nicht. Ansonsten gedeiht sie in normaler Gartenerde und bedarf kaum der Pflege: Es genügt, wenn Sie gelegentlich den Boden rund um die Staude etwas umgraben und auflockern.

Achten Sie beim Einkauf der Stauden in der Gärtnerei bitte darauf, daß Sie die Echte Goldrute bekommen, die den botanischen Namen Solidago virgaurea trägt.

Man erntet die oberen Blütentriebe im Sommer zu Beginn der Blütezeit, trocknet sie an der Luft und schneidet sie klein, um sie dann vor Licht und Feuchtigkeit geschützt aufzubewahren (→ Seite 12).

Als Zierpflanzen haben sich auch die Riesengoldrute (Solidago gigantea ssp. serotina) und die Kanadische Goldrute (Solidago canadense) bei uns eingebürgert.

wenn der Arzt rät, viel zu trinken, kann das ein Tee aus Goldrute sein. Tees, die zur Frühjahrs- und Herbstkur eingesetzt werden, enthalten ebenfalls Goldrutenkraut.

Das Bundesgesundheitsamt empfiehlt Goldrute zur Erhöhung der Harnmenge bei Entzündungen der Blase und der Niere. Aufgrund ihrer aktivierenden Wirkung auf den gesamten Körperstoffwechsel hat man die Goldrute auch bei Rheuma und Gicht ausprobiert. Die Berichte darüber sind erfolgversprechend, doch die Wissenschaft kennt bisher noch keine Wirkstoffe, die eine Anwendung hierfür rechtfertigen.

Neben der hier beschriebenen Goldrute, der Echten Goldrute, wie ich sie zur Unterscheidung einmal nennen möchte, gibt es sowohl im Freien als auch in unseren Gärten zwei andere Solidago-Arten, die Solidago canadensis und die Solidago gigantea ssp. serotina. Ihre Wirkstoffe sind denen der als Heilmittel anerkannten Echten Goldrute, der Solidago virgaurea, sehr ähnlich, doch werden diese beiden Arten für die arzneiliche Verwendung (noch) nicht empfohlen.

Nicht anwenden bei Ödemen als Folge eingeschränkter Herz- und Nierenfunktion.

Hafer: Als Heilpflanze geschätzt, vergessen und wiederentdeckt

Wenn wir heute das Wort »Hafer« hören, denken wir an Haferbrei, Haferschleim und andere Zubereitungen aus Haferflocken, die als Schonkost bei unzähligen Beschwerden, als Diätetikum und zur Stärkung geschwächter Patienten Verwendung finden – als Beruhigungsmittel jedoch kennen ihn nur noch die Alten auf dem Lande. Hafer wurde früher in Form von Hafer-Tropfen, Hafer-Tee oder als Hafer-Bad genutzt. Diese Anwendungen gewinnen heute wieder an Bedeutung.

Hafer, Avena sativa nennen ihn die Botaniker, ist ein Süßgras, das bei uns als Kulturpflanze überall angebaut wird. Wie alle Getreidearten wächst der Hafer aufrecht und trägt seine Blüte am Ende eines hohlen Stieles. Die Blüten sind in Rispen angeordnet, genauer gesagt: Seine Ähren, die aus zwei bis vier Blüten bestehen, sind an Ästchen angeordnet, die ihrerseits die Rispe bilden. Die sich bei der Reife entwickelnden Haferkörner

sind von Spelzen umgeben, mit denen sie nicht verwachsen sind. Die Blütezeit fällt in die Monate Juni bis August, je nach Höhenlage; Hafer läßt sich bis in Höhen von über 1500 m anbauen.
An Inhaltsstoffen enthält der Hafer Eiweißstoffe, Vitamine der B-Gruppe, Mineralstoffe wie Phosphor, Eisen, Kobald, Mangan, Zink, Aluminium und Kalium, außerdem die Vitamine K und E, das Provitamin A (Karotin) sowie die Spurenelemente Bor und Jod. Für die Verwendung des Haferstrohs als Bad dürfte die Kieselsäure interessant sein. Die beruhigende Wirkung des Hafers geht hauptsächlich auf das Avenin, ein Indol-Alkaloid, zurück. Für die Nutzung seiner beruhigenden Wirkung werden neben dem Haferkraut-Tee oder dem Bad hauptsächlich alkoholische Auszüge aus den Haferfrüchten (Haferkernen) oder dem Haferkraut verwendet. Sie können sich zwar einen Auszug durch Ansetzen von Haferfrüchten mit 70 Prozent Weingeist (1 : 10) selbst herstellen, doch hat es sich gezeigt, daß die homöopathische Urtinktur, die Sie unter dem Namen Avena sativa Urtinktur in der Apotheke bekommen, diesem Auszug überlegen ist. Das Homöopathikum wird aus frischen, blühenden Pflanzen bereitet.

Hafer

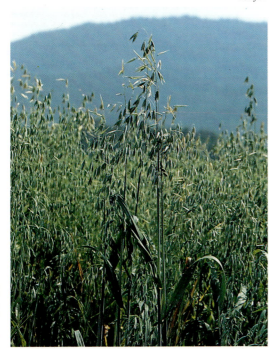

Gegen Nervosität und Unruhe nimmt man mehrmals am Tag je 5 Tropfen. Als Schlafmittel nehmen Sie etwa 1 Stunde vor dem Zubettgehen 20 bis 25 Tropfen ein.

Anbau
Hafer ist für den Anbau im Hausgarten nicht geeignet.

Hagebutten: Die vitaminreichen Früchte der Heckenrose

Die Heckenrose, auch Hundsrose, Hainrose, Wilde Heiderose, Hagrose, Hiefenstrauch oder Heinzerlein genannt, botanischer Name Rosa canina L., ist die Urform der vielen verschiedenen Zuchtrosen, deren Blüten meist gefüllt sind und betörend duften.
Wie bescheiden nimmt sich dagegen diese Wildrose aus. Sie wächst als kleiner Strauch an Waldrändern, Rainen, in Gebüschen und Hecken; mit Vorliebe an sonnigen Heidehängen und Böschungen. Nur selten wird sie höher als 2,50 m. Die mit derben Stacheln besetzten Stämmchen und Äste hängen über. Sie sind mit unpaarig gefiederten Blättern besetzt, die am Grunde beiderseits geflügelt sind und aus fünf bis sieben Fiederblättchen bestehen. Die hellrosa Blüten, die sich im Juni, oft auch noch im Juli öffnen, sind ungefüllt und duftlos. Aus der fleischigen Blütenachse entwickeln sich die in reifem Zustand leuchtendroten Hagebutten. Sie enthalten viele steinharte Schließfrüchte (Nüßchen), diese sind – ausgestattet mit Borstenhaaren – als »Juckpulver« allgemein bekannt.
Arzneilich verwendet werden die Hagebutten, weil sie erfrischend schmecken, Vitamin C und andere Vitamine (B1, B2, K, P), wichtige Mineralstoffe und Spurenelemente enthalten. Ein Tee aus den geschnittenen und getrockneten Früchten ist ein belebender Frühstückstee, der sich als Durstlöscher im Sommer ebenso eignet wie als Heißgetränk im Winter. Hagebutten sind Bestandteil vieler Tee-Mischungen, vor allem solcher, die in Erkältungszeiten zur Vorbeugung oder zur Linderung bei grippalen Infekten getrunken werden. Spezifische Wirkungen konnte man bislang nicht nachweisen, sieht man einmal von der leicht abführenden (laxierenden) Wir-

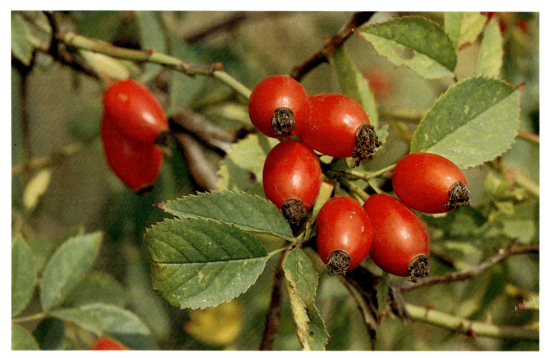

Hagebutten

kung durch die Fruchtsäuren oder der leicht wassertreibenden vor allem der Kerne ab.

Beliebt ist auch eine Marmelade aus den überreifen Hagebutten; sie soll den Appetit anregen und »Morgenmuffel« aktivieren. In Franken wird sie Hiefenmark genannt und als Füllung in Pfannkuchen gegeben.

Teefreunde, die ihre Heilpflanzen gern selbst sammeln und aufbereiten, fragen immer wieder, ob sie auch andere Rosenfrüchte für die Teebereitung verwenden können. Grundsätzlich ist das wohl möglich, doch ich rate davon ab, die Früchte der Duftrosen zu verwenden, weil gelegentlich allergische Reaktionen beobachtet wurden.

Aus den Früchten der Kartoffelrose jedoch läßt sich ein wohlschmeckender Tee bereiten. Da diese Früchte aber recht saftig sind, bereitet das Trocknen Schwierigkeiten. Es sollte bei 45 °C im Backofen bei geöffneter Tür erfolgen. Die getrockneten Hagebutten müssen in jedem Fall vor Licht und Feuchtigkeit geschützt aufbewahrt werden.

Anbau

Wer einen großen Garten hat, kann getrost einige Wildrosensträucher, die man in Baumschulen bekommt, anpflanzen. Sie brauchen einen sonnigen Standort, lehmhaltigen, humusreichen Boden. Gepflanzt werden sie im Oktober oder gar erst im November. Gutes Angießen ist wichtig, anschließend muß »angehäufelt«, das heißt, es muß Erde um die Pflanzen aufgeschüttet werden. Wer keinen Garten hat, kann Wildrosen auch auf der Terrasse oder dem Balkon in Kübeln halten.

Hagebutte, Heidelbeere

Heidelbeeren: Blätter und Früchte gleichermaßen begehrt

Sie machen den Mund, die Lippen und die Zunge so schön blau, die Blaubeeren, Schwarzbeeren oder Bickbeeren, wie die Heidelbeeren im Volksmund auch heißen. Die Heidelbeeren, die Früchte von Vaccinium myrtillus L. aus der botanischen Familie der Ericaceae (Heidekrautgewächse), werden nach wie vor fleißig gesammelt; sie werden roh mit Zucker oder Milch gegessen, man macht daraus Marmelade, Gelee oder bereitet einen Wein.

Getrocknete Heidelbeeren hingegen sind ein bewährtes Mittel gegen Durchfälle verschiedener Art. Das erkennt auch die Wissenschaft an, heißt es doch in der Empfehlung des Bundesgesundheitsamtes: Zur Unterstützung der Therapie akuter unspezifischer Durchfallerkrankungen.

In der Volksmedizin verwendet man einen Tee aus den getrockneten Heidelbeeren auch häufig gegen den »Zahnungsdurchfall« kleiner Kinder. Auch zum Gurgeln und Spülen bei entzündeten Mundschleimhäuten ist Heidelbeer-Tee aus den Früchten empfehlenswert.

Bitte beachten Sie

Die Anwendung der Heidelbeerblätter, in der Volksmedizin immer noch sehr beliebt, möchte ich nicht empfehlen. Zum einen ist die Wirkung bei Diabetes, Blasen- und Nierenkatarrhen, Rheuma und Herzbeschwerden nicht belegt, zum anderen können die Blätter bei längerer Anwendung chronische Vergiftungen (durch Hydrochinon) hervorrufen. Also: Heidelbeerblätter-Tee sollten Sie nicht verwenden!

Vaccinium myrtillus (die Heidelbeere) ist ein kleiner Halbstrauch, der bis zu 50 cm hoch werden kann. Man findet ihn häufig in schattigen Wäldern, Torfmooren und auf Heideflächen, wo er ausgedehnte Bestände bildet. Seine grünen Stengel sind kantig und reich verästelt. Die derben Blätter sind kurz gestielt, eiförmig, am Rande leicht gesägt und wechselständig angeordnet. In ihren Achseln stehen einzeln oder zu zweien angeordnet die glockigen, kugeligen, grünen, rot überlaufenen Blüten, die im Sommer blauschwarze Beeren ausbilden.

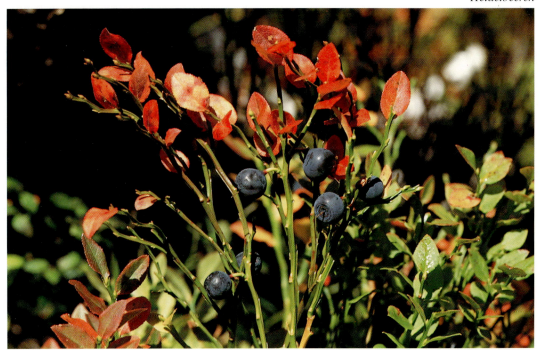

Heidelbeeren

Der intensive blaue Saft unterscheidet die Heidelbeeren von den Rauschbeeren (Vaccinium uliginosum), die eiförmige Beeren ausbilden, deren Saft grünlichbraun ist.

Anbau
Wilde Heidelbeeren gedeihen in unseren Gärten nicht.

Heublumen:
Von Pfarrer Kneipp oft eingesetzt

Heublumen, vom Apotheker Flores Graminis oder Graminis flos genannt, sind ein Gemisch von Blütenteilen, Samen, kleineren Blatt- und Stengelstückchen verschiedener Gräser und Wiesenblumen, die mit dem Heu zusammen getrocknet wurden. Früher entnahm man sie einfach der Tenne – es war alles das, was die Heugabel nicht mehr erfassen konnte und was sich in immer größerer Schicht auf dem Tennenboden abgelagert hatte. Vor dem arzneilichen Gebrauch wurden die Heublumen durch Sieben von gröberen Stengelteilen und vom Erdreich befreit.

Neben den typischen Wiesengräsern wie Quecke, Trespe, Wiesenlolch oder Wiesenschwingel findet man natürlich auch Bestandteile anderer Wiesenpflanzen. Heublumen sind von sehr unterschiedlicher Zusammensetzung, je nach Menge der darin enthaltenen Wiesenpflanzen. Das war wahrscheinlich der Grund, weshalb ihre heilende Wirkung lange Zeit wissenschaftlich nicht anerkannt war. Doch schon Pfarrer Kneipp (1821 bis 1897) war von der heilsamen Wirkung der Heublumen überzeugt und setzte sie häufig ein.

Heublumen-Auflagen und -Bäder lindern den Schmerz, beruhigen und entspannen die verkrampfte Muskulatur, verbessern die Elastizität des Bindegewebes, steigern die Durchblutung und erhöhen den Gewebestoffwechsel.

Heublumen-Bäder, aber auch die alten Heublumen-Anwendungen wie Heublumen-Wickel und Heublumen-Hemden, sind wirksam zur Erhöhung der körpereigenen Abwehrkräfte und werden bei fieberhaften grippalen Infekten (Erkältungskrankheiten) mit Erfolg angewandt. Sehr gute Erfahrungen hat man mit Heublumen-Bädern auch bei Rheuma gemacht. Ebenso lobt man ihre umstimmende Wirkung bei Unruhezu-

Heublumen

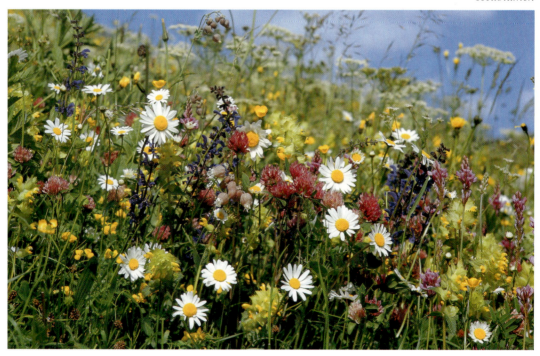

ständen im Klimakterium (Wechseljahre) oder zur Linderung verschiedener Symptome bei vegetativer Dystonie. Selbst chronische Hautleiden, Magen-, Darm-, Blasen- und Nierenleiden sprechen auf Heublumen-Auflagen und Heublumen-Voll- oder -Teilbäder gut an.

Bisher hat man in den Heublumen noch keine speziellen Wirkstoffe entdeckt, durch die verständlich würde, warum Heublumen so wohltuend wirken. Sie enthalten Stoffe, die meist in allen Pflanzen in mehr oder weniger großer Menge enthalten sind: Zucker, Mineralstoffe und Spurenelemente, Proteine (Eiweißstoffe), Stärke, Gerbstoffe und ein wenig ätherisches Öl wurden gefunden. Zusätzlich enthalten Heublumen Flavonoide und Cumarin – vielleicht verdanken sie diesen beiden Inhaltsstoffen ihre heilende Wirkung.

Früher mußte man sich die Heublumen-Säckchen selbst nähen und das Heublumen-Bad selbst ansetzen, was beides etwas mühsam war. Heute haben wir es da einfacher. Sie bekommen fertig gestopfte Heublumen-Säckchen in mehreren Größen und fertige Heublumen-Bade-Extrakte in Ihrer Apotheke.

Anbau
Selbstanbau erübrigt sich in diesem Fall.

Hibiskusblüten:
Erfrischend im Geschmack

Im Kräuterhandel werden sie als Nubiablüten, als Rote Malve, als Afrikanische Malve, Karkade oder Roselle angeboten – immer sind damit die Hibiskusblüten gemeint, die als Hibisci flos sogar in die neueste Ausgabe des Deutschen Arzneibuches (DAB 9) aufgenommen wurden. Es handelt sich um die getrockneten, zur Fruchtzeit geernteten Kelche und Außenkelche der wohl in Afrika heimischen, aber auch in China, Mexiko, Thailand und im Sudan angebauten Hibiscus sabdariffa L., eines strauchig wachsenden Malvengewächses.

Hibiskusblüten haben einen erfrischend säuerlichen Geschmack, hervorgerufen von organischen Säuren, Zitronensäure, Hibiskussäure, Apfelsäure, Weinsäure, aber auch reichlich Ascorbinsäure (= Vitamin C), die neben der ro-

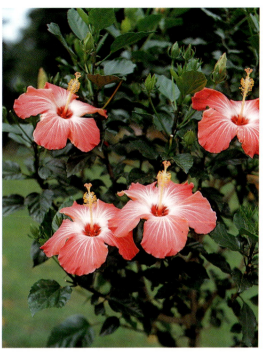

Hibiskus

ten Farbe den Einsatz dieser Teedroge hauptsächlich bestimmen. Immer wenn es darum geht, dem Tee eine erfrischende Note zu geben, ein besseres Aussehen oder einen säuerlichen Geschmack, greift man zu Hibiskusblüten.

In neuerer Zeit hat sich die Wissenschaft ein wenig mehr um die Inhaltsstoffe dieser beliebten Teedroge gekümmert. Man billigt dem Tee einen leicht wassertreibenden Einfluß zu, spricht von einer entkrampfenden Eigenschaft und diskutiert eine Wirkung gegen Eingeweidewürmer. Auch hat man eine leichte antibakterielle Wirkung festgestellt. Das alles reicht aber nicht aus, Hibiskusblüten den Status einer Heildroge zuzugestehen, wie etwa der Kamille, doch werten sie alle Tee-Mischungen, in die man sie hineingibt, merklich auf.

Anbau
Der Selbstanbau ist in unseren Breitengraden nicht möglich.

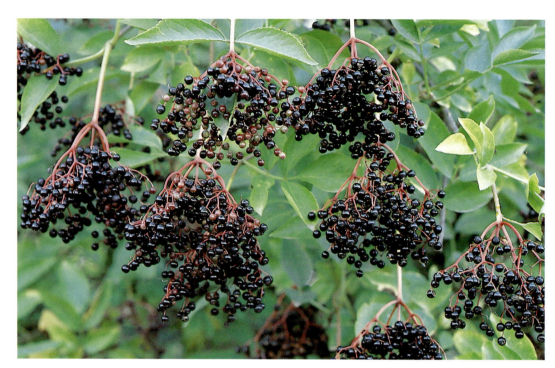

Holunder

Holunder:
»Wohnsitz der Frau Holle«

Selbst so bekannte Heilpflanzen wie Pfefferminze, Melisse oder Kamille haben es schwer, mit der Beliebtheit des »Hollerstrauches« zu konkurrieren. Unseren Vorfahren galt er als Wohnsitz der Frau Holle, der Beschützerin von Haus und Hof. So gab es kaum ein bäuerliches Anwesen, auf dem nicht in der Nähe des Wohnhauses oder der Stallungen, noch häufiger im Garten, ein Holunderstrauch zu finden war. Man hat berechtigten Grund zu der Annahme, daß der Holunder schon in prähistorischer Zeit arzneilich genutzt wurde.
Stoffwechselkrankheiten wie Rheuma und Gicht werden mit Holunderblüten-Tee behandelt. Die körpereigenen Abwehrkräfte aktiviert man mit einem »Flieder-Tee«, wie der Holunderblüten-Tee auch genannt wird, und selbst Hautunreinheiten behandelt man damit. Aber das alles sowie der Einsatz gegen Erkältungssymptome sind Anwendungsgebiete der Volksmedizin. Die Wissenschaft ist zurückhaltender, hat man doch bisher keine »besonderen Wirkstoffe« gefunden, die all diese Anwendungen erklären können.

Das Bundesgesundheitsamt empfiehlt Holunderblüten als schweißtreibendes Mittel bei der Behandlung fieberhafter Erkältungskrankheiten.
Sambucus nigra nennen die Botaniker den Holunderstrauch und reihen ihn in die Familie der Geißblattgewächse (Caprifoliaceae) ein. Man findet ihn häufig in Hecken, Gebüschen, an Wegrändern und Bachufern. Der Holunder ist ein Strauch oder ein kleiner Baum, der recht astreich ist und 3 bis 7 m hoch werden kann. Wichtige Kennzeichen sind seine warzige, unangenehm riechende Rinde, die markigen Äste und Zweige sowie die gegenständig angeordneten, unpaarig gefiederten Blätter. Große flache, trugdoldige Blütenstände mit kleinen gelblich-weißen Blüten, die im Mai und Juni erblühen, sowie die im Herbst reifenden blauschwarzen Beeren an hängenden Fruchtständen sind weitere unverwechselbare Kennzeichen des Schwarzen Holunders.

Anbau
Auf dem Land, in Bauerngärten, neben Scheunen und Stallungen, ist er nicht wegzudenken. Holen Sie den Holunder doch auch in Ihren Garten. Er ist im Frühjahr eine Zierde, liefert die heilsamen

Blüten und im Herbst die schwarzen Früchte, die Sie zu Mus, Marmelade, Saft oder auch zu Wein oder Likör verarbeiten können.
Nichts ist einfacher, als den Holunder anzupflanzen und im Garten zu pflegen. Man besorgt sich in der Baumschule einen kleinen Strauch, setzt ihn in humusreiche Erde, wässert gut und überläßt alles andere diesem schnellwüchsigen Strauch selbst. Er fühlt sich am wohlsten im Halbschatten, findet sich aber auch mit stärkerer Besonnung ab, wenn man ihn bei langer Trockenheit gelegentlich gießt. Und im Schatten geht er auch nicht ein.
Im Mai und im Juni erfreut Sie der Holunder mit einer Unmenge gelblich-weißer Blüten, die in scheindoldigen Blütenständen angeordnet sind. Die Blüten sind es, die arzneilich genutzt werden. Man erntet sie, indem man die ganzen Blütenstände abschneidet und an der Luft trocknet, um dann die kleinen Blütchen abzurebeln. Sie müssen in sehr gut schließenden Gefäßen, vor Licht und Luftfeuchtigkeit geschützt, aufbewahrt werden, damit der Tee auch wirksam bleibt. Feuchte Blüten werden muffig und verlieren Duft und Wirkung.
Die vollreifen Beeren – sie sind nicht giftig, wie vielfach angenommen – erntet man im Herbst und verarbeitet sie zu Marmelade, Mus oder köstlichen Holundersuppen. Rezepte dafür gibt es genug.

Hopfen:
Bekannt als Bierzusatz

Hopfen kennt man als einen der wichtigsten Bestandteile des Bieres; auch gegen welche Beschwerden er eingesetzt wird, weiß man: als Beruhigungs- und Schlafmittel sowie gegen Magenbeschwerden. Das sind in der Tat die wichtigsten Anwendungsgebiete dieser Heilpflanze.
Humulus lupulus nennen die Botaniker den Hopfen. Sie reihen ihn in die Familie der Cannabinaceae (Hanfgewächse) ein. Seine Heimat soll Osteuropa sein, doch seit dem 8. Jahrhundert ist er über ganz Mitteleuropa verbreitet.
Hopfen ist ein ausdauerndes Schlinggewächs, das 3 bis 6 m hoch wird. Der rechtswindende Stengel hat Klimmhaare und ist gegenständig mit langgestielten, drei- bis fünflappigen, sehr rauhen Blättern besetzt. Bei dieser zweihäusigen Pflanze befinden sich männliche und weibliche Blüten auf verschiedenen Pflanzen. Arzneilich und für die Bierbrauerei werden nur die Blüten der weiblichen Pflanzen genutzt, die Hopfenzapfen, die in Großkulturen gezogen werden. Apotheker nennen sie Strobuli Lupuli (Lupuli strobulus). An Steigdrähten ranken die Hopfentriebe empor und bilden dichtblütige Blütenstände aus, in denen die Einzelblüten in Scheinähren angeordnet sind. Aus diesen Blütenständen entwickeln sich die Hopfenzapfen.
Die arzneiliche Verwendung der Hopfenzapfen läßt sich sehr weit zurückverfolgen. Interessant ist jedoch, daß man sie im Mittelalter nicht als Beruhigungsmittel verwendete, sondern als Gallen- und Lebermittel, als Magenmittel, als Diuretikum (entwässerndes Mittel) und als Abführmittel.
Von den Römern ist bekannt, daß sie die Hopfentriebe in jungem Zustand als gesundes Gemüse schätzten. Das hat sich bis in unsere Zeit erhalten, denn der »Hopfenspargel« wird als Gemüse zubereitet oder fein gehackt unter Salate gemischt. In Pfannkuchenteig ausgebacken, gel-

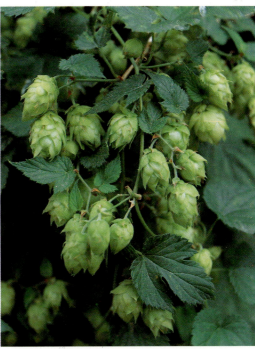

Hopfen

ten frische Hopfentriebe als Delikatesse. Petrus A. Matthiolus (1500 bis 1575) schreibt über den Hopfenspargel: »Im Frühling lassen die Leckermäuler die jungen Hopfenspargen zum Salat bereyten – vnd halten das für eine gutte speiss der verstopften lebern.«

Heute wird der Hopfen auf dreierlei Weise genutzt: als Bittermittel bei Appetitlosigkeit, Magenschwäche und nervösen Magenbeschwerden, als Beruhigungsmittel bei Überreiztheit der Nerven, bei Schlafstörungen, nervöser Unruhe und sexueller Übererregbarkeit; in der Volksmedizin äußerlich als Umschlag bei Geschwüren und Eiterungen.

Die Hopfen-Inhaltsstoffe sind weitgehend erforscht. Drei Gruppen bestimmen die arzneiliche Wirkung: Das ätherische Öl, in den Hopfenzapfen zu 0,3 bis 1,0 Prozent enthalten, wurde als Träger der Aromastoffe besonders gut untersucht. Mehr als 150 Einzelkomponenten sind darin entdeckt worden. An der beruhigenden Wirkung der Hopfenzapfen ist das ätherische Öl offenbar nicht beteiligt, doch zu der dem Hopfen nachgesagten antibakteriellen Wirkung könnte es beitragen. Die Gerbstoffe, zu 2 bis 4 Prozent in den Hopfenzapfen enthalten, rechtfertigen die Anwendung gegen Durchfälle und Darmerkrankungen mit übelriechenden Durchfällen und Darmgasen. Die Bitterstoffe Humulon und Lupulon machen die Hopfenzapfen zu einem wirksamen Magenmittel; sie sind auch verantwortlich für seine beruhigende Wirkung. Aus den Bitterstoffen wird bei der Lagerung durch Oxydation ein Stoff abgespalten (2-Methyl-3-butendiol), dem eine beruhigende Wirkung zukommt. Man nimmt an, daß bei der Bereitung und Einnahme des Hopfen-Tees die Umwandlung von Humulon und Lupulon erfolgt; damit könnte die beruhigende Wirkung erklärt werden. Aber sicherlich sind weitere Inhaltsstoffe an der Wirkung beteiligt. Die beruhigende Wirkung von Hopfen-Bädern und -Schlafkissen darf als gesichert gelten.

Das Bundesgesundheitsamt empfiehlt Hopfenzapfen-Tee bei Befindlichkeitsstörungen wie Unruhe und Schlafstörungen.

Anbau

Es ist zwar möglich, Hopfen im eigenen Garten anzubauen, doch rate ich davon ab, weil es zu umständlich ist.

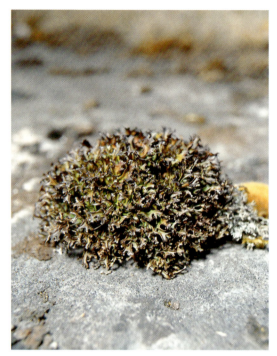

Isländisches Moos

Isländisches Moos:
Eine alte Heilpflanze wiederentdeckt

Um es gleich am Anfang richtigzustellen: Die deutsche Bezeichnung »Isländisches Moos« ist botanisch nicht korrekt, denn es handelt sich bei dieser Pflanze nicht um ein Moos, sondern um eine Flechte, also um eine Symbiose (Zusammenleben) von Pilz und Alge. Wenn man den Namen dennoch im Deutschen Arzneibuch (DAB 9) beibehalten hat, so sicher deswegen, weil man ihn gebraucht, solange man diese Heilpflanze arzneilich verwendet. Das ist seit dem 17. Jahrhundert der Fall. Seither zählt das Isländische Moos zu den beliebtesten Heilpflanzen der Volksmedizin, vor allem gegen Lungen- und Bronchialleiden, was auch in den Volksnamen Lungenmoos, Hustenmoos und Fiebermoos zum Ausdruck kommt. In unserem Jahrhundert geriet es – wie viele Heilpflanzen – in Vergessenheit. Nur die gallertigen Isla-Moos-Pastillen konnten sich als Mittel gegen Halsweh und Heiserkeit behaupten. Heute ist das Isländische Moos auch als Teedroge wieder gefragt, in erster Linie bei Reizerscheinungen im Rachenraum und bei Reizhusten, der zu Beginn eines grippalen Infektes häufig auftritt. Aber auch bei Gastritis, Appetitlosigkeit, Schwächezuständen nach überstandenen Infektionskrankheiten ist Isländisches Moos wirksam, denn neben viel Pflanzenschleim hat man in der Droge auch die bitteren Flechtensäuren entdeckt, denen man eine antibiotische Wirkung nachsagt.

Das Bundesgesundheitsamt ist bei seinen Empfehlungen zurückhaltender. Es empfiehlt die Droge lediglich zur Reizlinderung bei Katarrhen der oberen Luftwege und bei Appetitlosigkeit.

Die Botaniker nennen das Isländische Moos Cetraria islandica. Die Pflanze wächst strauchartig auf Humus- und Sandböden, vor allem in Berglagen. Sie wird 4 bis 12 cm hoch. Die Flechte wächst sparrig, gabelig oder geweihartig verzweigt. Die einzelnen Triebe sind 5 bis 20 mm breit, blattartig, doch meistens verkrümmt oder rinnig verbogen. Die Oberseite (zum Licht gewandt) ist oliv bis braungrün, die Unterseite (vom Licht abgewandt) weißgrün bis hellbräunlich und oft weißfleckig.

Seit dem Reaktorunfall in Tschernobyl ist gute, unverstrahlte Ware nicht immer leicht zu beschaffen.

Anbau

Für den Selbstanbau im Hausgarten ist diese Heilpflanze nicht geeignet.

Johanniskraut: »Pflanzlicher Tranquilizer«

Viele Heilpflanzen, die um den 24. Juni (Johannistag) herum blühen, werden als »Johanniskraut« bezeichnet. Die Botaniker haben daher das Hypericum perforatum, das echte, pharmazeutisch genutzte Johanniskraut, »Hartheu« getauft.

Der botanische Gattungsname Hypericum geht wahrscheinlich auf die griechischen Wörter *hyper* = über und *eikon* = Bild zurück, womit bedeutet wird, daß dieses Kraut auch gegen Geister und Spuk (überzeichnete Bilder) wirksam sei. Paracelsus (1493 bis 1541) schrieb nieder, daß man das Kraut gegen Ängste und böse Träume gebrauchte: »... denn das soll ein jetlicher arzt wissen, das got ein groß arcanum in das Kraut gelegt hat, allein von wegen der geisten und dollen fantaseien, die den menschen in Verzweiflung bringen und nicht durch den teufel, sondern von natur.« (Paracelsus im Buch von den ursprünglichen Dingen, etwa aus dem Jahre 1525).

Das echte Johanniskraut, auch Jesuwundenkraut, Blutkraut oder Wundkraut genannt, ist in ganz Mitteleuropa verbreitet und kommt bei uns an Wegrändern, Dämmen, Feldrainen, in lichten Wäldern und Gebüschen vor. Es ist eine 25 bis 90 cm hohe Staude. In ihrem oberen Teil sind die Stengel reich verzweigt. Die gegenständig angeordneten Blätter sind elliptisch, ganzrandig und kahl, ihre Größe schwankt zwischen 1,5 und 3 cm. Die goldgelben Blüten sind fünfzählig und mit schwarzroten Drüsenschuppen besetzt.

Das echte Johanniskraut hat drei außergewöhnliche Merkmale, die das Erkennen erleichtern und Verwechslungen fast unmöglich machen: Der Stengel ist zweikantig, was im Pflanzenreich überaus selten ist. Hält man die Blätter gegen das Licht, entdeckt man darin helle Punkte (Öldrüsen), die den Eindruck erwecken, als sei die Pflanze durchlöchert; daher die Artbezeichnung perforatum. Die goldgelben Blüten werden dun-

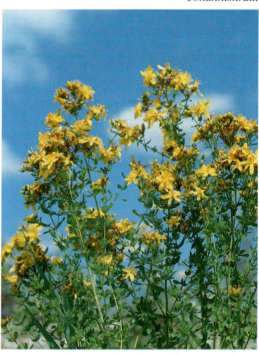

Johanniskraut

kelrot (Jesuwundenkraut, Blutkraut), wenn man sie zwischen den Fingern zerreibt.

Ursprünglich wurde das Johanniskraut als öliger Auszug gegen Hautschäden (Stichwunden, schlecht heilende Verletzungen) genutzt. Auch das geht auf Paracelsus zurück, der, seiner Signaturenlehre folgend, in den Öldrüsen der Blätter den »Fingerzeig Gottes« sah.

Gegen Schmerzen bei Gürtelrose, Gicht, bei Furunkulose und anderen Geschwüren und Geschwülsten nutzt die Volksmedizin das Johanniskraut-Öl ebenfalls.

Heute steht der Tee an erster Stelle bei der arzneilichen Nutzung des Johanniskrauts. Seit man herausgefunden hat, daß sich damit leichte Depressionen, vegetative Dystonie und auch Streßreaktionen und Schlafstörungen günstig beeinflussen lassen, wird er oft eingesetzt. Nach einer Tee-Kur über vier bis sechs Wochen macht sich eine Aufhellung der Stimmungslage bemerkbar; es stellen sich Ruhe und Gelassenheit ein, und das Ein- und Durchschlafen ist ebenfalls kein Problem mehr. Johanniskraut wird deshalb den verschiedenen Beruhigungs-, Nerven- und Schlaftees sowie Herz- und Kreislauf-Tees beigegeben. Die Wissenschaft erkennt das echte Johanniskraut als Sedativum (Beruhigungsmittel) und schwaches Antidepressivum an. Man spricht von einem pflanzlichen »Tranquilizer« und schreibt diese Wirkung dem Hypericin und anderen hypericinähnlichen Stoffen in der Pflanze zu.

Bitte beachten Sie
Erwähnt werden muß aber auch eine Nebenwirkung dieser Heilpflanze, die Photosensibilisierung. Vor allem hellhäutige und rotblonde Menschen reagieren nach einer längeren Tee-Therapie unter dem Einfluß des Sonnenlichtes, der Höhensonne und der Solarien mit sonnenbrandähnlichen Hautschäden.

Anbau
Es wundert mich eigentlich, daß man diese Heilpflanze nicht viel häufiger in den Garten holt. Die goldgelben Blüten, die recht zahlreich im oberen Pflanzenteil ausgebildet werden, machen das Johanniskraut zu einer Bereicherung Ihres Gartens. Überdies braucht sie wenig Pflege. An den Boden – er sollte mittelschwer und kalkreich sein – stellt sie ebenfalls keine großen Ansprüche.

Sonne allerdings braucht diese Pflanze unbedingt. Wollte man es sich einfach machen, könnte man einige Pflanzen von Spaziergängen mit nach Hause nehmen, um sie in den Garten zu setzen. Da wir die Natur aber nicht »berauben« wollen, sollten Sie das Johanniskraut aus Samen ziehen, denn gegen das Einsammeln der Samen wildwachsender Pflanzen ist nichts einzuwenden. Wenn sie reif sind, sich also aus den Kapseln leicht ausschütteln lassen, nehmen Sie die Menge mit, die in einen Fingerhut hineingeht, um sie zuhause gut zu trocknen und bis zum nächsten Frühjahr aufzubewahren. Drei Jahre bleiben die sehr kleinen Samen keimfähig.

Im Mai werden die Samen in kleinen Kisten mit leichter Gartenerde ausgesät und mäßig feucht gehalten. Nach 14 bis 20 Tagen keimen sie, nach weiteren 14 Tagen kann man die kleinen Pflanzen pikieren. Sind noch einmal zwei bis drei Wochen vergangen, muß man die Keimlinge auf ein gut vorbereitetes Gartenbeet (gut lockern) in sonniger Lage im Abstand von 6 x 6 cm verpflanzen. Im September dann bekommen die Pflanzen ihren endgültigen Standort im Garten, wo sie im Abstand von 20 x 20 cm gesetzt werden. Dann brauchen Sie sich nicht mehr darum zu kümmern. Die Pflanzen überstehen auch den kältesten Winter, wenn sie mit etwas Reisig abgedeckt werden. Im Jahr darauf blühen die selbstgezogenen Kräuter. Dann kann man sie sich selbst überlassen, ernten, soviel man braucht, denn das Johanniskraut ist eine ausdauernde Staude.

Kamille:
Seit Jahrhunderten bewährt

Die Botaniker nennen sie Chamomilla recutita, die frühere botanische Bezeichnung Matricaria chamomilla ist heute allerdings auch noch gebräuchlich.

In der Volksmedizin kennt man die Kamille seit vielen Jahrhunderten; inzwischen gehört sie zu den am besten erforschten Heilpflanzen.

Auch das Bundesgesundheitsamt erkennt die wohltuende Wirkung der Kamille, ihre desinfizierende, entspannende, krampflösende und wundheilungsfördernde Wirkung bei Magen- und Darmbeschwerden ausdrücklich an.

Arzneilich genutzt werden die getrockneten Blütenköpfchen, die Chamomillae flos (Flores Chamomillae), wie sie in der Apotheke genannt werden. Sie werden aus Argentinien, Ägypten, Bulgarien, Ungarn und Spanien importiert.
Wichtigster Bestandteil dieser Heilpflanze ist das ätherische Öl, das Chamazulen enthält und deshalb eine blaue Färbung hat. Die einzigartige Heilwirkung der Kamille ergibt sich aus dem Zusammenspiel all ihrer Inhaltsstoffe.
Bei Magen- und Darmbeschwerden und auch bei Unruhezuständen wird Kamillen-Tee verwendet; weitere arzneiliche Zubereitungen aus Kamille sind Tropfen, Salben und heilende Kosmetika. Überall, wo es darum geht, Wundsein zu bekämpfen, ist diese Heilpflanze wirksam.
Die Kamille ist eine anspruchslose Pflanze, die in Europa auf Äckern, Schuttplätzen und Brachland, an Wegrändern, Böschungen und Feldrainen wächst. Früher war sie ein häufiges Unkraut in Getreideäckern, doch seit Herbizide (Unkrautvertilgungsmittel) zum Einsatz kommen, sind ihre Bestände stark verringert.
Aus einer kurzen Wurzel treibt die Kamille einen 20 bis 50 cm hohen Stengel, aus dem zwei- bis dreifach fiederteilige Blätter wachsen. Am Ende der Triebspitzen sitzen einzeln die Blütenköpfchen, sie bestehen aus einem Kranz weißer Strahlenblüten und vielen (bis zu 400) gelben, röhrenförmigen Scheibenblüten, die von Mai bis Juni blühen. Die Früchte (Samen) sind sehr klein, etwa 20.000 Stück wiegen 1 Gramm.
Neben der echten Kamille gibt es andere Arten. Verwechslungen können für Allergien nach Kamillen-Anwendung verantwortlich sein. Deshalb: Kaufen Sie die Droge in der Apotheke.

Anbau
Kamille im Garten oder in Schalen und Töpfen auf dem Balkon oder der Terrasse zu halten, ist eine lohnende Sache, denn wenn die »Kamillen-Kultur« erst einmal angelegt ist, braucht man sich nicht mehr darum zu kümmern. Durch die ausgeworfenen Samen der einjährigen Kamille sind in jedem Jahr genügend neue Pflanzen da. Allerdings benötigt die Kamille einen humusreichen, nahrhaften, nicht zu schweren Boden, viel Sonne, und wenn es längere Zeit nicht regnet, muß schon mal gegossen werden (beraten Sie sich mit einem Gärtner).

Kamille

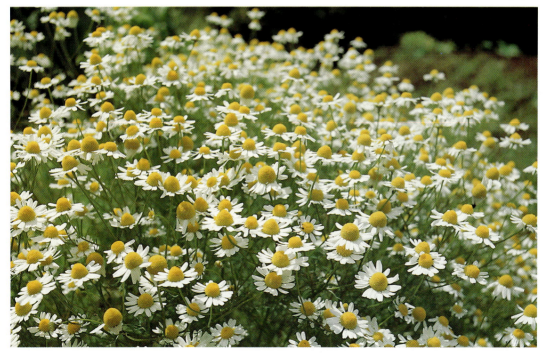

Kamillensamen bekommen Sie in jeder Samenhandlung. Man sät ihn im Frühjahr auf gut vorbereiteten (aufgelockerten) Boden, der zunächst immer feucht gehalten werden muß. Da die Kamille ein Lichtkeimer ist, werden die Samen einfach ausgestreut und nur leicht angedrückt.

Die Kamille wird 20 bis 50 cm hoch und blüht von Mai bis Juni. Ernten Sie die soeben aufgeblühten Blütenköpfchen mit möglichst wenig Stielrest.

Koriander: Arznei- und Gewürzpflanze

Coriandrum sativum nennen die Botaniker diese Arznei- und Gewürzpflanze aus der Familie der Doldengewächse (Apiaceae = Umbelliferae).

Man kennt den Koriander auch unter der Bezeichnung Wanzenkraut, Wanzendill oder Stinkdill, weil die unreif geernteten Früchte auch nach dem Trocknen noch unangenehm (nach Wanzen?) riechen. Nur die vollreif geernteten Korianderfrüchte besitzen einen angenehm würzigen Geruch, der etwas an den von Maiglöckchen erinnert.

Koriander

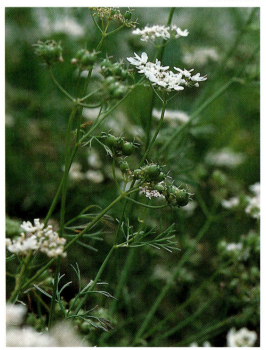

Arzneilich genutzt werden die reifen Korianderfrüchte. Sie enthalten ätherische Öle, die wirksam sind gegen Blähungen und Völlegefühl sowie gegen krampfartige Schmerzen im Magen- und Darmbereich. Vor allem zur Behandlung des »Roemheld-Syndroms« (Gasansammlungen im Oberbauch) ist der Koriander geeignet. Auch das Bundesgesundheitsamt empfiehlt Koriander zur unterstützenden Behandlung von Oberbauchbeschwerden wie Völlegefühl, Blähungen und leichten krampfartigen Magen- und Darmstörungen.

Als Gewürz wird Koriander schon seit 3000 Jahren verwendet: Man fand Korianderfrüchte in ägyptischen Gräbern, die etwa 1000 Jahre v. Chr. angelegt wurden. Bei uns wird Brot häufig mit Koriander gewürzt, außerdem ist er Bestandteil der Gewürzmischung Curry.

Als Heimat des Koriander gelten das östliche Mittelmeergebiet und der Vordere Orient. Von dort gelangte er über die Alpen in die Klostergärten, später auch in Bauerngärten. Wir beziehen die Korianderfrüchte aus Kulturen in Marokko, der GUS, Bulgarien, Rumänien und der Türkei.

Die Pflanze erreicht eine Höhe von etwa 50 cm. Sie hat kahle, runde Stengel, die sich im oberen Teil verzweigen. Die unteren Blätter sind langgestielt, mal ungeteilt oder einfach fiederschnittig. Je höher sie an der Pflanze stehen, desto mehr sind die Blattspreiten geteilt und desto kürzer ist der Blattstiel. Die kleinen weißen oder leicht rötlichen Blüten stehen in drei- bis fünfstrahligen Doppeldolden. Die kugeligen Früchte zerfallen, wie das sonst bei den Spaltfrüchten der Doldengewächse der Fall ist, niemals in ihre Teilfrüchte.

Bitte beachten Sie
Koriander gehört in die Familie der Doldengewächse, in der es sehr viele giftige Arten gibt, mit denen man diese Heilpflanze verwechseln kann!

Anbau
Der Selbstanbau im Hausgarten ist nicht empfehlenswert. Unser Klima ist für den Koriander zu rauh, die Früchte können deshalb nicht voll ausreifen.

Kornblume: Die Lieblingsblume der Königin Luise von Preußen

Über die Heilkraft der Kornblumenblüten gehen die Meinungen der Fachleute weit auseinander. Paracelsus und seine Anhänger lobten ihre Wirkung bei Augenleiden (Signaturenlehre). Andere priesen sie gegen Kopfschmerzen, Magen-, Darm-, Galle- und Leberleiden, und wieder andere Autoren verwendeten sie als Blutreinigungsmittel, vor allem aber gegen Blasen- und Nierenleiden; und da wiederum hauptsächlich gegen Nieren- und Blasensteine.

Nun muß man aber sagen, daß die Wirksamkeit bei all diesen Beschwerden nur gering, wenn überhaupt nennenswert ist. Das hat schon Kroeber erkannt, nennt er doch die Kornblume ein brauchbares Kosmetikum beliebter Tee-Mischungen.

Auffallend ist, daß die Beliebtheit der Kornblume als Heildroge in Preußen größer ist als anderswo; vielleicht deshalb, weil diese Blume die Lieblingsblume der Königin Luise war, der Gattin des melancholischen Königs Friedrich Wilhelm III. von Preußen.

Im Mittelalter gebrauchte man die Kornblume gegen die Pestilenz, gegen den Biß giftiger Spinnen, vor allem aber gegen Augenleiden.

Centaurea cyanus L. ist der botanische Name der Kornblume, die in die Familie der Korbblüter, Asteraceae (Compositae), eingereiht wird. Der Gattungsname Centaurea soll auf den heilkundigen Centauren Chiron zurückgehen, und *cyanus* ist die griechische Bezeichnung für die Farbe Blau.

Kornblumen sind heute eine Seltenheit. Seit man im Ackerbau die Herbizide anwendet, sind die steten Begleiter unserer Getreidearten Kamille, Kornblume, Konrade und Mohn in Getreidefeldern fast ausgerottet.

Die Heimat der Kornblume dürfte der Mittelmeerraum sein, doch trifft man sie überall in der Welt an; bei uns noch an Großbaustellen, wo viel Erdreich bewegt wurde, zusammen mit Kamille und Klatschmohn.

Die Kornblume wird etwa 30 bis 50 cm hoch und trägt auf wollig behaarten Stengeln, die im oberen Teil verzweigt sind, endständig himmelblaue Blütenköpfchen. Nur die inneren Blüten sind fruchtbar, während die äußeren Trichterblüten mit 7- bis 8spaltigem Saum geschlechtslos

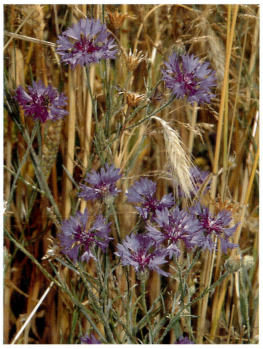

Kornblume

sind. Die ebenfalls behaarten Laubblätter sind oben lanzettlich, unten an der Pflanze gestielt und fiederspaltig. Kornblumen blühen in den Monaten Juni bis September.

Verwendet werden die Blüten, die an luftigem, trockenem und schattigem Platz getrocknet werden. Nur so behalten sie ihre leuchtend blaue Farbe.

Anbau

Die Gärtner liefern besondere Zuchtformen als Zierpflanze für den Garten an. Der Anbau der echten Kornblume für arzneiliche Zwecke ist wenig erfolgversprechend; ich kann ihn daher nicht empfehlen.

Kümmel:
Eine der ältesten Heilpflanzen

Eine 20 m lange, altägyptische Schriftrolle mit medizinischen Aufzeichnungen und Rezepten aus dem Jahr 1550 v. Chr., der berühmte Papyrus Ebers, nennt 20 Heil- und Gewürzpflanzen. Darunter ist neben Anis, Fenchel, Thymian, Senf und Wermut auch der Kümmel. Man kennt den Kümmel also schon seit etwa 3500 Jahren.

Heute schätzen wir ihn als Gewürz ebenso wie als Heiltee, der Blähungen und Völlegefühl nach schwerverdaulichen Speisen beseitigt. In Bayern wird Kümmel zum Beispiel jedem Schweinebraten als Gewürz beigegeben.

Die arzneiliche Wirkung des Kümmels ist auf das ätherische Öl zurückzuführen, in der Hauptsache auf das darin enthaltene Carvon.

Das Bundesgesundheitsamt empfiehlt Kümmel als Heiltee bei diesen Beschwerden und nennt als Anwendungsgebiete außerdem leichte krampfartige Magen- und Darmstörungen sowie nervöse Herz- und Magenbeschwerden.

Carum carvi L. nennen die Botaniker den Kümmel, der in die Familie der Doldengewächse (Apiaceae = Umbelliferae) eingereiht wird. In diese Familie gehören auch Anis, Fenchel und Koriander, die ähnliche Wirkungen haben.

Der Stengel dieser etwa 1 m hohen Heilpflanze ist stark verästelt, kantig, ungefurcht. Er trägt doppelt vierteilige Blätter, die gelegentlich rot gefärbt sind. Die Dolden haben sieben bis zehn Hauptstrahlen.

Heimat des Kümmels ist Eurasien, wo er auf Wiesen, Weiden und Grasplätzen, an Wegböschungen und Bahndämmen recht häufig anzutreffen ist. Dennoch stammt der Gewürz- und Arzneikümmel fast ausschließlich aus Kulturen. Wir importieren ihn aus Polen, Holland, den östlichen Bundesländern und Ägypten.

Bitte beachten Sie
Kümmel gehört in die Familie der Doldengewächse, in der es sehr viele giftige Arten gibt, mit denen man diese Heilpflanze verwechseln kann. Deshalb darf wilder Kümmel auf keinen Fall selbst gesammelt werden!

Anbau
Um Ihren Eigenbedarf zu decken, brauchen Sie mindestens 10 Exemplare dieser Pflanze, die ausgewachsen etwa 1 m hoch wird. Sie können Kümmel also nur in einem größeren Garten anbauen. Er braucht einen leicht lehmigen, nahrhaften Boden (lassen Sie sich von Ihrem Gärtner beraten) und einen sonnigen Platz im Garten, da er ein Lichtkeimer ist.

Kümmel ist eine zweijährige Pflanze, die man aus Samen (Samenhandlung) zieht. Säen Sie im März oder April in Reihen, die einen Abstand von etwa 30 cm haben sollten, und drücken Sie den Samen leicht an. Nach etwa zwei Wochen können Sie die ersten Keimlinge sehen, die sich im ersten Jahr zu Blattrosetten entwickeln. Nach einigen Wochen lichten Sie die Reihen so, daß genügend kräftige Pflanzen für Ihren Bedarf stehenbleiben – sie müssen einen Abstand von mindestens 20 cm voneinander haben, um sich kräftig weiterentwickeln zu können. Im zweiten Jahr treibt aus den Blattrosetten der Blüh- und Fruchttrieb aus, in den Monaten Juni bis Juli sind die Kümmelfrüchte reif. Nach der Ernte sollten Sie die reifen Früchte im Backofen nachtrocknen und in einem dunklen Schraubglas aufbewahren.

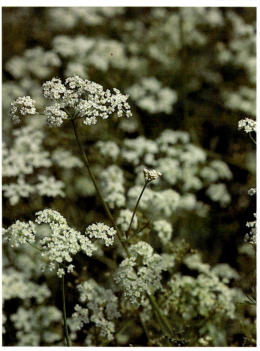

Kümmel

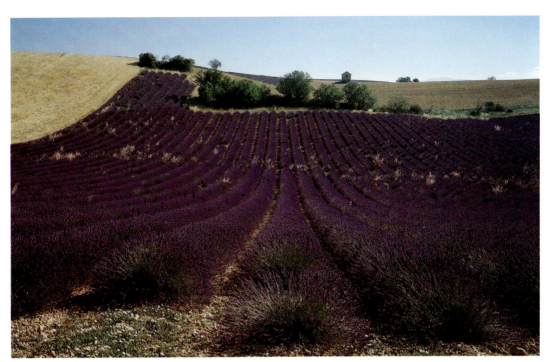

Lavendel

Lavendel: Beliebt durch seinen Duft

Lavendel fehlte früher in keinem Ziergarten, denn diese so »allerliebst« duftende Heilpflanze schätzten schon unsere Ururgroßmütter. Sie hängten sich ein Lavendelblüten-Säckchen in den Kleiderschrank, bei festlichen Gelegenheiten steckten sie es auch ins Mieder; ein Lavendel-Bad galt als eines der begehrtesten Duft-Bäder. Dann wurde es eine Zeitlang sehr ruhig um den Lavendel; heute aber hat er sich seine große Beliebtheit zurückerobert.

Im westlichen Mittelmeerraum ist seine Heimat, doch er gelangte sehr schnell auch in die Regionen nördlich der Alpen, wo er in Zier- und Gewürzgärten prächtig gedeiht.

Lavandula officinalis, auch Lavandula angustifolia oder Lavandula spica sind seine botanischen Namen, seine Volksnamen Spike und Narde. Er wird in die Familie der Lippenblütler (Lamiaceae = Labiatae) eingereiht, in der viele, meist ebenfalls duftende Heilpflanzen wie Melisse, Pfefferminze, Salbei und Thymian »beheimatet« sind.

Der arzneilich genutzte Lavendel stammt in der Regel aus Kulturen, wodurch auch sichergestellt ist, daß keine anderen Lavendel-Blüten als die der Lavandula officinalis verwendet werden, denn es gibt zahlreiche Abarten und Unterarten.

Lavendel wird bis zu 60 cm hoch. Die aufrechten Zweige dieses Halbstrauches tragen gegenständig angeordnete, lineale bis lanzettliche, ganzrandige, graugrüne Blätter, die am Rande eingerollt sind. Die unteren Blätter zeigen an beiden Seiten eine weißfilzige Behaarung. Die violetten Blüten stehen an Blühstengeln in Scheinquirlen, die eine unterbrochene Ähre bilden. Jeder Scheinquirl besteht aus sechs bis zehn Blüten. Die Blütezeit fällt in die Monate Juli und August.

Das überaus angenehm duftende ätherische Öl der Blüten ist der Hauptwirkstoff des Lavendels. Außerdem sind Cumarine und Gerbstoffe zu nennen. Lavendelblüten wirken beruhigend auf das Zentralnervensystem und beruhigen auch die Bronchien. In Magen und Darm wirken sie krampflösend, desinfizierend und anregend auf den Verdauungssaftfluß. Meist ist Lavendel Bestandteil von Tee-Mischungen gegen verschiedene Unruhezustände. Das Lavendel-Bad bekommt Hypotonikern (Menschen, die einen zu niedrigen Blutdruck haben) sehr gut, weil es sie erfrischt,

Gereizten und Gestreßten, weil es sie entspannt. Lavendel-Spiritus (aus der Apotheke) wurde früher viel gegen Rheumaschmerzen gebraucht.
Nicht nur als Arzneipflanze schätzt man den Lavendel. Er wird auch als angenehme Würze in Mischungen mit Dill, Basilikum, Thymian oder Bohnenkraut verwendet. Bitte würzen Sie so sparsam, daß der Duft gerade noch wahrnehmbar ist, jedoch nicht dominiert.
Das Bundesgesundheitsamt bescheinigt dem Tee aus Lavendelblüten, daß er hilft bei Befindlichkeitsstörungen wie Unruhezuständen, Einschlafstörungen, Appetitlosigkeit, funktionellen Oberbauchbeschwerden (nervöser Reizmagen, »Roemheld-Syndrom«, Meteorismus) und nervösen Darmbeschwerden.

Anbau

Lavendel braucht leichten, durchlässigen, etwas kalkhaltigen Boden (beraten Sie sich mit Ihrem Gärtner) in sonniger Lage – das ist auch schon alles. Man pflanzt die ersten – gekauften – Pflanzen im Mai aus, in einem Abstand von etwa 40 cm, drückt die Erde fest an die Wurzeln, gießt kräftig und deckt mit einer feuchten Torfschicht 3 bis 4 cm hoch ab.
Sorgen Sie sich nicht, wenn die Pflanzen im ersten Jahr nur mäßig wachsen und kaum zur Blüte gelangen, das ist normal; dafür bekommen Sie aber im nächsten Jahr reichlich Blühtriebe. Nach der Lavendelblüte gegen Ende August sollten Sie die Lavendelhalbsträucher etwa um die Hälfte zurückschneiden und im Winter mit etwas Torfmull und Fichtenreisig abdecken.
Die Lavendelblüten sollten Sie ernten, wenn sie sich gerade öffnen. Der Gehalt an ätherischem Öl ist zu dieser Zeit am größten, der Duft am reinsten. Man schneidet die Blühtriebe ab, bündelt sie und hängt sie zum Trocknen an einem staubfreien, luftigen Platz auf. Diese alte Methode der Aufbereitung hat sich am besten bewährt, weil so das ätherische Öl erhalten bleibt. Sind die Büschel trocken, rebelt man die Blüten ab und bewahrt sie vor Licht und Feuchtigkeit geschützt auf.

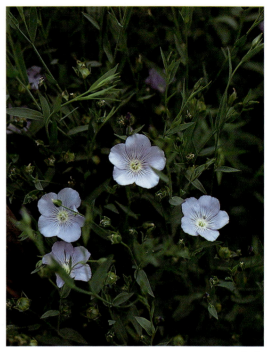

Lein

Lein:
Seit undenklichen Zeiten bekannt

Linum usitatissimum ist der botanische Name dieser Pflanze, die auch Flachs genannt wird und schon den Menschen der mittleren Steinzeit als hilfreich bekannt war. Sie nutzten den Lein zur Fasergewinnung und wohl auch als Öllieferant. Dies schließt man aus Funden in Schweizer Pfahlbauten. Bis in das 14. vorchristliche Jahrhundert kann man den Leinanbau in Ägypten zurückverfolgen; in ägyptischen Grabkammern fand man Leinsamen als Wegzehrung. In den Schriften des Hippokrates (um 500 v. Chr.) wird der Leinsamen erstmals als Heilmittel gegen Katarrhe, Leibweh und Durchfälle genannt. Und Theophrast von Hohenheim – genannt Paracelsus (1493 bis 1541) – erwähnt den Leinsamenschleim als reizlinderndes Hustenmittel.
Die Verwendung des Leinsamens in der Volksmedizin dürfte auf Hieronymus Bock zurückgehen, der über die medizinische Verwendung des Leinsamens recht ausführlich berichtet. Eine Kostprobe aus seinem Kräuterbuch aus dem Jahre 1577 liest sich so:

»Leinsamen zerstossen vnd gepuluert/mit ein wenig Pfeffer vnd Honig vermischet zu einer Latwergen/mildert den Husten/vnd bringet Lust zu den Natürlichen wercken/So jhemandts Innerlich entzündet were/dem selbigen mag man den Leinsamen inn Wasser sieden/Honig darunder mischen/vnd darouon zu drincken geben/ ... Der Leinsamen erweichet/lindert/und zeittiget alle hitzige geschwulst/jnnerlich vnd eusserlich/ ...«

Heute benutzt man den Leinsamen zur Selbstmedikation als Regulativ bei Darmträgheit und Verstopfung.

Das Bundesgesundheitsamt nennt folgende Anwendungsgebiete für den Leinsamen: Quellstoff-Abführmittel zur Behandlung von Verstopfung und funktionellen Darmerkrankungen. In Form von Schleimzubereitungen zur Unterstützung bei der Behandlung von entzündlichen Magen- und Darmerkrankungen. Nicht anwenden bei Darmverschluß.

Die arzneilich verwendeten Leinsamen enthalten Schleim, Pektin, fettes Öl mit viel ungesättigten Fettsäuren, Linamarin und Blausäureglykosid. Die Befürchtung, man könne durch den Gehalt an Blausäure eine Vergiftung erleiden, vor allem bei Dauergebrauch, ist unbegründet. Diese Nebenwirkung wurde noch nie beobachtet, weil bei der Einnahme des Leinsamens im sauren Milieu des Magens das die Blausäure freisetzende Ferment Linase inaktiviert wird.

Der Schleimgehalt, zu 3 bis 6 Prozent in der Samenschale enthalten, unterstützt vom Zellulosegehalt der Samenschale, regt die Darmbewegung, vor allem den Dickdarm, an und führt auf diese Weise zur Stuhlentleerung. Fett und Schleim wirken als Gleitmittel. Der Schleimgehalt ist es auch, der Leinsamen bei entzündlichen Magen- und Darmerkrankungen wirksam sein läßt.

Lein ist eine 30 bis 80 cm hohe, kahle Pflanze, die nur als Kulturpflanze bekannt ist und in Mitteleuropa angebaut wird. Der Stengel steht meist aufrecht und ist nur am Blütenstand verzweigt. Die Blätter sind wechselständig, werden bis 4 cm lang und sind schmal und spitz. An den Enden der Seitenäste stehen einzeln die hellblauen Blüten mit ihren fünf Kelchblättern. Aus ihnen reift die Frucht zu einer rundlichen Kapsel mit fünf Fächern. Die Samen sind eiförmig, flach, glänzend, braun und 5 bis 6 mm lang.

Anbau
Lein als Zierpflanze (aus im Frühjahr ausgesäten Samen) kann im Garten angebaut werden. Zur Gewinnung der Samen ist Feldanbau nötig.

Linde:
»Am Brunnen vor dem Tore«

Bei den Germanen war die Linde ein »heiliger« Baum der Liebenden, der Baum, der Fruchtbarkeit und Wohlstand bescherte. Im Mittelalter schnitzte man aus Lindenholz vornehmlich Marienbilder und Heiligenfiguren und nannte das Holz »Lignum sacrum«, heiliges Holz. Aus dem Altertum ist uns über die Verwendung der heute so beliebten Lindenblüten nichts bekannt. In den antiken Kräuterbüchern oder Schriftensammlungen werden die Lindenblüten nicht genannt, auch die heilkundige Äbtissin Hildegard von Bingen schreibt nur, daß die Linde sehr heilsam sei.

Heute hingegen schätzt man die Lindenblüten als Vorbeugemittel bei Erkältungskrankheiten; vor allem Schnupfen kann man durch rechtzeitiges Anwenden von Lindenblüten-Tee, zusammen mit einem Fußbad, meist erfolgreich vorbeugen. Auch gegen Reizhusten hat sich Lindenblüten-Tee bewährt, und Rheumakranke trinken den Tee zur Schmerzlinderung.

Das Bundesgesundheitsamt empfiehlt Lindenblüten zur Milderung des Hustenreizes bei Katarrhen der Atemwege und bei fieberhaften Erkältungskrankheiten, bei denen eine Schwitzkur erwünscht ist.

Naturheilärzte haben entdeckt, daß aus Lindenholz bereitete Holzkohle, als Pulver eingenommen, ein wirksames Mittel ist gegen Gärungserscheinungen im Darm mit übelriechenden Durchfällen und auch Krampfzustände im Dickdarm lösen kann.

Die Linde zu beschreiben, erübrigt sich wohl, da diesen beliebten Baum jeder aus dem Garten, von Dorfplätzen und aus Parkanlagen kennt. Daß es aber zwei Lindenarten bei uns gibt, die Sommerlinde (Tilia platyphyllos) und die Winterlinde (Tilia cordata), wissen schon weit weniger Menschen. Die Winterlinde blüht etwa 14 Tage früher als die bei uns häufigere Sommerlinde, sie ist kleiner im Wuchs und hat kleinere Blätter, aber

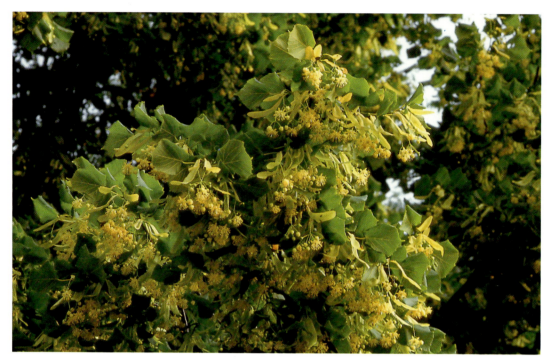

Lindenblüten

reicher blühende Blütenstände. An der Unterseite ihrer Blätter findet man in den Achseln der Blattnerven rotgelbe Haarbüschel, die der Sommerlinde fehlen.

Arzneilich verwendet werden die Blütenstände beider Arten mit dem anhängenden pergamentartigen Hochblatt. Man erntet sie, kurz nachdem sich die Blüten geöffnet haben, denn in den ersten drei Blühtagen liefern sie den wirksamsten Tee. Nach der Ernte müssen die Blütenstände schnell getrocknet werden. Das kann an der Luft geschehen, aber auch im Backofen bei geöffneter Tür und einer Temperatur von höchstens 40 °C.

Damit man immer einen duftenden und wirksamen Haustee zur Verfügung hat, bewahrt man die getrockneten und geschnittenen Lindenblüten, vor Licht und Luftfeuchtigkeit geschützt, in einem gut schließenden Gefäß auf.

Anbau

Wenn Sie einen größeren Garten oder gar einen Park Ihr Eigen nennen, sollten Sie darin auch eine Linde haben. Wenn Sie erst die wohltuende Wirkung der Lindenblüte kennen, den Wohlgeschmack eines Lindenblüten-Tees mit Honig, werden Sie gern Jahr für Jahr Ihre Lindenblüten ernten, obwohl Sie dabei Gefahr laufen, von einer Biene gestochen zu werden. Wenn nämlich die Bienen den Lindenbaum umschwirren, dann ist die Erntezeit für die Blüten gekommen. Es ist nun einmal erforderlich, die Lindenblüten innerhalb der ersten drei bis maximal fünf Tage nach ihrem Erblühen zu ernten, und gerade zu dieser Zeit sind auch die Bienen aktiv.

Aber die wenigsten Menschen verfügen über einen großen Garten oder gar über einen Park, und eine alte Linde neben dem Wohnhaus ist auch selten. Seit neuestem gibt es Zwerglinden, die in jedem Kleingarten Platz finden. Sie blühen reichlich, und ihre Blüten sind ebenso wertvoll wie die der großen Linde.

Der Zwerglindenbaum ist mit jedem Gartenboden zufrieden. Er braucht Sonne und sonst nichts. Erkundigen Sie sich einmal bei Ihrem Gärtner oder in einer Baumschule nach einer Zwerglinde; sie wird auch Ihren Garten beleben und Ihnen einen gesunden Lindenblüten-Tee liefern.

Löwenzahn:
Als Heilpflanze sehr geschätzt

Diese vor allem in der Volksmedizin geschätzte Heilpflanze ist überall auf der nördlichen Erdhalbkugel zuhause. Bewundernswert sind ihre große Anpassungsfähigkeit und ihre Genügsamkeit. Wohin auch immer der Wind die mit dem bekannten »Fallschirm« versehenen Samen treibt, fassen sie Fuß. Der Löwenzahn wächst und blüht in Betonrissen, auf Parkplätzen, zwischen Pflastersteinen in der Stadt, auf alten Mauern ebenso wie auf Wiesen, Feldern und an Wegrändern. Je nach Bodenbeschaffenheit wächst er mal üppig und groß, mal zierlich und klein. Mit einer mächtigen Pfahlwurzel im Erdreich verankert, bildet er eine grundständige Rosette mit unregelmäßig gezahnten Blättern aus, die einen weißen Milchsaft führen. Aus der Mitte dieser Blattrosette entwickelt sich der auf hohlem, ebenfalls Milchsaft führendem Stengel endständig sitzende Blütenstand in Form eines Körbchens.

Der Löwenzahn, den die Botaniker Taraxacum officinale nennen, gehört zu den Korbblütlern (Compositae/Cichoriaceae). Die goldgelben Blütenstände leuchten schon im Frühling; bereits im März beginnt der Löwenzahn zu blühen. Nach dem Abblühen wird aus der gelben Blüte ein silberweißer, kugeliger Fruchtstand, die »Pusteblume«, mit Samen, die ein fallschirmähnliches Anhängsel besitzen.

Kein Wunder, daß eine so hübsche und eigenartige Pflanze schon sehr früh die Aufmerksamkeit der Menschen auf sich zog. Im Frühling aß man die Blätter als Salat, um das Mineralstoff- und Vitamindefizit aus der kalten Jahreszeit auszugleichen; man benutzte den Löwenzahn zur sogenannten Blutreinigungs-Kur; und nicht zuletzt bediente man sich seiner wassertreibenden, Nieren und Blase aktivierenden Eigenschaften als Heiltee. Rheumakranke probierten ihn aus und fanden Linderung. Gallen- und Leberkranke waren mit seiner Wirkung zufrieden, und wer unter unreiner Haut litt, der machte eine Löwenzahn-Tee- oder Löwenzahn-Saft-Kur.

Und heute? An der Beliebtheit des Löwenzahns hat sich nicht viel geändert, doch da es ihm an besonderen Wirkstoffen fehlt, ist die Wissenschaft recht zurückhaltend mit ihrer Beurteilung. Die Empfehlung des Bundesgesundheitsamtes liest sich so: Störungen im Bereich des Galleabflusses; Befindlichkeitsstörungen im Bereich von Magen und Darm wie Völlegefühl, Blähungen und Verdauungsbeschwerden; zur Anregung der Diurese. Hier hat man offensichtlich die Möglichkeit übersehen, mit Hilfe des Löwenzahn-Tees durch einen »Wasserstoß« Nieren- oder Blasensteine und Nierengrieß auszutreiben und Arthrosen (Gelenkerkrankungen) günstig zu beeinflussen.

Nicht anwenden bei Darmverschluß oder Entzündung der Gallenwege.

Wozu ich jeden ermuntern möchte: Essen Sie, so oft es möglich ist, vor allem aber im Frühling, Löwenzahnsalat, mischen Sie feingehackte Löwenzahnblätter unter Quark oder andere Weichkäse, und geben Sie Suppen und Eintöpfen kurz vor dem Servieren gehackte Löwenzahnblätter bei. Magen, Darm, Galle, Leber, Blase und Nieren werden es Ihnen danken.

Anbau
»Die allerschönste Blume« hat ihn Hermann Löns genannt. Anders denken lediglich Gartenbesitzer, die ihren Rasen »steril«, englisch, eben nur als Grünfläche sehen wollen.

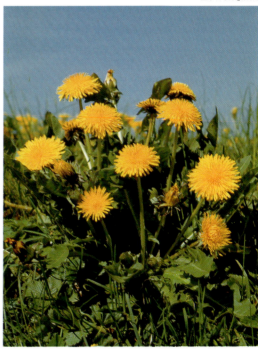

Löwenzahn

Wenn Sie einen Obstgarten besitzen, ist der Löwenzahn ein Dauergast. In jedem Frühjahr ist er da, und meist in ungeheurer Menge – dort, wo er sich einmal eingenistet hat, bleibt er. Ansprüche an den Boden stellt er nicht, und seine Anpassungsfähigkeit ist erstaunlich.

Arzneilich genutzt werden die Wurzeln und die Blätter als Droge für den Löwenzahn-Tee und zahlreiche Tee-Mischungen.

Geerntet werden Wurzeln und Blätter im Frühjahr noch vor der Blütezeit. Da die Wurzel recht tief im Boden steckt, benötigt man bei der Ernte einen Wurzelstecher. Blätter und Wurzeln kurz waschen, klein schneiden und im Backofen bei geöffneter Tür und einer Temperatur um 50 °C trocknen (→ Seite 140).

Majoran:
Duftend und würzig aromatisch

Aus dieser Heilpflanze bereitet man ein probates Schnupfenmittel, die Majoransalbe, die vor allem Säuglingen und Kleinkindern hervorragend hilft. Außerdem ist Majoran ein ebenso Gutes wie beliebtes Küchengewürz, dessen Anwendung ich besonders älteren Menschen sehr empfehle. Es sorgt für problemlose Verdauung auch fetter oder blähender Speisen, regt den Appetit an und würzt vorzüglich Soßen, Bratkartoffeln und – sparsam dosiert – auch Salate.

In der Antike war Majoran der Aphrodite geweiht, galt als Mittel, um Liebesverlangen zu wecken und Liebeskräfte zu bescheren. Man gab es zu diesem Zweck dem Wein bei.

Seit dem 16. Jahrhundert kennt man Majoran auch bei uns, nicht nur als Gewürz, sondern auch als Heilkraut gegen Magen- und Darmbeschwerden; vor allem aber als Ausgangsstoff zur Bereitung der Majoransalbe, die, wie gesagt, als Schnupfenmittel wirksam ist, aber auch – um die Nabelgegend eingerieben – als Mittel gegen Blähungen bei Säuglingen. Das BGA lehnt die Verwendung des Majoran und der Majoransalbe ab. Diese Negativbeurteilung erscheint mir übertrieben.

Origanum majorana ist der botanische Name des Majoran, seine Familie sind die Lippenblütler (Lamiaceae). Er ist, aus Vorderindien kommend, in Arabien, Ägypten und den Mittelmeerländern heimisch geworden, konnte sich aber nördlich der Alpen nicht behaupten. Hier findet man ihn nur in Kräutergärten oder als Gartenflüchtling.

Der Majoran wird 20 bis 50 cm hoch, ist stark verästelt und wächst aufrecht. Er besitzt vierkantige, dünne, zähe Stengel und Äste, an denen spatelige, ganzrandige, abgerundete, beiderseits kurz behaarte Blättchen sitzen, die kurz gestielt gegenständig angeordnet sind. Die Sprosse sind flaumig behaart, zuweilen rötlich überlaufen. Die hellroten oder weißen Lippenblüten sitzen in dichten, eiförmigen Scheinähren in den Achseln der Deckblätter.

Die ganze Pflanze duftet aromatisch. Dieser Duft und der würzig-aromatische Geschmack sind wohl für die Beliebtheit des Majoran verantwortlich.

Anbau

Majoran ist eine einjährige Pflanze, die man aus Samen ziehen muß. Wegen der großen Frostempfindlichkeit sät man sie am besten im März in einem Frühbeet aus. Erst Ende Mai, wenn keine Fröste mehr zu erwarten sind, setzt man sie ins Freie – im Abstand von 15 cm in leichte, nährstoffreiche Gartenerde. Man kann auch einige Exem-

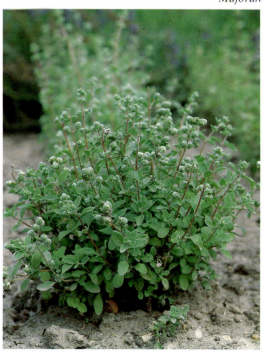

Majoran

plare in Balkonkästen oder Blumentöpfe setzen. Ein sonniger Platz, der auch windgeschützt sein sollte, ist für die Pflanzen am besten. Da Majoran verhältnismäßig langsam wächst, muß man das Unkraut in seiner Umgebung fleißig entfernen, damit er nicht überwuchert wird.

Kurz vor der Blüte ist der rechte Zeitpunkt zur Ernte, denn dann ist der Gehalt an Aromastoffen am größten. Das geschnittene Kraut wird gebündelt, an der Luft getrocknet und vor Licht geschützt und trocken (zweckmäßigerweise in Weißblechdosen) aufbewahrt.

Malve: Eine Heilpflanze mit viel reizmilderndem Schleim

Plinius sagte, so lesen wir in einem mittelalterlichen Kräuterbuch, »welcher allen tag ein drunck thu vom Pappelsaft (gemeint ist die Malve, die im Volk auch Johannispappel oder Käspappel genannt wird), der sei denselbigen tag für allen zufallenden kranckheiten behüt.« Ein großes Kompliment für eine Heilpflanze; doch auch die Malve ist kein Wundermittel, die alles vermag. So hat sich auch in der Volksmedizin sehr bald herausgestellt, welches die Hauptanwendungsgebiete sind: Katarrhe der oberen Luftwege wie Husten, Heiserkeit, Halsweh und Katarrhe im Magen- und Darmbereich. Die Malvenblätter enthalten etwa acht, die Malvenblüten etwa zehn Prozent Pflanzenschleim, der sich reizmildernd als Schutzfilm über entzündete Schleimhäute legt. Der geringe Gerbstoffgehalt unterstützt die Wirkung. So lesen wir auch in der Packungsbeilage für Malven-Tee (vom Bundesgesundheitsamt vorgeschrieben) als Anwendungsgebiete: Schleimhautentzündung im Mund- und Rachenraum sowie im Magen- und Darmbereich; Katarrhe der oberen Luftwege.

Malva silvestris L. ist der botanische Name der arzneilich verwendeten Malvenart, die bei uns an Wegrändern, auf Schuttplätzen, an Feld- und Wiesenwegen sowie an Hängen und Mauern vorkommt. Zahlreiche andere Malven-Arten gibt es bei uns, doch spielen sie nur in der Volksmedizin eine Rolle. Malva silvestris ist mit einer spindelförmigen Wurzel im Boden verankert; ihr entspringen mehrere ästige, rauhhaarige Stengel, die mal aufrecht sind, mal aufsteigend und sogar

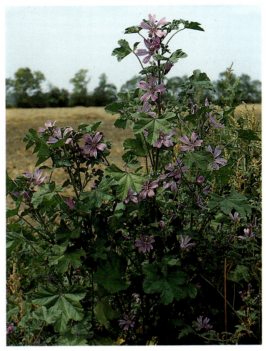

Malve

niederliegend. Sie tragen immer langgestielte, meist fünflappige Blätter, die beiderseits behaart und am Rande gekerbt sind. In den Blattachseln entspringen lange, ebenfalls behaarte Blütenstiele, die endständig bläuliche bis rosarote Blüten tragen. Die fünf Kronblätter sind tief ausgerandet und mit drei dunklen Längsstreifen versehen. Die Blütezeit fällt in die Monate Juni, Juli, August. Das ist auch die Zeit der Ernte. Man sammelt die Blüten mit Kelch, jedoch ohne den Stiel, die Blätter oder auch das ganze Kraut.

Bitte beachten Sie
Hibiscus sabdariffa L., die uns die Hibiskusblüten liefert (→ Seite 171), ist zwar auch ein Malvengewächs, doch mit unserer Malve nicht zu vergleichen. Bei der Roten Malve sind es die erfrischenden Fruchtsäuren und das Vitamin C, weswegen wir sie schätzen, bei der Blauen Malve die reizlindernden Schleimstoffe.

Anbau
Zum Selbstanbau im Hausgarten ist diese Malve nicht geeignet.

Kleine Heilpflanzenkunde

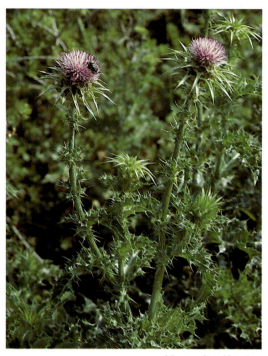

Mariendistelfrüchte

Mariendistelfrüchte: Bekannt als Leberschutzmittel

Seitdem der Silymarinkomplex aus der Mariendistel genauer untersucht wurde und nun bekannt ist, wie sehr er in der Lage ist, die Leber zu schützen, steht die Mariendistel wieder sehr im Mittelpunkt des Interesses. Dadurch läßt sich auch berechtigtermaßen die Beliebtheit der Früchte als Mittel gegen Leberleiden erklären. Dennoch ist die Wissenschaft zurückhaltend mit der Empfehlung der Tee-Zubereitung aus den Früchten, weil nur sehr wenig Silymarin in den Tee gelangt. Das Bundesgesundheitsamt empfiehlt daher diesen Tee nur bei leichten Verdauungsbeschwerden.

Ich meine, diese Zurückhaltung ist übertrieben, denn seit Hunderten von Jahren verwendet man die Droge gegen Leberleiden, Leberentzündung und Fettleber. Ich halte deshalb die Früchte für einen wertvollen Bestandteil in Leber- und Galle-Tees, Magen- und Darm-Tees und auch in Blutreinigungs-Tees. Wichtig ist jedoch die kurmäßige Anwendung.

Die Mariendistel, Silybum marianum (= Carduus marianus), ist eine der schönsten Disteln. Man kann sie leicht erkennen an ihren großen, grünweiß marmorierten Blättern, die dornig gezahnt sind. An den Stengelspitzen sitzen einzeln die Körbchenblüten, die purpurrot gefärbt und kugelig sind. Aus dem befruchteten Blütenstand entwickeln sich harte Früchte mit einer seidigen Haarkrone, die aber bald abgeworfen wird. Diese Früchte bilden die Droge (Mariendistelfrüchte). Die Heimat der Mariendistel ist Südeuropa, Südrußland, Kleinasien und Nordafrika. In Amerika ist sie eingebürgert, bei uns wird sie als Zierpflanze in Gärten gehalten. Die Droge stammt ausschließlich aus Kulturen in China, Rumänien, Ungarn, Argentinien, da und dort finden sich auch bei uns Mariendistelkulturen.

Anbau

Wer einen großen Garten hat, kann sich auch die Mariendistel »leisten«. Sie ist eine wunderhübsche Pflanze, braucht jedoch viel Platz, weil sie eine Höhe von über 2 m erreichen kann. Zweckmäßigerweise besorgen Sie sich beim Gärtner zunächst eine oder mehrere kleine Pflänzchen, die Sie im Garten an einen warmen, trockenen Platz setzen. In guter Gartenerde gedeiht die Pflanze recht üppig, blüht gegen Sommerende und bringt auch reife Früchte hervor, die sich selber aussäen und für Nachwuchs in den folgenden Jahren sorgen. Wer es versuchen will, der kann die Mariendistel auch in großen Kübeln auf der Terrasse oder dem Balkon heranziehen. Jede Pflanze benötigt einen eigenen Kübel, gesetzt werden die Pflänzchen im Frühjahr. Wärme und wenig Feuchtigkeit sind die Bedingungen für gutes Gedeihen.

Melisse: Allheilmittel der Volksmedizin

Melissa officinalis ist der botanische Name unserer Melisse, die mit vielen Volksnamen bedacht wurde: Bienenkraut, Herzkraut oder Frauenkraut, meist nennt man sie jedoch Zitronenmelisse. Wenn man in der Schweiz von »Melisse« spricht, so meint man eine andere Pflanze, nämlich die Goldmelisse (Monarda didyma), deren Heimat Südamerika ist; sie blüht rot und ist in der Schweiz ein beliebtes Heilkraut gegen Verdauungsbeschwerden. Unsere Melisse nennt man dort zur Unterscheidung konsequent »Zitronenmelisse«. Die Melisse gehört, wie viele andere Heilpflanzen mit viel ätherischem Öl (zum Beispiel Pfefferminze und Thymian), in die botanische Familie der Lippenblütler (Lamiaceae = Labiatae). Die Apotheker nennen die arzneilich genutzten Blätter Melissae folium (Folia Melissae). Die Urheimat der Melisse ist Vorderasien, von wo aus sie schnell den Weg nach Europa und über die Alpen fand. Die Benediktiner waren es, die sie in ihre Klostergärten aufnahmen. Karl der Große schließlich befahl (etwa 810) seinen Untertanen in der Landgüterordnung (Capitulare de villis), die Melisse anzubauen. Noch heute wird sie als Heil- und Gewürzpflanze in vielen Bauerngärten gezogen. Außerhalb von Kulturen findet man die Melisse sehr selten; die arzneilich verwendeten Melissenblätter stammen aus Großkulturen im In- und Ausland. Obwohl die spanische Melisse, weil sie viel ätherisches Öl enthält, einen besonderen Ruf hat, wird die bei uns erhältliche Droge außer aus Spanien in der Regel aus Bulgarien, Rumänien und den östlichen Bundesländern eingeführt.

Die stark verästelte Melissenstaude wird 30 bis 70 cm hoch und trägt an vierkantigem Stengel gegenständig angeordnete Blätter. In den Blattachseln stehen in Scheinquirlen weiße oder weißlichgelbe Blüten. Die Blütezeit fällt in die Monate Juli und August.

In der Volksmedizin gilt die Zitronenmelisse als Allheilmittel, auf das man immer dann zurückgreift, wenn sich Mißbefindlichkeiten einstellen: im Magen- und Darmbereich, an Galle oder Leber, am Herzen, während der Menstruation, in den Wechseljahren oder bei Erkältungskrankheiten. Auch gegen Nervosität und Schlafstörung kann man die Melisse, oft mit bestem Erfolg, einsetzen. Ihrer Beliebtheit wegen wurde sie zur Heilpflanze des Jahres 1988 gewählt.

Auch die Wissenschaft hat die Melisse anerkannt als eine besonders wirksame Heilpflanze, deren beruhigende, krampflösende, galletreibende, appetitanregende und Winde vertreibende Wirkung belegt ist. Hinzu kommt, daß das ätherische Melissen-Öl (und somit auch der Tee-Aufguß) Bakterien, Viren und sogar Pilze an der Ausbreitung hindert.

Das Bundesgesundheitsamt nennt folgende Anwendungsgebiete für die Melissenblätter: nervös bedingte Einschlafstörungen, Magen- und Darmbeschwerden sowie Appetitlosigkeit.

Anbau

Diese Heilpflanze gehört zu den beliebtesten Heilkräutern unserer Bauerngärten. Man kann sie zwar aus Samen ziehen, doch einfacher ist es, sich einige »Ableger« (geteilte Stauden) von Freunden zu beschaffen oder beim Gärtner zu kaufen. Man setzt sie im zeitigen Frühjahr oder im Herbst in einem Abstand von 35 bis 40 cm in aufgelockerten Boden. Pflegen Sie die Ableger mit flachem Aufhacken des Bodens, gelegentlichem Gießen

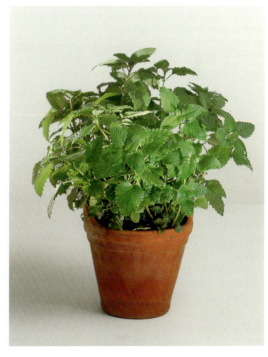

Melisse

und etwas Mineraldünger. Damit ist schon alles getan.

Die Melisse ist eine Staude, die viele Jahre lebt. Es hat sich aber bewährt, die Stöcke alle drei bis fünf Jahre zu teilen und umzusetzen; so bleibt das volle Aroma der Melissenblätter erhalten.

Wer keinen Garten hat, kann die Melisse auch in Kübeln auf dem Balkon oder der Terrasse ziehen; hier ist es jedoch erforderlich, in jedem Herbst umzutopfen, besser aber ist es, neue Stecklinge zu setzen.

Für die Küche verwendet man die frischen Blätter, als Tee nutzt man die vor der Blütezeit geernteten und getrockneten Melissenblätter. Die Triebe werden etwa 10 cm über dem Boden abgeschnitten, gebündelt und an einem luftigen Ort zum Trocknen aufgehängt. Nach dem Trocknen streift man die Blätter von den Stielen ab, trocknet kurz nach (im Backofen bei etwa 35 °C) und bewahrt die Droge, vor Feuchtigkeit und Licht geschützt, in gut schließenden Gefäßen auf.

Orthosiphonblätter: In Europa noch nicht lange bekannt

Die im tropischen Asien beheimatete Pflanze ist in Europa erst seit 1927 als Blasen- und Nierenmittel bekannt, seither aber so beliebt, daß die Wildbestände die Nachfrage nicht mehr decken können. Man baut sie deshalb in Indonesien an, von wo auch wir sie importieren.

»Orthosiphonblätter« ist zwar der offizielle Name der Droge, doch noch bekannter ist sie unter der Bezeichnung »Indischer Blasen- und Nierentee«. Auch Koemis koetjing wird sie genannt.

Orthosiphonblätter sind eine ideale Ergänzung der Bärentraubenblätter bei der Behandlung von Blasen- und Nierenkatarrhen, zumal sie neben einer desinfizierenden auch eine leichte diuretische (wassertreibende) Wirkung besitzen, die den Bärentraubenblättern fehlt. Hinzu kommt, daß man auch die Orthosiphonblätter kalt ansetzen kann.

Erstaunlicherweise sind die Orthosiphonblätter wissenschaftlich noch recht wenig untersucht. Man kennt als Inhaltsstoffe ätherische Öle (etwa 0,5 Prozent), Flavone, Mineralsalze, vornehmlich Kaliumsalze (etwa 3 Prozent), und ist sich bis heute noch nicht sicher, ob auch Saponine zu den Wirkstoffen gezählt werden müssen. Über die Wirkung hingegen herrscht Einigkeit. Das Bundesgesundheitsamt erkennt die Orthosiphonblätter als Heiltee an und empfiehlt sie zur Förderung der Harnbildung zum Beispiel bei Katarrhen im Bereich der Nieren und der Blase – außer bei eingeschränkter Herz- und Nierenfunktion.

Der botanische Name der Orthosiphonblätter ist Orthosiphon spicatus. Die Pflanze aus der Familie der Lippenblütler (Lamiaceae) wird bis zu 1 m hoch, besitzt einen vierkantigen Stengel, an dem die Blätter kreuzgegenständig angeordnet sind. Die Blätter werden 5 bis 6 cm lang und 1 bis 2 cm breit, sind kurz gestielt, eiförmig-lanzettlich und lang zugespitzt; sie sind denen der Pfefferminze nicht unähnlich. An den Triebenden stehen bläulichweiße Lippenblüten in sechsblütigen Scheinquirlen, zu einer verlängerten Scheinähre vereinigt, an kurzen Stielen. Blätter und Blüten duften aromatisch.

Anbau
Zum Selbstanbau im Hausgarten nicht geeignet.

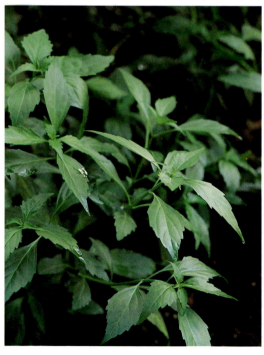

Orthosiphonblätter

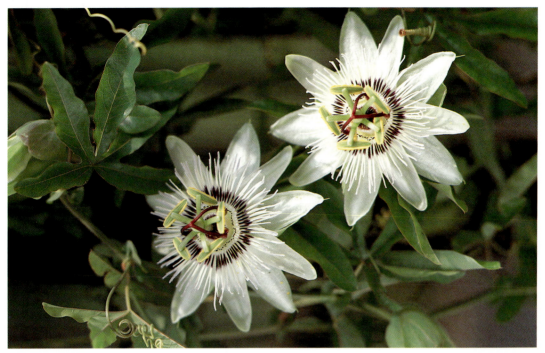

Passionsblumen

Passionsblume:
Eine heilsame Zierpflanze

Sie war plötzlich da auf dem Heilpflanzenmarkt, die wunderhübsche Passionsblume, Passiflora incarnata, aus der Familie der Passifloraceae, die botanisch den Feigen nahesteht. Und in der Tat, das Kraut entpuppte sich als hilfreiches Mittel gegen Nervosität, Schlafstörungen und leichte Depressionen.

Die Heimat der Passionsblume ist das südliche Nordamerika und Mexiko; dort gibt es mehr als 400 verschiedene Sorten. Viele von ihnen besitzen Früchte mit saftigem Fruchtfleisch, die als Obst gegessen werden und einen sehr wohlschmeckenden Saft liefern, den wir als Maracuja-Saft kennen. Dieser erfrischende Saft soll ebenfalls eine ausgleichende und entspannende Wirkung besitzen.

Arzneilich verwendet wird das Kraut der Passiflora incarnata, der fleischfarbenen Passionsblume. Ihren Namen bekam sie von dem Jesuitenpater Ferrari, der als Missionar in Mexiko tätig war. Es war der eigenartige Bau der Blüten, in dem er die Marterwerkzeuge der Passion Christi zu erkennen glaubte: In den drei Griffeln sah er die drei Nägel des Kreuzes Christi, in den fünf Staubgefäßen die Wundmale und in dem Fadenkranz seine Dornenkrone.

Die Passionsblume, bei uns als Zierpflanze sehr beliebt, bildet lange, kahle, dünne, schwachgerillte, rankende Stengel aus. An ihnen sind die gestielten, tief dreilappigen, am Grunde keilförmigen Blätter wechselständig angeordnet. Die Blattlappen sind eiförmig-lanzettlich und am Rande klein gesägt. Der Blattstiel ist mit zwei außerhalb der Blüte gelegenen (extrafloralen) Nektardrüsen ausgestattet. In vielen Blattachseln werden lange, sich eng zusammenziehende, einfache Ranken ausgebildet. Die gestielten Blüten, die mit ausgebreiteten Kelch- und Blütenkronblättern einen Durchmesser von etwa 8 cm aufweisen, stehen in den Achseln der jeweils jüngsten Blätter. Die am Grunde zu einer kurzen Röhre verwachsenen Kelchblätter sind länglich-eiförmig und stachelspitzig. Die Blütenkronblätter, die weiß, fleischfarben oder fast violett gefärbt sind, haben die Form der Kelchblätter, sind jedoch vorne stumpf. Innerhalb der Kronblätter befindet sich ein dichter Fadenkranz purpurroter, innen fast schwarzer

Nebenkronblätter. Passionsblumen besitzen fünf Staubgefäße und drei Narbengriffel, die unterwärts verwachsen sind.

Zum arzneilichen Gebrauch baut man die Passionsblume in Kulturen an. Zur Gewinnung der Teedroge wird das Kraut zur Blütezeit gesammelt und schonend getrocknet. Die homöopathische Urtinktur wird aus dem frischen Kraut bereitet.

Ein Tee aus Passionsblumenkraut ist ein vor allem für Kinder anerkannt gutes Heil- und Linderungsmittel bei Nervenschwäche, bei Einschlafstörungen, Angstzuständen und Unruhe. Gemischt mit anderen Beruhigungs-Kräutern (Melisse, Baldrian, Hopfen, Johanniskraut) ist das Passionsblumenkraut ein wirksamer Bestandteil von Schlaf- und Nerven-Tees.

Die Homöopathie verwendet Passiflora als Urtinktur oder in den niederen Potenzen D1 oder D2 als Schlafmittel.

Obwohl die Wirkstoffe der Passionsblume gut untersucht sind, ist man sich nicht einig, welches der Hauptwirkstoff ist.

Das Bundesgesundheitsamt empfiehlt den Passionsblumen-Tee bei nervöser Unruhe, bei leichten Einschlafstörungen und auch bei nervös bedingten Beschwerden im Magen- und Darmbereich. Nebenwirkungen, auch bei längerer Einnahme der Passiflora-Zubereitungen, sind bisher nicht bekannt geworden.

Anbau

Zum Selbstanbau im Garten in unseren Breitengraden ist diese Pflanze nicht geeignet. Jedoch liefern Gärtnereien in Blumentöpfen zahlreiche Zuchtformen der Passiflora, die zur arzneilichen Nutzung nicht geeignet, als Zierpflanzen aber sehr beliebt sind.

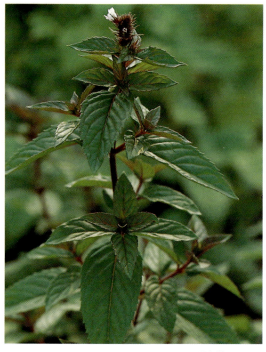

Pfefferminze

Pfefferminze:
Sie zählt zu den beliebtesten Magen-, Darm- und Gallenmitteln

Wenn Übelkeit, Brechreiz, Völlegefühl oder akutes Erbrechen im Vordergrund stehen, dann ist ein Pfefferminz-Tee das Mittel der Wahl. Mit einer einzigen Tasse Pfefferminz-Tee, schluckweise und möglichst warm getrunken, kann man diese akuten Beschwerden beseitigen. Auch andere Magen- und Darmbeschwerden wie Blähungen, Krämpfe und Durchfälle verschwinden unter der Behandlung mit Pfefferminz-Tee schnell und nachhaltig. Ist das nicht der Fall, dann sind die Grenzen der Selbstmedikation erreicht. In diesen Fällen ist unbedingt der Arzt aufzusuchen, der die genaue Ursache der Beschwerden klären muß.

Nicht zuletzt aber fördert Pfefferminz-Tee den Gallefluß, verbessert die Gallebildung in der Leber und beeinflußt auch die Funktion der Bauchspeicheldrüse positiv. Patienten mit Gallensteinen trinken Pfefferminz-Tee sehr gerne, während solche mit Magengeschwüren diesen Tee nicht sonderlich gut vertragen.

Vor allem gemischt mit Kamille ist die Pfefferminze bei den meisten Magenbeschwerden sehr erfolgreich.
Das alles waren nicht nur die Heilanzeigen der Volksmedizin. Die Wissenschaft äußert sich ebenfalls lobend über die Pfefferminze. Das Bundesgesundheitsamt führt unter dem Stichwort Anwendungsgebiete folgendes auf: Krampfartige Beschwerden im Magen- und Darmbereich, der Gallenblase und Gallenwege. Und unter dem Stichwort Wirkungen: Direkte spasmolytische (krampflösende) Wirkung an der glatten Muskulatur des Verdauungstraktes; choleretisch (galletreibend), karminativ (Blähungen vertreibend).
Die Echte Pfefferminze, die die Botaniker Mentha piperita nennen und die zu den Lippenblütlern gezählt wird (Lamiaceae), ist eine Kreuzung (ein Bastard) aus der Grünen Minze (Mentha spicata) und der Wasserminze (Mentha aquatica). Dieser Bastard tauchte in einer Kultur in England zwischen der Grünen Minze plötzlich auf.
Mentha piperita wird 90 cm hoch, besitzt wie alle Lippenblütler einen vierkantigen Stengel und kreuzgegenständig angeordnete, eiförmige Blätter. Die quirlständig angeordneten Lippenblüten sind weißlich. Die ganze Pflanze duftet angenehm.

Anbau
Für den Anbau im Garten empfehle ich Ihnen die englische Mitcham-Pfefferminze, die einen besonders guten Geschmack hat.
Da man Kreuzungen nicht durch Samen vermehren kann, müssen Sie sich im Frühjahr beim Gärtner Wurzelausläufer (Stolonen) besorgen. Weichen Sie die Stolonen etwa 2 Stunden in Wasser ein und setzen sie danach im Abstand von mindestens 20 cm in humusreichen Boden in etwa 5 cm tiefe Furchen. Anfangs müssen Sie die Setzlinge täglich gießen, damit sie schnell anwachsen. Um gut zu gedeihen, braucht die Pfefferminze ständig feuchten Boden – eine längere Trockenheit verträgt sie nicht. Wenn Sie den Boden gelegentlich auflockern, die Pflanzen von Unkraut freihalten und einige Male mit Kompost düngen, haben Sie schon alles für die Pflege getan.
Im Winter sollten Sie die Pflanzen mit Fichtenreisig abdecken, um sie vor Kälte zu schützen.
Alle drei bis fünf Jahre müssen Sie Ihre Bestände umsetzen. So verhindern Sie ein Rückkreuzen, wodurch die Pfefferminze ihren Duft und ihren guten Geschmack verlieren würde.
Zum Würzen von Speisen ernten Sie die frischen Blätter bei Bedarf, den Teevorrat vor der Blütezeit. Die abgezupften Blätter werden an einem luftigen Ort oder im Backofen bei geöffneter Tür und einer Temperatur von 30 bis 35 °C getrocknet und, vor Licht und Feuchtigkeit geschützt, an einem kühlen Ort aufbewahrt.

Preiselbeeren: Nicht nur beliebt als Beilage zu Wildgerichten

Dort, wo die Heidelbeere (→ Seite 169) wächst, findet man in der Regel auch die Preiselbeere, wenn auch in weit geringeren Mengen.
Vaccinium vitis-idaea ist der botanische Name, ebenso wie die Heidelbeere gehört dieser kleine Halbstrauch in die Familie der Heidekrautgewächse (Ericaceae). Die Pflanze liegt dem Boden an. Ihre Blätter, derb, verkehrt eiförmig, vorne stumpf mit eingerollten Rändern, sind oberseits dunkelgrün, unterseits bleichgrün gefärbt. Die Blüten, zu mehreren zusammenstehend, besitzen

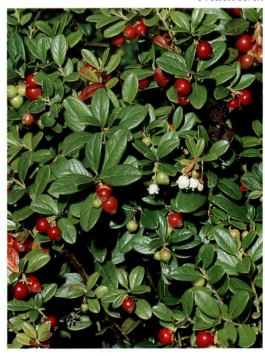

Preiselbeeren

eine glockige Krone von 8 bis 10 mm Länge, bis zur Hälfte fünfspaltig, mit spitzen, nach außen gebogenen Zipfeln. Die kugeligen Früchte sind leuchtendrot.

Früher verwendete man die Blätter wie die der Bärentrauben als Blasen- und Nierenmittel. Heute jedoch werden sie kaum noch dafür genutzt, denn die Wirkung der Bärentraubenblätter ist weitaus besser.

Was aber die Beeren außer als Beilage zu Wildgerichten beliebt macht, ist die Tatsache, daß kleine Kinder, die nicht essen wollen, durch 2- bis 3mal täglich 1 Teelöffel Preiselbeer-Mus von ihrer Appetitlosigkeit befreit werden können – eine nebenwirkungsfreie Arznei.

> **Bitte beachten Sie**
> Um Verwechslungen mit der im Aussehen sehr ähnlichen Bärentraube (→ Seite 145) vorzubeugen, muß man die Blattunterseite betrachten. Bei Bärentraubenblättern ist sie niemals braun punktiert, während Preiselbeerblätter kleine braune Pünktchen haben. Erwähnt sei noch, daß man Preiselbeeren nur in ausgereiftem Zustand ernten darf, denn sie reifen beim Lagern nicht nach. Der Geschmack unreifer Beeren ist unangenehm herb bis bitter.

Anbau
Zum Selbstanbau im Hausgarten eignen sich Preiselbeeren nicht.

Quecke:
Wirksam bei Akne

Die Quecke, Elymus repens, auch Agropyron repens genannt, ist ein verbreitetes Unkraut der nördlichen Erdhälfte. Sie zählt zu den Gräsern (Poaceae). Verwendung findet der getrocknete Wurzelstock (Graminis rhizoma), der Triticin, ein Polysaccharid (Kohlenhydrat), das dem Inulin des Löwenzahns ähnlich ist, Schleim, Zucker sowie Kieselsäure enthält. Schon zu alten Zeiten hat man diese Droge verwendet: als Kräftigungsmittel, als Diätetikum für Diabetiker, als Mittel gegen Rheuma und Gicht, vor allen Dingen aber als Mittel gegen chronische Hautausschläge. Auch als Hustenmittel wurden Queckenwurzeln geschätzt.

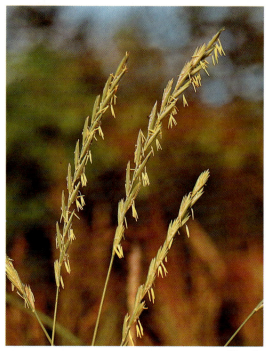

Quecke

Die Wissenschaft jedoch ist sehr zurückhaltend mit der Empfehlung dieser Droge, heißt es doch auf dem vom Bundesgesundheitsamt vorgeschriebenen Beipackzettel lediglich: zur Erhöhung der Harnmenge bei Katarrhen der ableitenden Harnwege; als Ergänzung bei der Behandlung von Katarrhen der oberen Luftwege.

Aber gerade bei Akne und anderen Hauterkrankungen hat sich ein Tee bewährt – innerlich, aber auch äußerlich zu Waschungen. Unterstützung findet die Queckenwurzel durch das Wilde Stiefmütterchen (→ Seite 206) und das Augentrostkraut (→ Seite 143). Auch Brennesselblätter (→ Seite 153) und Schachtelhalmkraut (→ Seite 141) ergänzen die Queckenwurzel in der Wirkung.

Elymus repens, die Quecke, ist im Erdboden mit einem Wurzelstock verankert, der weit kriecht und zahlreiche Ausläufer bildet. Deshalb ist dieses Gras so schwer auszurotten; wo es einmal Fuß gefaßt hat, vermehrt es sich mit unglaublicher Geschwindigkeit. Aus dem Wurzelstock strebt ein aufrechter, kahler Stengel an die Erdoberfläche, er trägt schmale, grüne oder bläulichgrüne flache Blätter, wird über 1 m hoch und schließt mit

einer Ähre ab. Die Blütezeit fällt in die Monate Juni bis August.
Die Ernte der Queckenwurzeln erfolgt im Frühjahr, bevor sich aus dem Wurzelstock neue Halme bilden. Nach dem Waschen wird die Wurzel zuerst an der Luft vorgetrocknet, dann bei 55 °C bei künstlicher Wärme nachgetrocknet, um der Schimmelbildung vorzubeugen. Die getrocknete Wurzel ist einige Jahre haltbar, wenn sie vor Feuchtigkeit geschützt wird.

Anbau
Die Anzucht im Hausgarten ist nicht empfehlenswert, da die Quecke so stark wuchert, daß man sie schwer wieder los wird.

Ringelblume:
Hilft bei schlechtheilenden Wunden

Vielleicht kennen Sie die Ringelblume, die Calendula officinalis, aus der botanischen Familie der Korbblütler (Compositae = Asteraceae). Diese beliebte Pflanze ist auch unter den Namen Studentenblume, Goldblume, Marigold oder Sonnenblümli bekannt.
Der offizielle Name Ringelblume geht auf die im Innern der Sammelfruchtstände fast ringförmig zusammengekrümmten Einzelfrüchte zurück, während die botanische Bezeichnung Calendula das lateinische Calendae zum Paten hat. Für die Römer war das die Bezeichnung für den ersten Tag des Monats, aber auch eine Bezeichnung für den Monat selbst. Man nimmt nun an, daß damit die lange Blütezeit dieser Heilpflanze angedeutet werden sollte, denn sie blüht von Mai an bis in den November hinein.
Die innerliche Verwendung der Ringelblumenblüten ist weniger bedeutend. Ein Tee hilft zwar gegen Gallenblasenbeschwerden, doch dafür kennt man wirksamere Heilpflanzen (Pfefferminzblätter, Wermutkraut); in den verschiedenen Tee-Mischungen ist sie wohl mehr aus kosmetischen Gründen als ihres Heileffekts wegen enthalten. Die goldgelben Blütenblätter schmücken nämlich die Tee-Mischungen.
Die äußerliche Anwendung in Form eines Umschlages, aus dem Tee zubereitet, oder mit der Salbe ist sehr hilfreich bei schlecht heilenden Wunden, bei Verstauchungen, Verrenkungen, Zerrungen, Blutergüssen und fast allen »stumpfen« (nicht offenen) Sportverletzungen. Unter einer Ringelblumen-Salbe heilen Riß-, Quetsch-, Schnitt- oder Brandwunden schmerzfrei und schnell, und selbst bei infizierten Wunden läßt sich nach der Behandlung mit Ringelblumen-Salbe eine Besserung beobachten.
Neu entdeckt, vielleicht auch wiederentdeckt, wurde in den letzten Jahren die vorbeugende und heilende Wirkung der Ringelblumen-Salbe bei Durchliegeschäden (Dekubitus) bettlägeriger Patienten.
Das Bundesgesundheitsamt erkennt die Heilwirkung der Ringelblume an. Im Beipackzettel heißt es unter dem Stichwort Anwendung: Entzündungen von Haut- und Schleimhäuten; Riß-, Quetsch- und Brandwunden.
Calendula officinalis ist eine einjährige Pflanze, die 50 bis 70 cm hoch wird. Der filzig behaarte Stengel ist aufrecht, verästelt und trägt wechselständig angeordnete, ebenfalls feinbehaarte Blätter. Die leuchtendgelben Blütenköpfchen sind groß; sie erreichen einen Durchmesser von über 4 cm. Die Ringelblume ist heimisch in Mittel-, Ost- und Südeuropa.

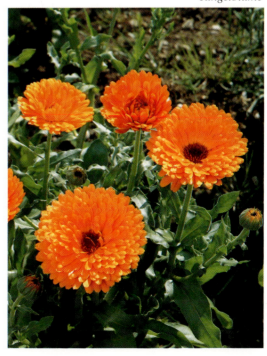

Ringelblume

Anbau
Ringelblumen gehören, allein schon als Schmuck, in jeden Garten, denn die lange Blütezeit sorgt für lange Freude. Da es verschiedene Sorten gibt, sollten Sie, sofern Sie diese Heilpflanze auch arzneilich nutzen möchten, die Calendula officinalis wählen, und zwar die Sorte mit goldgelben Blüten. Der Samen wird Anfang April in vorbereitete Beete im Reihenabstand von 25 bis 30 cm ausgesät. Jede gute, etwas lehmige Gartenerde ist geeignet. Der Standort sollte sonnig sein. Nach zwei bis drei Wochen sind die zarten Pflänzchen da. Fleißiges Gießen ist nötig, doch Staunässe ist zu vermeiden.

Arzneilich verwendet werden die goldgelben Zungenblüten, die man von völlig geöffneten Blüten zupft und schnell bei 50 °C im Backofen bei geöffneter Tür trocknet. Die Droge muß vor Licht und Feuchtigkeit geschützt aufbewahrt werden.

Rosmarin: Schon im Mittelalter fast ein Allheilmittel

Aus den warmen Mittelmeerländern, wo er an trockenen Hängen reichlich vorkommt, brachten im ersten nachchristlichen Jahrhundert Benediktiner den Rosmarin über die Alpen. Da er nicht winterhart ist, gelingt es nur selten, ihm in unseren Gärten eine Heimat zu geben, jedoch wird er häufig in Blumentöpfen gezogen. In Oberbayern, wo er als Brautstrauß verwendet wird, findet man ihn fast in jedem Bauernhaus.

Rosmarin (Rosmarinus officinalis L.) ist ein stattlicher, aromatisch riechender Strauch, der bis über 2 m hoch werden kann. Seine stark verzweigten Äste sind sparrig und dicht mit linealen ledrigen, am Rande umgeschlagenen Blättern besetzt, die oberseits glänzend und an der Unterseite filzig behaart sind. In seiner Blütezeit von März bis Mai bringt der Rosmarin blaßblaue, verhältnismäßig kleine Blüten hervor, die im oberen Teil der Zweige in Scheinquirlen angeordnet sind. Als reiche Nektarquelle werden sie von Bienen häufig besucht.

Durch jahrhundertelange Überlieferung von Generation zu Generation hat der Rosmarin schon in den Kräuterbüchern des Mittelalters seinen festen Platz. Als dann auch Pfarrer Sebastian Kneipp dieser Heilpflanze seinen »Segen« gab, beherrschte sie die Volksmedizin durch ein weites Heilanzeigenregister. Verwendet wurden Zubereitungen wie Tee und Wein, Bad und Spiritus bei Blähungen, Magen- und Darmbeschwerden, Appetitmangel, Krankheiten der Unterleibsorgane, Nieren-, Gallen- und Leberleiden, Wassersucht, Herz- und Kreislaufbeschwerden, Rheuma und Gicht, Krämpfen und Lähmungen, vor allen Dingen aber bei nervöser Erschöpfung und zur Stärkung Genesender.

Arzneilich verwendet werden die Rosmarinblätter (Folia Rosmarini = Rosmarini folium). Ihre Inhaltsstoffe sind ätherisches Öl, wenig Saponin und organische Säuren. Das ätherische Öl enthält eine Substanz, die dem Kampfer aus dem Kampferbaum sehr ähnlich ist; man nennt sie Rosmarin-Kampfer. Mit diesem Inhaltsstoff wirkt Rosmarin tonisierend auf den Kreislauf und ausgleichend auf das Nervensystem. Bei allen chronischen Schwächezuständen, vor allem auch bei niederem Blutdruck, ist Rosmarin wirksam.

Sehr beliebt ist der Rosmarin-Wein, den Sie sich selbst zubereiten können: 10 bis 20 Gramm Rosmarinblätter in einer Weinflasche mit 3/4 Liter leichtem Moselwein übergießen, 5 Tage bei-

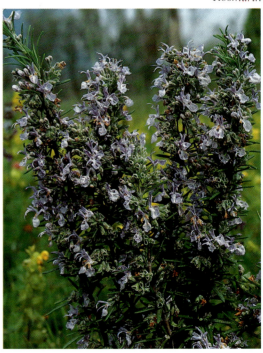

Rosmarin

seite stellen, danach abseihen. 2mal täglich ein Gläschen Wein ist die richtige Dosierung.
Das aktivierende Rosmarin-Bad oder – zur Förderung der Durchblutung – eine Einreibung mit Rosmarin-Spiritus sind in ihrer Wirkung überzeugend. Die Heilpflanzen-Zubereitungen können Sie fertig in der Apotheke kaufen.

> **Bitte beachten Sie**
> Rosmarin-Öl, das als Grundlage bei der Herstellung des Spiritus dient, darf nicht innerlich angewandt werden, weil es Magen-, Darm- und Nierenreizungen verursacht.

Rosmarin ist auch ein köstliches Gewürz, das Sie in sparsamer Dosierung an alle Gemüsegerichte geben können, gekochter Fisch, die Soße für den Sonntagsbraten sowie Geflügel- und Pilzgerichte werden dadurch verfeinert. Auch zu Käse paßt dieses Gewürz gut; mit Rosmarin (und Thymian) angemacht, wird jeder Weichkäse bekömmlicher und schmackhafter. Allen, die gerne scharf gewürzt essen, sei diese delikate Gewürzmischung empfohlen: Salz, Pfeffer, Thymian, Rosmarin und Cayennepfeffer zu gleichen Teilen.
Das Bundesgesundheitsamt empfiehlt Rosmarin-Tee bei Völlegefühl, Blähungen und leichten krampfartigen Magen- und Darmbeschwerden und, äußerlich angewandt, zur Unterstützung bei der Behandlung von Muskel- und Gelenkrheuma.

> **Bitte beachten Sie**
> Schwangere sollten den Tee nicht trinken.

Anbau
Rosmarin im Garten zu halten, ist schwierig. Ich empfehle Ihnen deshalb, eine kräftige Rosmarinpflanze beim Gärtner zu erstehen, sie in einen großen Topf oder Kübel zu geben. Füllen Sie das Gefäß mit lockerer Gartenerde, der ein wenig Torf und grober Sand beigemischt ist. Wenn Sie gelegentlich gießen und die Pflanze an einen sonnigen Ort auf der Terrasse oder im Garten stellen, wächst sie wunderbar. Im Winter holt man sie ins Haus, sorgt für einen mäßig warmen Platz (8 bis 10 °C), der jedoch hell sein muß, und gießt sehr sparsam. Etwa im Mai kann die Pflanze wieder in den Garten oder auf die Terrasse gestellt werden. Alle zwei Jahre sollte Rosmarin umgetopft und gedüngt werden.

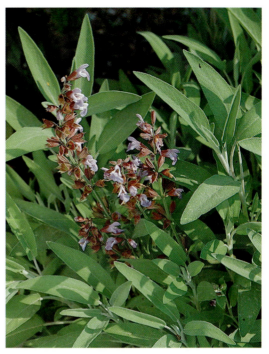

Salbei

Salbei:
Eine vielseitige Heilpflanze

»Von nun an bis in alle Ewigkeit wirst du eine Lieblingsblume der Menschen sein. Ich gebe Dir die Kraft, die Menschen zu heilen von jeder Krankheit. Errette sie vor dem Tode, wie du es an mir getan hast.« So soll, der Sage nach, Maria, die Mutter Gottes, zum Salbei gesprochen haben, nachdem dieser ihr ein Versteck gegen die Häscher des Herodes geboten hatte.
Und wirklich: Bis in unsere Zeit ist der Salbei eine beliebte Heilpflanze geblieben. Schier unübersehbar sind die Heilanzeigen in der Volksmedizin. Man gebraucht ihn bei Magen- und Darmbeschwerden, bei Durchfällen, Leberleiden, Gallestauungen und Durchblutungsstörungen, gegen Wasserstauungen, als Abstillhilfe und gegen Erkältungen, bei Entzündungen in Mund und Rachen, an Zahnfleisch und Kiefer. Und das ist bestimmt noch nicht alles.
Die Wissenschaft beurteilt die Salbeiwirkung natürlich zurückhaltender; dennoch ist das Anwendungsspektrum erstaunlich groß.

Das Bundesgesundheitsamt empfiehlt Salbei bei Entzündungen von Zahnfleisch, Mund- und Rachenschleimhaut, Prothesendruckstellen, zur Unterstützung bei der Behandlung von Magen- und Darmkatarrhen und zur Verminderung erhöhter Schweiß- und Speichelsekretion.
Verantwortlich für die Wirkung sind das ätherische Öl, die Gerbstoffe, Bitterstoffe und Flavonoide.

> **Bitte beachten Sie**
> Salbei-Tee zum Haustee »zu erheben«, ist jedoch nicht anzuraten, da es bei Dauergebrauch zu Darmstörungen kommen kann.
> Nicht anwenden während Schwangerschaft und Stillzeit.

Salvia officinalis nennen die Botaniker den Echten Salbei aus der Familie der Lippenblütler (Lamiaceae), der im Mittelmeerraum zuhause ist. Dort wächst er vornehmlich an Berghängen, wird heute aber auch viel kultiviert. Auch in seiner Heimat werden seine Blätter als Arzneimittel (Salbei-Tee) und Küchenkraut geschätzt. Die Droge, die bei uns auf dem Markt ist, stammt in der Regel aus Kulturen in Jordanien und im ehemaligen Jugoslawien.
Der Echte Salbei wird bis zu 70 cm hoch, ist ein Halbstrauch mit filzig behaarten, vierkantigen Stengeln und ebenfalls behaarten, elliptischen, länglichen oder eiförmigen, gestielten Blättern, die gegenständig am Stengel angeordnet sind. An den Triebspitzen sitzen die hellblauen bis violettblauen Blüten in lockerer Traube.
Der Wiesensalbei, Salvia pratense, wird arzneilich nicht verwendet; doch in der Landwirtschaft verfüttert man diese bei uns häufige Pflanze an Schweine, wenn sie Durchfall haben, und zwar mit gutem Erfolg.
Wer Salbei in seinem Garten hat, möge die frischen Blätter fleißig als Gewürz verwenden. Sie eignen sich für Hackfleisch, Würste, Eintöpfe, Gemüse und auch als Bratenfüllung. Hühnerleber mit Salbei ist eine Spezialität, und ohne Salbei nicht denkbar ist »Saltimbocca alla romana«.
Einige Löffel fein gehackter Salbeiblätter in Milch kurz aufgekocht und wie eine Suppe gegessen, sollen die Widerstandskräfte »schwächlicher« Kinder stärken.

Anbau
Als Würz- und Heilkraut gleichermaßen beliebt, eroberte der Salbei schon recht früh unsere Heilkräuter- und Gewürzgärten.
Für den Garten besorgt man sich am besten einige Jungpflanzen, die im April im Abstand von etwa 40 cm in normalen Gartenboden gesetzt werden. Die Lage soll sonnig oder halbschattig, aber windgeschützt sein. Wenn es längere Zeit trocken ist, muß gründlich gegossen werden. Auflockerung des Bodens und Unkrautjäten sind die einzigen Pflegemaßnahmen, die nötig sind. Wie auch bei Pfefferminze, Melisse, Thymian ist es ratsam, alle drei Jahre die Stöcke zu teilen und umzusetzen, um das Aroma der Blätter zu erhalten.
Damit der winterliche Frost den Salbeipflanzen nicht schadet, sollten sie im Herbst mit Fichtenzweigen abgedeckt werden. Im Frühjahr muß dann zurückgeschnitten werden, und zwar knapp die Hälfte der Länge der oberirdischen Teile.
Auch in tiefen Balkongefäßen ist Salbei zu halten, vorausgesetzt, in jedem Frühjahr wird mit Flüssigdünger genügend Mineralstoff angeliefert. Nach drei Jahren muß man die Pflanzen erneuern.
Frische Blätter eignen sich als Gewürzkraut für die Küche, getrocknete Blätter werden für den Heiltee verwendet. Man erntet die Blätter kurz vor der Blüte, trocknet sie bei etwa 35 °C im Backofen bei geöffneter Tür und bewahrt sie, vor Licht und Feuchtigkeit geschützt, in gut schließenden Gefäßen auf.

Schafgarbe:
Das Wundkraut des Achill

Achillea millefolium nennen die Botaniker die Schafgarbe, die auch unter den Bezeichnungen Bauchwehkraut, Achilleskraut, Frauenkraut, Tausendblatt, Grillenkraut oder Feldgarbe bekannt ist. Sie wächst auf Wiesen, an Wegrändern und Böschungen, auf Ödland und Schuttplätzen. In der Volksmedizin besitzt die Schafgarbe ein sehr breites Einsatzfeld: Im Vordergrund steht die Behandlung von Magen-, Darm- und Gallenbeschwerden, von Appetitlosigkeit und Katarrhen der Verdauungsorgane. Diese Einsatzbereiche erkennt das Bundesgesundheitsamt an. Ebenso wirksam ist diese Heilpflanze bei Nervosität und Schlafstörungen, denn mit ihren Inhaltsstoffen trägt die Schafgarbe dazu bei, Ruhe und Entspannung herzustellen, vor allem bei Frauen in den Wechseljahren. Zahlreiche Tee-Mischungen gegen diese Beschwerden und die Symptome der vegetativen Dystonie enthalten Schafgarbe als unterstützenden Bestandteil. Bei rheumatischen Beschwerden hat sich die Schafgarbe gleichermaßen als Tee und als Badezusatz bewährt.

In der Antike und auch später im Mittelalter wurde die Schafgarbe vor allem als Wundmittel gebraucht. Der Sage nach hat Achill, der griechische Held, sie durch den Zentauren Chiron als Hilfe bei Wunden kennengelernt. Danach unterwies er seinen Freund Patroklos in der Anwendung dieser Heilpflanze. Dieser wiederum rettete Telephos, König der Myser, das Leben, indem er dessen infizierte Wunde mit Schafgarbe heilte. Der Gattungsname Achillea erinnert an Achill. Man erkennt die Schafgarbe, die 20 bis 45 (60) cm hoch wird, zum einen an den fein geteilten Blättern (millefolium = Tausendblatt), dem aufrechten Blühstengel mit den weißen oder rötlichen Korbblüten, die in rispiger Scheindolde angeordnet sind, zum anderen an dem aromatischen Duft, der beim Zerreiben von Blättern und Blüten frei wird.

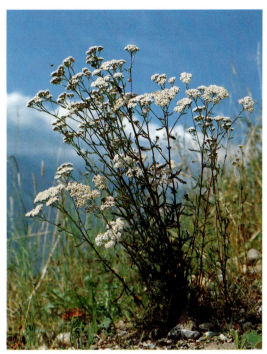

Schafgarbe

Bitte beachten Sie

Einige wenige Menschen reagieren beim Berühren der Pflanze allergisch, was sich durch Hautrötung und juckende Ausschläge bemerkbar macht. Sie vertragen auch den Schafgarben-Tee oder das Schafgarben-Bad nicht. Wenn Störungen dieser Art auftreten, muß die Behandlung sofort abgebrochen werden. Danach verschwinden die allergischen Reizerscheinungen schnell wieder.

Anbau

Zur Zeit unserer Urgroßmütter war die Schafgarbe eine der beliebtesten Heilpflanzen. Immer, »wenn etwas nicht stimmte«, wurde zunächst einmal Schafgarben-Tee versucht. Kein Wunder also, daß dieses Heilkraut in keinem Kräutergarten fehlte. Wenn wir es den Urgroßmüttern nachmachen wollen, sollten wir uns im zeitigen Frühjahr von der Wiese einige Pflänzchen holen; die Anzucht aus Samen ist zwar möglich, doch recht umständlich. Die Pflanzen setzt man in Abständen von 15 bis 20 cm in normale Gartenerde an sonniger Stelle, alles weitere geschieht dann von alleine, wenn sichergestellt ist, daß ihr Platz frei ist von Staunässe. Die Schafgarbe, eine ausdauernde Staude, »schlägt« Jahr für Jahr neu »aus«; zu ihrer Vermehrung im Garten kann man die Stöcke im Herbst teilen und neu pflanzen.

Verwendet wird das ganze blühende Kraut – unter Verzicht auf die unteren verholzten Teile der Pflanze. Man schneidet es handbreit über dem Boden ab, hängt es zum Trocknen an der Luft auf, um es danach feingeschnitten in gut schließenden Gefäßen, vor Licht und Feuchtigkeit geschützt, aufzubewahren.

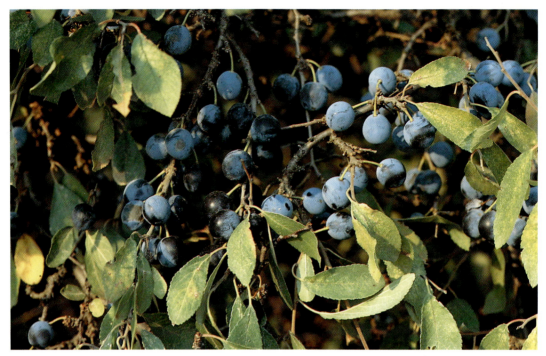

Schlehdorn

Schlehdorn:
Die Früchte helfen »Morgenmuffeln«

Wenn der erste Herbstfrost über das Land gegangen ist, wenn in Norddeutschland der Grünkohl geerntet wird, dann ist es Zeit, die Schlehdornfrüchte einzusammeln. Erst dann sind sie geschmacklich zu »verkraften«. Zwar schmecken sie immer noch herb und sauer, doch nicht mehr so, wie etwa im September. Aus diesen Früchten bereitet man sich eine Marmelade oder ein Mus, nach den für Beeren üblichen Rezepten; und diese »Arznei« hilft allen, die morgens keinen Appetit haben, die zumeist ohne einen Bissen gegessen zu haben in die Schule oder zur Arbeit gehen, was gewiß nicht ratsam ist. Es genügen 2 bis 4 Löffel dieser Marmelade, noch im Bett eingenommen, um nach etwa 1/2 Stunde mit Appetit frühstücken zu können.

Die Schlehenblüten, zusammen mit den jungen Blättern, werden da und dort noch als Diuretikum (wassertreibendes Mittel) genutzt.

Prunus spinosa nennen die Botaniker den Schlehdorn, der in die Familie der Rosengewächse (Rosaceae) eingereiht wird. Es ist ein Strauch von 1 bis 3 m Höhe, dessen Zweige in jungem Zustand samtartig behaart sind und in spitze Dornen auslaufen. Die gestielten elliptischen Blätter sind am Rande gesägt. Noch bevor sie sich entfalten, öffnen sich die weißen, zarten Blüten, die so dicht stehen, daß der ganze Strauch weiß übersät ist. Aus den Blüten entwickeln sich die zunächst grünen, dann dunkelblauen, später bereiften Beeren. Sie erreichen einen Durchmesser von 1 cm.

Den Schlehdorn trifft man häufig an sonnigen Berghängen, an Wald- und Wegrändern, Heiden und Triften, wenn nur genügend Kalk vorhanden ist.

Anbau
Schlehdorn eignet sich im Garten besonders gut als lebende Hecke. Dafür benötigen Sie pro Meter vier bis fünf Büsche, die Sie in der Gärtnerei bekommen. Der Boden muß kalkhaltig, durchlässig, sandig bis steinig-lehmig sein. Sind die Pflanzen erst einmal angewachsen, dann benötigen sie keine Pflege mehr. Sie können sie baumartig wachsen lassen, aber auch regelmäßig stutzen.

Schlehen wachsen auch in großen Kübeln. Die Kübel sollten mindestens 45 cm hoch sein und einen eben solchen Durchmesser besitzen. Komposterde mit etwas grobem Sand und 50 Gramm organischem Volldünger pro 10 Liter Erde ist die empfehlenswerte Pflanz- oder Umtopferde. Alle zwei Jahre im Frühjahr sollte der Schlehdorn im Pflanztrog umgetopft werden.

Schlüsselblumen (Primeln):
Das Mittel der Wahl bei Altershusten

Immer wenn es darum geht, einen festsitzenden Husten zu behandeln, bei dem das Abhusten zäher Sekrete Schwierigkeiten macht, bewähren sich Heilpflanzen mit einem hohen Saponingehalt besonders gut. Als Tee eingenommen, verflüssigen sie den zähen Bronchialschleim, wodurch das Abhusten erleichtert wird. Reich an solchen Saponinen sind die Wurzeln der Schlüsselblume: Sie enthalten 5 bis 10 Prozent Triterpensaponine. Deshalb sind Schlüsselblumenwurzeln wichtiger Bestandteil in einem Husten-Tee. Besonders bewähren sie sich bei chronischem Husten älterer Menschen, dem Altershusten. Er entsteht oft auch durch die verminderte Arbeitsleistung des Herzens, was zu einem Blutrückstau in den Lungen und damit zu Hustenreiz und Schleimbildung führt. Um hier zu helfen, muß nicht nur das Abhusten erleichtert, sondern gleichzeitig der Kreislauf entlastet werden, indem eine verstärkte Wasserausscheidung angeregt wird. Und genau das bewirken Schlüsselblumenwurzeln in einem Husten-Tee, denn sie wirken schleimlösend und entwässernd.

Das Bundesgesundheitsamt nennt Katarrhe der Luftwege als Anwendungsgebiete der Schlüsselblume.

Primula veris L., auch Primula officinalis nennen Botaniker die Echte Schlüsselblume, die wir auch unter dem Namen Primel, Petriblume, Auritzel oder Himmelsschlüssel kennen. Sie wächst vornehmlich auf Wiesen, wo sie mit einem Wurzelstock, der viele Faserwurzeln ausbildet, im Boden verankert ist. Die grundständigen Blätter sind länglich bis eiförmig und unterseits behaart. Die Blattspreite verschmälert sich nach unten zu. Auf einem mehr oder weniger langen Stengel sitzen endständig die Blüten, in einer Dolde angeordnet. Der Blütenkelch ist weißlich grün und kantig, die Blumenkrone röhrenförmig, oben ausgebreitet, gelb, mit tief goldgelbem Ton in der Mitte. Oft erblühen Schlüsselblumen bereits im März, in der Regel jedoch im April.

Eine andere Art, die Waldschlüsselblume, Primula elatior, wird ebenfalls arzneilich genutzt. In der Wirkung steht sie der Echten Schlüsselblume nicht nach. Sie wird höher, und ihre Blüten sind gleichmäßig schwefelgelb.

Bitte beachten Sie
Alle Primulaceae (Schlüsselblumen) stehen bei uns unter Naturschutz; es ist nicht erlaubt, die Wurzeln in der Natur auszugraben. Ich bitte Sie, dieses Sammelverbot auch dann zu achten, wenn Sie da und dort noch größere Bestände auf Wiesen antreffen.

Anbau
Der Selbstanbau der arzneilich genutzten Schlüsselblume im Garten ist nicht empfehlenswert. In Ziergärten hingegen sind die Zuchtformen der verschiedenen Primeln ein hübscher Frühjahrsschmuck.

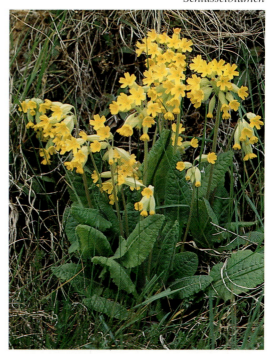

Schlüsselblumen

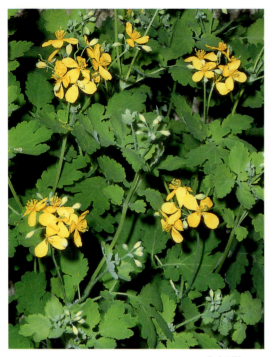
Schöllkraut

Schöllkraut: Zur Krampflösung im Magen-Darm-Bereich

Der Gebrauch dieser Heilpflanze in der Medizin ist schon sehr alt. Schon bei Theophrast (372 bis 287 v. Chr.) können wir lesen, daß Schöllkraut bei Gelbsucht, Leberleiden, Verstopfung und Gallensteinen hilfreich ist. Diese Erkenntnis ging auch in die mittelalterlichen Kräuterbücher ein, aus denen die Volksmedizin ihr Wissen schöpft. Dennoch muß festgestellt werden, daß ein Schöllkraut-Tee allein kaum noch gebraucht wird. Schöllkraut ist vielmehr ein aktiver Bestandteil von Magen-, Darm-, Gallen- und Leber-Tees oder von galenischen Zubereitungen in Form von Tropfen. Ich halte Tee-Mischungen mit Schöllkraut wegen seiner krampflösenden Wirkung für recht geeignet.

Die Botaniker nennen diese Heilpflanze Chelidonium majus und gliedern sie in die botanische Familie der Mohngewächse (Papaveraceae) ein. Bei uns findet man das Kraut vornehmlich an Mauern, Wegrändern, Zäunen und auf Schuttplätzen. Mitunter wächst es mitten aus einer hohen alten Mauer hervor, in deren Ritzen die Samen von Ameisen geschleppt worden sind, denn die Schöllkrautsamen enthalten ein Anhängsel, das die Ameisen mit Vorliebe verzehren.

Chelidonium ist eine ausdauernde Pflanze, die mit einer kräftigen Wurzel im Erdboden verankert ist. Je nach Standort wird sie 30 cm bis über 1 m hoch. Alle Teile der Pflanze führen einen gelblichen Milchsaft, mit dem man versucht, Warzen und Pickel zu bekämpfen. Die Schöllkrautstengel sind verzweigt, leicht behaart und mit ebenfalls behaarten Blättern besetzt, die wechselständig angeordnet sind. Die Blätter sind bläulich grün, oben fiederspaltig, unten gefiedert. Die leuchtendgelben Blüten besitzen vier Kronblätter und zahlreiche Staubgefäße. Die Frucht, die mit zwei Klappen aufspringt, enthält schwarze Samen mit einem weißen Anhängsel. Schöllkraut blüht von März bis Ende November; die Hauptblütezeit fällt in die Monate Mai und Juni.

Das Bundesgesundheitsamt erkennt die Schöllkraut-Wirkung bei krampfartigen Beschwerden im Bereich der Gallenwege und des Magen- und Darmtraktes an.

Anbau
Zum Selbstanbau im Hausgarten ist das Schöllkraut nicht so sehr zu empfehlen. Doch wenn es sich von alleine »einfindet«, an Zäunen oder alten Gartenmauern, dann sollten Sie ihm Asyl gewähren. Da es sich um eine ausdauernde Pflanze handelt, werden Sie alle Jahre damit rechnen können.

Schwarze Johannisbeere:
In der Volksmedizin viel gebraucht

Bei dem Stichwort »Schwarze Johannisbeere« fällt uns heute sofort der Saft aus den reifen Beeren ein, der sehr reich ist an Vitaminen und Mineralien. Der Vitamin C-Gehalt reifer Beeren soll mit 120 Milligramm pro 100 Gramm weit höher liegen als jener von Zitrusfrüchten. Vitamin C2-Euler, Vitamine der B-Gruppe und andere sind ebenfalls in den Früchten enthalten. Die rohen Beeren, der Preßsaft aus den reifen Früchten, die Johannisbeer-Marmelade oder das Johannisbeer-Mus sind gesund für Kinder und Erwachsene. Weit weniger bekannt ist der Nutzen eines Tees aus den getrockneten Johannisbeerblättern. Die Volksmedizin setzt diesen Tee seit vielen Jahrzehnten als Mittel bei Rheuma und Gicht ein. Die Rheumaschmerz-Attacken werden nach kurmäßiger Anwendung (vier bis sechs Wochen lang 2 Tassen Tee täglich trinken) seltener und leichter. Dennoch ist die Schulmedizin sehr zurückhaltend, und das Bundesgesundheitsamt billigt dem Tee aus den Blättern der Schwarzen Johannisbeere nur eine leichte diuretische (harntreibende) Wirkung zu.

Ribes nigrum L. nennen die Botaniker die Schwarze Johannisbeere, die in die Familie der Stachelbeergewächse (Grossulariaceae) eingereiht wird, wenngleich sie keine Stacheln aufweist. In Mittel- und Osteuropa wächst sie wild und ist unter verschiedenen Volksnamen bekannt – zum Beispiel als »Gichtbeere«.

Unsere Droge, Schwarze Johannisbeerblätter (Ribes nigri folium), stammt ebenso wie die Beeren aus Großkulturen in Polen, Ungarn, Rumänien und dem ehemaligen Jugoslawien.

Die Blätter sind drei- bis fünflappig, grob gesägt und tragen auf der Unterseite Öldrüsen. Die Blüten, in hängenden Trauben angeordnet, sind gelblichgrün und am Rande braunrot gefärbt. Daraus entwickeln sich zuerst braunrote, später tiefschwarze Beeren. Die ganze Pflanze hat einen strengen bis unangenehmen Geruch, was sich auch in einigen Volksnamen ausdrückt: Stinkstrauch, Wanzenbeere, Boxbeere. Beim Verarbeiten der Früchte und beim Trocknen der Blätter verschwindet dieser Geruch weitgehend. Wer die Blätter der Schwarzen Johannisbeere im eigenen Garten ernten möchte, muß darauf achten, nur gesunde, »saubere« Blätter zu sammeln, weil Johannisbeersträucher oftmals von einem Pilz (den für diese Pflanze typischen Kronrost) befallen sind.

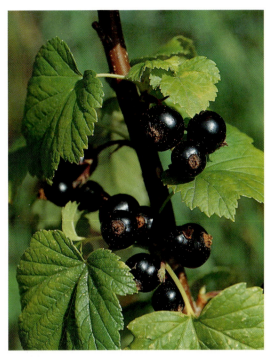

Schwarze Johannisbeere

Anbau

»Jeder dritte Johannisbeerstrauch im Hausgarten sollte eine Schwarze Johannisbeere sein. Denn 1 : 2 ist auch das rechte Mischungsverhältnis für eine gesunde Marmelade.« So fand ich es in einem alten Hausbuch, und auch ich bin der Meinung, daß in jeden größeren Hausgarten Schwarze Johannisbeeren gehören. Die Sträucher sind leicht zu halten, denn Pflege, bis auf das jährliche Zurückschneiden, benötigen sie nicht.

Sträucher bekommen Sie in größeren Gärtnereien; dort werden Sie auch im Hinblick auf Düngung und das Zurückschneiden beraten.

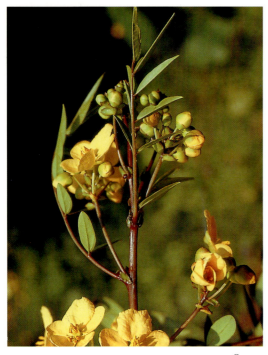
Senna

Senna:
Wirkt sanft, aber prompt

Wir kennen zwei Arten von Senna, deren Blätter und Früchte arzneilich verwendet werden: Die Cassia angustifolia, auch Tinnevelly-Senna genannt, ist in Somalia und Arabien zuhause und wird hauptsächlich im südindischen Distrikt Tinnevelly kultiviert, woher sie ihren Namen hat. Die Cassia senna, auch Alexandrina-Senna genannt, ist im Sudan und in Westafrika beheimatet; kultiviert wird sie hauptsächlich im Gebiet des oberen Nil.

Sennesblätter und Sennesfrüchte zählen zu den bekanntesten Abführmitteln: Wenn es darum geht, eine akute Stuhlverstopfung zu beseitigen, nach einer Operation im Analbereich oder auf Grund anderer ärztlicher Maßnahmen für einen weichen Stuhlgang zu sorgen, dann sind dies die Mittel der Wahl.

Das Bundesgesundheitsamt empfiehlt Sennesblätter und Sennesfrüchte bei allen Erkrankungen, bei denen eine leichte Darmentleerung mit weichem Stuhl erwünscht ist, so bei Analfissuren, bei Hämorrhoiden und nach rektalen operativen Eingriffen; zur Reinigung des Darms vor Röntgenuntersuchungen sowie vor und nach operativen Eingriffen im Bauchraum.

Beide Senna-Arten sind kleine Sträucher von 50 cm bis 1 m Höhe und gehören in die Familie der Schmetterlingsblütler (Fabaceae) – wie auch unsere Gartenbohnen. Aus den blattachselständig und in Trauben angeordneten gelben Blüten entwickeln sich die plattgedrückten, braunen, 1 bis 2 cm breiten und 2 bis 4 cm langen Früchte, die als »Mutterblätter« oder »Sennesschoten« bekannt sind. Wenn die Blätter (Fiederblätter) voll entwickelt sind, werden sie geerntet, indem man sie abstreift; sie werden an der Luft getrocknet. Die Früchte sollte man erst dann ernten, wenn sie voll ausgereift sind.

Zur arzneilichen Verwendung macht es keinen Unterschied, von welcher Art die Sennesblätter (Sennae folium) stammen; beide wirken gleichermaßen. Die Sennesschoten (Sennae fructus) sollten jedoch jene der Tinnevelly-Senna sein.

Bitte beachten Sie
Ohne Rücksprache mit dem Arzt sollen Sennesblätter und Sennesfrüchte nur für kurze Zeit eingenommen werden! Nicht anwenden bei Darmverschluß!

Anbau
Der Selbstanbau im Hausgarten ist in unseren Breitengraden nicht möglich.

Spitzwegerich:
Seine Blätter helfen bei Husten

Plantago lanceolata nennen die Botaniker den Spitzwegerich. Wer ihn kennt, wird ihm auf Schritt und Tritt begegnen, denn er wächst überall – auf trockenen Wiesen, auf Feldern, Schuttplätzen und an Wegrändern. Er hat zwei Geschwister, die an den gleichen Stellen zu finden sind: den Breitwegerich (Plantago major), mit breiten, ovalen Blättern und einem langen Blütenstand an kürzerem Stengel, und den Mittleren Wegerich (Plantago media), der in bezug auf Blätter und Blütenstand eine Mittelstellung einnimmt. Arzneiliche Verwendung finden die Blätter aller drei Arten, doch weitaus am besten ist der Spitzwegerich.

Sowohl in der Volksmedizin als auch in der Schulmedizin ist Spitzwegerich ein anerkanntes Hustenmittel. Er ist Bestandteil vieler Tee-Mischungen und wird auch als Frischsaft verwendet.

Das Bundesgesundheitsamt erkennt den Spitzwegerich als wirksam bei Katarrhen der oberen Luftwege an. Schleim, Bitterstoffe, Kieselsäure und das Glucosid Aucubin, Flavonoide, zahlreiche Mineralien und Gerbstoffe sind wohl als wirksame Inhaltsstoffe anzusehen.

Obwohl der Spitzwegerich sehr häufig wild vorkommt, stammt die Arzneidroge hauptsächlich aus Kulturen. Wir beziehen sie aus Rumänien, Bulgarien, Polen, der GUS, dem ehemaligen Jugoslawien sowie aus den östlichen Bundesländern.

Spitzwegerich ist eine ausdauernde Pflanze, die mit einem kräftigen Wurzelstock im Erdboden verankert ist. Die Blätter stehen in einer Grundrosette. Sie werden 20 bis 40 cm lang, sind schmal lanzettlich, wenig behaart und deutlich längsadrig. Drei bis sieben Blattnerven sind zu erkennen. Aus der Mitte dieser Blattrosette entspringen 10 bis 40 cm lange, aufrechte, blattlose Stengel, die am Ende eine sehr kurze, walzliche bis kugelige Blütenähre mit kleinen Blüten tragen. Die Blüten bilden feine, zierliche Staubgefäße aus, die zur Blütezeit weit aus den kleinen Blüten hervorragen. Spitzwegerich blüht von Mai bis September; zu dieser Zeit kann man die arzneilich verwendeten Blätter einsammeln, die dann an der Luft getrocknet werden (→ Seite 140).

Zum Schluß noch eine Anwendung aus der Volksmedizin, die ich für empfehlenswert halte: Wer von Insekten gestochen worden ist und sofort danach die Umgebung der Stichstellen mit zerriebenen Spitzwegerichblättern einreibt, verhindert Schwellungen und Juckreiz.

Anbau
Zum Selbstanbau im Kräutergarten ist Spitzwegerich wenig geeignet. Außerdem kommt er in der Natur so häufig vor, daß man genügend Blätter für die Kräuter-Hausapotheke findet.

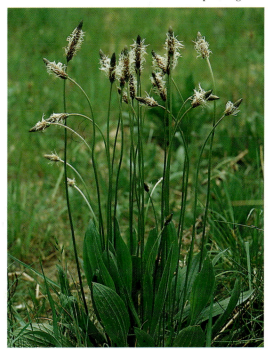

Spitzwegerich

Kleine Heilpflanzenkunde

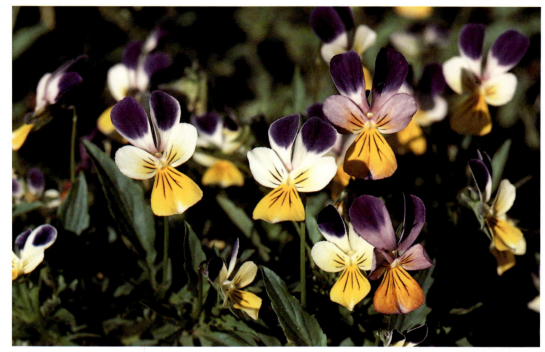

Stiefmütterchen

Stiefmütterchenkraut: Das Kraut für junge Mädchen mit unreiner Haut

Unsere Großmutter hielt große Stücke auf das Wilde Stiefmütterchen. Unzählige Male hat sie Waschungen mit dem Tee-Aufguß empfohlen: bei unreiner Haut, Schuppenflechte, Akne und Milchschorf der Säuglinge. Und der Erfolg war gut. In jedem Frühjahr, wenn es darum ging, eine Tee-Mischung zur »Blutreinigungs-Kur« zusammenzustellen, durfte das Wilde Stiefmütterchen nicht fehlen – der Haut zuliebe. Und dann galt auch der Tee als Kräftigungs- und Vorbeugemittel gegen Erkältungen.

In der Monografie der Kommission E des Bundesgesundheitsamtes wird die äußerliche Verwendung bei leichten, seborrhoischen (schuppigen) Hauterkrankungen und Milchschorf der Kinder anerkannt. Flavonoide, Salizylsäure und Pflanzenschleime sowie Saponine werden als Wirkstoffe angegeben.

Viola tricolor L., das Feldstiefmütterchen aus der botanischen Familie der Veilchengewächse (Violaceae), ist die Stammpflanze dieses Heil-Tees. Die Pflanze wächst auf Äckern, trockenen Wiesen und Gartenland. Sie wird 20 bis 30 cm hoch, bildet einen sparrigen Stengel aus, der mit lanzettlichen Blättern besetzt ist. Die Blüten ähneln denen unseres Gartenstiefmütterchens; sie sind sehr unterschiedlich in der Farbe: gelb, blau, violett oder mischfarbig.

Anbau

Das Stiefmütterchen (Feldstiefmütterchen) ist auf Wiesen, Brachland und Äckern so häufig, daß ich nicht dazu rate, es in den Kräutergarten aufzunehmen, zumal es dort nicht sehr gut wächst.

Süßholz:
Daraus macht man die Lakritze

Für die Süßholzwurzeln, geschnitten oder gepulvert, und die aus ihnen bereitete Lakritze gibt es zwei verschiedene Anwendungsgebiete, die auch vom Bundesgesundheitsamt anerkannt werden: zur Schleimlösung und Erleichterung des Abhustens bei Katarrhen der oberen Luftwege (Bronchitis), zur Unterstützung der Behandlung von krampfartigen Beschwerden bei Magenschleimhautentzündung (chronische Gastritis).

Süßholz ist eine wichtige und wertvolle Heildroge, doch nicht ohne Probleme:

Bitte beachten Sie
Die Anwendung des Tees oder der Lakritze (Süßholzsaft) sollte nicht länger als vier bis sechs Wochen hindurch erfolgen, weil es sonst zu einer vermehrten Wassereinlagerung mit Schwellungen im Gesicht und an den Fußgelenken kommen kann. Bei Leberkrankheiten, Bluthochdruck und Kaliummangel im Blut ist die Verwendung von Süßholz nicht erlaubt.

Glycyrrhiza glabra ist die botanische Bezeichnung der Süßholzpflanze, die in die Familie der Schmetterlingsblütler gehört. Heimat ist das Mittelmeergebiet, Mittel- und Südrußland, Kleinasien bis Persien. Die Heildroge stammt fast ausschließlich aus Kulturen.

Süßholz ist eine holzige, mehrjährige Staude, die 1 bis 1,5 m hoch wird. Sie besitzt ein ausgedehntes Wurzelsystem mit einer Pfahlwurzel, Nebenwurzeln und zahlreichen, sehr langen Wurzelausläufern. Die Blätter sind unpaarig gefiedert, die 9 bis 17 Fiederblättchen oval bis herzförmig und kurz stachelspitzig. Die Blütentrauben mit 20 bis 30 blaulila Schmetterlingsblüten entspringen den Blattachseln.

Anbau
Für den Anbau im Hausgarten ist Süßholz nicht zu empfehlen.

Tausendgüldenkraut:
Die bittere Arznei

Die Botaniker nennen dieses Enziangewächs Centaurium erythraea.
Diese Heilpflanze hat viele Volksnamen, zum Beispiel Fieberkraut, Magenkraut, Bauchwehkraut, Laurin- oder Sanktorikraut.
Das Tausendgüldenkraut ist eine reine Bitterstoffpflanze, die als Tonikum, also als Mittel bei Verdauungsschwäche und Appetitlosigkeit, seit undenklichen Zeiten gebraucht und heute immer noch in gleicher Weise eingesetzt wird. Ein Ausspruch aus früheren Zeiten, als »bitter« noch ein Synonym für wirksam war, lautet: »Die Arznei muß bitter schmecken, sonst nützt sie nichts«; und wenn im Struwwelpeter der Doktor seinem kleinen Patienten »die bittere Arznei« reichte, so war das keineswegs als Strafe gedacht.
An Wirkstoffen interessieren beim Tausendgüldenkraut nur die Bitterstoffe; sie sind es, die für einen besseren Verdauungssaftfluß im gesamten Verdauungstrakt sorgen, was zur Verbesserung des Appetits, zur beschwerdefreien Umsetzung der Nahrung und zu Wohlbefinden führt. Die Empfehlung des Bundesgesundheitsamtes lautet: Zur Förderung der Magensaftbildung (Gastritis mit mangelnder Magensäurebildung) sowie gegen Appetitlosigkeit.

Süßholz

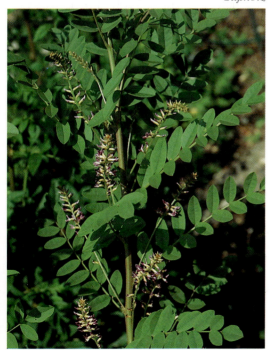

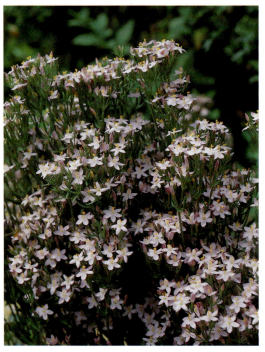

Tausendgüldenkraut

Teufelskralle: In Südafrika zuhause

In den sechziger Jahren dieses Jahrhunderts gelangte aus Südafrika eine Heildroge zu uns, die Schlagzeilen machte: Man pries sie als Wunderdroge und versprach sich von ihr Heilung bei Rheuma, Diabetes, Magen-, Galle- und Lebererkrankungen. 10 bis 15 Jahre später wurde es still um diese Heilpflanze, weil sie nicht hielt, was man von ihr erwartete – nämlich Wunder zu vollbringen. Heute weiß man, daß die Erwartungen, die an sie gestellt wurden, nicht grundlos bestanden: Wegen ihrer entzündungshemmenden Eigenschaften dient sie als linderndes Mittel bei rheumatischen Erkrankungen; bei Befindlichkeitsstörungen im Bereich der Verdauungsorgane verwendet man sie als Bittermittel.

Die Pflanze, von der hier die Rede ist, die Afrikanische Teufelskralle (Harpagophytum procumbens), gehört zur botanischen Familie der Pedaliaceae, die mit unseren Fingerhut-Arten verwandt ist. Mit unserer einheimischen Teufelskralle (Phyteuma) jedoch hat sie nichts gemein.

Tausendgüldenkraut kommt in Europa, Asien und Nordafrika vor. Bei uns wächst es auf feuchten Wiesen und in lichten Waldungen. Der Stengel ist vierkantig und wird 10 bis 50 cm hoch. Die Blätter stehen kreuzgegenständig. Die roten, sternförmigen Blüten, die sich nur bei Sonnenschein öffnen, sind in Doldenrispen angeordnet. Für arzneiliche Zwecke wird das Tausendgüldenkraut in Marokko, dem ehemaligen Jugoslawien und Bulgarien kultiviert.

Bitte beachten Sie
Sie dürfen diese Heilpflanze auf keinen Fall selbst sammeln, denn wie alle Enziangewächse steht das Tausendgüldenkraut unter Naturschutz!

Anbau
Zum Selbstanbau im Kräutergarten ist das Tausendgüldenkraut nicht zu empfehlen.

Teufelskralle

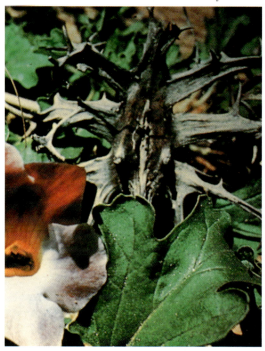

Tausendgüldenkraut, Teufelskralle, Thymian

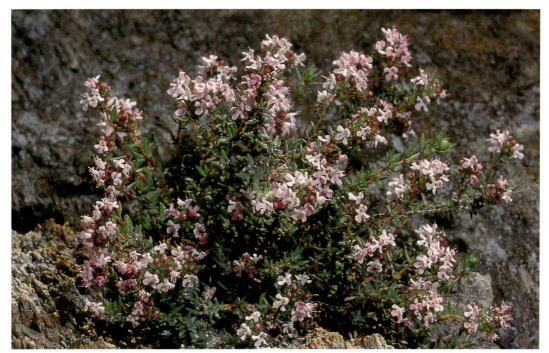

Thymian

Die Stammpflanze besitzt eine große knollige Wurzel, aus der alljährlich zu Beginn der Regenzeit frische Triebe hervorbrechen, die dem Erdboden anliegen und 1 bis 2 m lang werden. Die gestielten, gegenständigen Blätter werden 5 bis 7 cm lang und 3 bis 4 cm breit; sie sind fleischig, oval und am Rande oft tief eingebuchtet. Aus großen, trompetenartig geformten violetten Blüten bilden sich Früchte aus, die schnell verholzen. Diese Früchte tragen lange verzweigte Arme, die mit Widerhaken versehen sind. Man spricht von Trampelkletten, weil sich die Früchte zwischen den Klauen der Weidetiere verhaken und so verbreitet werden.

Die Heildroge gewinnt man aber nicht aus diesen merkwürdigen Kapselfrüchten, sondern aus den Speicherknollen der Wurzeln, die nach der Blütezeit gegraben werden. Getrocknet und mehr oder weniger fein zerkleinert kommen diese Knollen als Harpagophytum- oder Teufelskrallen-Tee in den Handel.

Die Wissenschaft ist sehr bemüht, die Wirkung des Teufelskrallen-Tees zu erforschen, um Klarheit über den Wirkungsmechanis-mus seiner Inhaltsstoffe zu erhalten. Die lindernde Wirkung eines Teufelskrallen-Tees bei Arthrosen (= Erkrankungen der Gelenke) und seine beruhigende Wirkung auf das Verdauungsgeschehen im Magen und Darm können jedoch als gesichert angesehen werden.

Anbau
Der Selbstanbau ist in unseren Breitengraden nicht möglich.

Thymian:
Bewährt bei Keuchhusten

Thymus vulgaris, der echte Thymian, ist beheimatet auf den Felsenheiden und in den immergrünen Buschwäldern des Mittelmeerraumes. Er wurde, wie sehr viele Heilpflanzen aus dieser Region, von den Benediktinern über die Alpen in die Klostergärten gebracht. Das dürfte etwa im 11. Jahrhundert gewesen sein. Reichlich spät, wenn man bedenkt, daß man den Thymian schon mehr als 4000 Jahre als Gewürz- und Arzneipflanze nutzt. Etwa aus dem Jahr 2000 v. Chr. stammen Aufzeichnungen in sumerischer Keilschrift, aus denen hervorgeht, daß im heutigen Irak neben Dill und Koriander auch Thymian angebaut wurde.

Heute zieht man diese Staude in vielen Hausgärten und baut Thymian für Heil- und Gewürzzwecke in Großkulturen an. Neben Thymus vulgaris hat auch Thymus zygis, der spanische Thymian, Bedeutung erlangt. Beide Pflanzen sind als Arzneidrogenlieferanten vom DAB 9 (Deutsches Arzneibuch, 9. Ausgabe) zugelassen, weil sie reich sind an ätherischem Öl, dem Hauptwirkstoff des Thymians neben Gerb- und Bitterstoffen. Die wichtigsten Komponenten des ätherischen Thymian-Öls, Thymol und Carvacrol, zeichnen sich durch eine sehr starke desinfizierende Wirkung aus, weshalb man die Heilpflanze auch bei Magen- und Darmbeschwerden mit übelriechenden Stühlen und Darmgasen einsetzt. In der Hauptsache aber schätzt man den Thymian-Tee (auch das Thymian-Bad) bei Husten und Bronchialkatarrhen, bei Asthma und Silikose (Staublunge), besonders aber als Mittel gegen Reiz- und Krampfhusten sowie Keuchhusten der Kinder. Und wenn es im Hals kratzt, sich also eine Erkältung ankündigt, kann man durch Gurgeln mit Thymian-Tee den Anfängen wehren. Die heißen Dämpfe eines Thymian-Tees kann man auch inhalieren bei Husten, Schnupfen und Stirnhöhlenkatarrhen.

Das BGA erkennt die Wirkung des Thymian bei Bronchitis und Keuchhusten sowie bei Katarrhen der oberen Luftwege ausdrücklich an.

Daß Thymian ein gesundes Gewürz ist, dürfte hinreichend bekannt sein. Alle fetten Braten, vor allem Enten- und Gänsebraten, werden durch Thymian bekömmlicher und schmackhafter.

Thymian ist ein kleiner Halbstrauch aus der Familie der Lippenblütler (Labiatae Lamiaceae), der bis 40 cm hoch werden kann. Die vierkantigen Stengel sind kurz behaart und mit nur wenige Millimeter langen Blättchen besetzt. Die blaßrötlichen typischen Lippenblüten stehen in Ähren. Die ganze Pflanze duftet stark aromatisch. Man erntet das ganze Kraut zur Blütezeit, die in die Monate Juni bis August fällt, wobei man die Triebspitzen bevorzugt. Sehr gute Ware besteht lediglich aus den abgerebelten Blättchen und den Blüten, ohne die verholzten Stengelteile.

Anbau

Es gibt für den Gewürz- und Kräutergarten zwei Arten von Thymian, den Sommer- und den Winterthymian. In unseren Breiten muß man den Winterthymian wählen, denn er ist anspruchsloser. Er wächst auf trockenen Böden in warmer und sonniger Lage ausgezeichnet. Diese Genügsamkeit liegt in seiner Herkunft begründet, denn seine Heimat ist der trockene, warme und karge Mittelmeerraum.

Regelmäßiges Aufhacken des Bodens und Unkrautjäten sind die einzigen Arbeiten, die der Thymian zu seinem Gedeihen braucht. Sollten Sie in Ihrem Garten sehr schweren Boden haben, empfehle ich Ihnen, ihn mit Torf, Sand und ein wenig Komposterde »aufzulockern« – lassen Sie sich von einem Gärtner beraten.

Am einfachsten läßt sich Thymian aus Stauden heranziehen; am besten besorgen Sie sich beim Gärtner bereits ausgewachsene Stauden. Es ist nötig, alle drei bis fünf Jahre die geteilten und zurückgeschnittenen Stauden umzupflanzen.

Geerntet wird der Thymian – sowohl für arzneiliche als auch für Würzzwecke – während der Blütezeit. Man schneidet die Triebspitzen ab, trocknet sie an der Luft oder bei künstlicher Wärme (nicht über 35 °C), streift von den getrockneten Trieben die Blätter und Blüten ab, die man in gut schließenden Gefäßen aufbewahrt (→ Seite 12).

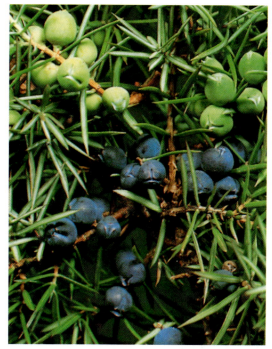
Wacholderbeeren

Wacholderbeeren:
Wirksam bei Rheuma, aber nicht ohne Nebenwirkungen

Es war Sebastian Kneipp, der Wacholderbeeren bei Rheuma und Gicht empfohlen hat, und seit dieser Zeit wird in der Volksmedizin die Wacholderbeer-Kur angewandt.
Juniperus communis L. wird der Gemeine Wacholder von den Botanikern genannt, die ihn in die Familie der Zypressengewächse (Cupressaceae) einreihen. Seine Scheinfrüchte, die Beerenzapfen, liefern uns die Gewürz- und Arzneidroge Juniperi fructus (Fructus Juniperi).
Der Wacholder, ein niederliegender Strauch oder ein säulenförmiger Baum mit anliegenden Zweigen, wächst an Berghängen, auf Heiden und Mooren, als Unterholz in lichten Wäldern und auf Triften. Seine etwa 1 cm langen Blätter, die Nadeln, sind starr und spitz. Sie stehen zu dreien, seltener auch zu vieren wirtelig beieinander. Die Blüten sind getrennt-geschlechtlich; weibliche und männliche Blüten kommen nur auf verschiedenen Pflanzen vor. Da sie grün und unscheinbar sind, fallen sie wenig auf. Nach der Befruchtung reifen die beerenartigen Früchte heran; bis zur Reife benötigen sie drei Jahre. Reife Früchte sind kugelrund, schwarzblau und im Durchmesser 5 bis 8 mm groß. Die dreistrahlige Spalte erinnert daran, daß die »Wacholderbeeren« – nach ihrer botanischen Bestimmung – Zapfen sind. Wegen der spitzen Blatt-Stacheln (nadelförmig ausgebildete Blätter) ist das Pflücken der Beeren schier unmöglich. Deswegen hilft man sich auf andere Weise: Man breitet Tücher auf dem Boden aus, klopft die reifen Beeren ab, um sie dann auf dem Tuch zu verlesen. Wir importieren die Droge aus Italien, dem ehemaligen Jugoslawien und Albanien. Die Handelsbezeichnung »italienisch« bedeutet, daß es große, ausgereifte Beeren sind, nicht aber, daß sie aus Italien stammen müssen. Der wichtigste Wirkstoff der Wacholderbeeren ist zweifellos das recht kompliziert zusammengesetzte ätherische Öl. Und hier sind auch die Nebenwirkungen zu suchen, denn bestimmte Stoffe dieses ätherischen Öls, nämlich alpha- und beta-Pinen, können die Nieren stark reizen.

Bitte beachten Sie
Wenn diese Gefahr auch bei der Einnahme von Beeren oder der Verwendung der Wacholderbeeren als Gewürz fast auszuschließen ist, sollte man dennoch bei Nierenschäden und in der Schwangerschaft auf die Anwendung von Wacholderbeeren verzichten.

Das Bundesgesundheitsamt beurteilt den Wirkungsbereich der Wacholderbeeren zurückhaltend. Trotz der guten Erfahrungen mit der Anwendung bei chronischem Rheuma und als Mittel zur Erhöhung der Wasserausscheidung werden Wacholderbeeren nur zur Behandlung von Verdauungsbeschwerden wie Aufstoßen, Sodbrennen und Völlegefühl empfohlen.

Anbau
Für den Hausgarten ist der Anbau nicht zu empfehlen.

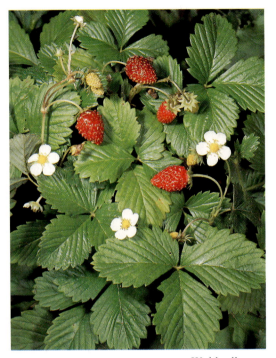

Walderdbeeren

Walderdbeere:
Es gibt kaum etwas Köstlicheres

Alle Gartenformen und Züchtungen, die vielen Rassen von Erdbeeren, die uns angeboten werden, stehen weit hinter der kleinen Walderdbeere zurück – sowohl im Geschmack als auch im Gehalt an Vitaminen und Mineralstoffen.

Kein Wunder also, daß die Medizin sich der Walderdbeere bedient. Genauer müßte es statt Medizin »Volksmedizin« heißen, denn obwohl es positive Berichte aus der Klinik dafür gibt, daß frische Walderdbeeren Leber- und Gallenfunktion verbessern, daß Erdbeertage (125 Gramm Walderdbeeren 3mal täglich 1- bis 2mal pro Woche) als Leberschutztherapie gelten, der Arzt wird sie kaum verordnen.

Walderdbeerblätter enthalten reichlich Gerbstoff, sind ein mildes Durchfallmittel und eignen sich deshalb bestens als Bestandteil in Haustees; auch in Tee-Mischungen gegen Rheuma, Gicht und Stoffwechselstörungen.

Fragaria vesca ist der botanische Name der Walderdbeere, die zur Familie der Rosengewächse (Rosaceae) gehört. Sie wächst an Wegböschungen, auf oder am Rande von Waldwegen, auf Holzschlägen und auf sonnigen Lichtungen in der Ebene bis hinauf an die Baumgrenze im Gebirge. Sie kommt auch heute noch recht häufig vor, doch – bedauerlich für den Sammler – bilden Waldbeeren kaum größere Flächenbestände.

Die Rosettenstaude bildet lange Ausläufer, die am Boden kriechen und sich an den Knoten bewurzeln. Walderdbeeren erreichen eine Höhe von 5 bis 20 cm. Die Blätter sind langgestielt, dreizählig, oberseits hellgrün, unterseits weißlich bis graugrün und behaart. Die Blüten bestehen aus fünf weißen Kronblättern, fünf grünen Kelchblättern und einem Außenkelch. Nach dem Verblühen wird der Blütenboden fleischig und bildet sich heran zur Scheinfrucht, die wir als Erdbeere kennen. Die kleinen, hartschaligen, glänzenden Nüßchen (Früchte) sind in die Scheinfrucht eingebettet. Walderdbeeren blühen von Mai bis Juni.

Anbau

Es ist sinnlos, sich Walderdbeeren in seinen Arznei- oder Gewürzkräutergarten holen zu wollen. Sie kümmern dort und bilden kaum Früchte aus. Wer hingegen einen Park besitzt und der Walderdbeere dort natürliche Lebensbedingungen bieten kann, sollte versuchen, dort einige Pflänzchen einzusetzen. Die bewurzelten Ausläufer werden im Frühsommer gesetzt; wenn die Umwelt der Pflanze paßt, wird sie sich gut entwickeln.

Weidenrinde: Lange vergessen – heute wieder gefragt

Als es noch kein Aspirin® gab, waren es die Wirkstoffe der Weidenrinde (aspirinähnliche Verbindungen), die zur Behandlung von Fieber, Kopfschmerzen und auch bei Rheumaschmerzen eingesetzt wurden. Außerdem war Weidenrinde wesentlicher Bestandteil verschiedener Tee-Mischungen. Dann aber, als man auf das Salicin und die Salicylglukoside der Weidenrinde nicht mehr angewiesen war, weil man die Acethylsalicylsäure einfach und billig herstellen konnte, geriet die Weidenrinde als Fieber-, Schmerz- und Rheumamittel in Vergessenheit. In der heutigen Zeit, in der man sich mehr und mehr auf natürliche Heilmittel besinnt, wird auch die Weidenrinde wieder als Fieber- und Schmerzmittel genutzt.

Bitte beachten Sie
Die Wirkstoffe können jedoch die Magenschleimhäute reizen, weshalb Menschen, die einen empfindlichen Magen haben, auf Weidenrinden-Tee verzichten sollten.
Nicht anwenden bei Bronchialasthma.

Das Bundesgesundheitsamt bescheinigt der Weidenrinde Wirksamkeit bei fieberhaften Erkrankungen, Kopfschmerzen und rheumatischen Beschwerden.
Die Teedroge, Salicis cortex (Cortex Salicis), ist die im Frühjahr von mittelstarken Ästen abgeschälte und getrocknete Rinde der verschiedenen Weidenarten wie Silberweide (Salix alba L.), Purpurweide (Salix purpurea L.), Korbweide (Salix daphnoides Vill.), Sal- oder Palmweide (Salix caprea L.), Bruchweide (Salix fragilis L.). Wir beziehen unsere Heildroge Weidenrinde aus dem ehemaligen Jugoslawien, Rumänien, Bulgarien und Ungarn.

Anbau
Der Anbau im Garten ist nicht zu empfehlen.

Weide

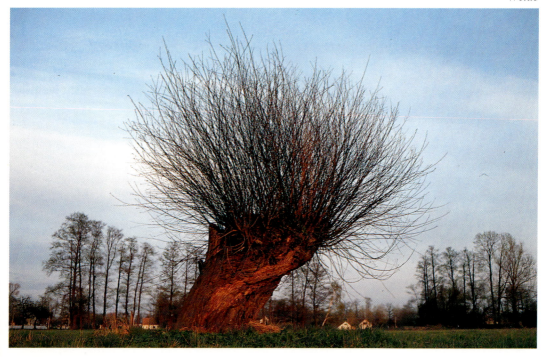

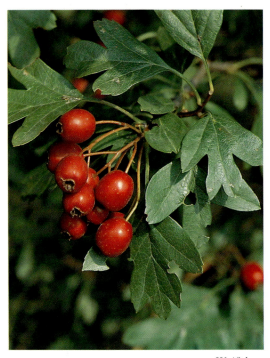

Weißdorn

Weißdorn: Stärkung für Herz und Nerven

Die Gattung Weißdorn (Crataegus) gehört in die botanische Familie der Rosengewächse (Rosaceae). Es handelt sich um Sträucher oder kleine Bäume, die mit spitzen Dornen an den Zweigen ausgestattet sind. Die weißen Blüten stehen in aufrechten Doldenrispen und erblühen im Mai oder Juni in unbeschreiblicher Üppigkeit. Blüten und Dornen haben der Pflanze den deutschen Namen gegeben. Andere Bezeichnungen sind Heckendorn, Hagedorn oder Zaundorn.

Weißdorn wächst in lichten Gebüschen und Hecken; an sonnigen Hängen und in lichten Wäldern ist er ebenfalls häufig anzutreffen.

Arzneilich verwendet werden Blüten, Blätter, auch Früchte verschiedener Crataegus-Arten, von denen die wichtigsten Crataegus laevigata, der zweigrifflige Weißdorn, und Crataegus monogyna, der eingrifflige Weißdorn, sind.

Obgleich es in mittelalterlichen Kräuterbüchern oft anders zu lesen steht, müssen wir annehmen, daß man den Weißdorn in der Antike nicht verwendet hat, zumindest nicht als Stärkungsmittel für das geschwächte Altersherz. Gesichert scheint lediglich, daß der Sirupus Senelorum des Leibarztes von Heinrich IV. von Frankreich (1553 bis 1610) ein Saft aus Weißdornfrüchten gewesen ist.

Als Heilpflanze spielt Weißdorn bei uns erst seit der Jahrhundertwende eine Rolle. Seine Wirkung ist wissenschaftlich weitgehend erforscht, das Anwendungsgebiet klar umrissen: Er hilft älteren und alten Menschen mit »überanstrengtem Altersherzen«, er hilft »gestreßten« Menschen mit überfordertem Herzen, mit nachlassender Leistungsfähigkeit, Druck- und Beklemmungsgefühl in der Herzgegend sowie Menschen mit leichteren Formen von Herzrhythmusstörungen.

Ein Tee aus Weißdornblüten, oder aus -blüten und -blättern gemischt, ist – kurmäßig angewandt – eine stärkende Labsal für das überlastete Herz. Es ist erwiesen, daß auch bei Dauergebrauch keine Nebenwirkungen zu befürchten sind.

Empfehlenswert ist eine Tee-Kur auch nach überstandenem Herzinfarkt; und daß der Weißdorn möglicherweise dem Herzinfarkt vorbeugt, ist nicht von der Hand zu weisen.

Die dem Weißdorn nachgesagte blutdrucksenkende Wirkung ist jedoch umstritten. Bei Bluthochdruck kann er nur als Begleittherapie genutzt werden.

Die Wirkstoffe des Weißdorn sind erforscht, doch man kann keinem dieser Inhaltsstoffe allein die Wirkung zusprechen. Procyanidinen, Flavonoiden und Arminen kommt zweifellos die Hauptwirkung zu.

Das Bundesgesundheitsamt nennt für Weißdorn-Tee folgende Anwendungsgebiete: Nachlassende Leistungsfähigkeit des noch nicht digitalisbedürftigen Altersherzens, Druck- und Beklemmungsgefühle in der Herzgegend, leichte Formen von Herzrhythmusstörungen.

Anbau

Am besten gedeihen Weißdornsträucher, die Sie in der Baumschule bekommen, auf lockeren, durchlässigen, leicht lehmhaltigen Böden. Sie mögen Sonne, vertragen notfalls aber auch schattige Lagen. Wenn Ihr Weißdornstrauch im Garten erst einmal Fuß gefaßt hat, dann brauchen Sie sich nicht mehr um ihn zu kümmern, denn diese Pflanze ist kaum anfällig und wird sehr alt. Sie läßt sich, wenn sie zu stark in die Höhe wächst, durch Zurückschneiden strauchig halten. (Weißdornsträucher sind Vogelschutz- und Vogelnährgehölze!)

Im Frühling entwickelt der Weißdorn eine üppige, weiße Blütenpracht, im Herbst leuchtendrote Früchte, die ein wenig an die Hagebutten, die Früchte der Wilden Rose erinnern. An den Früchten kann auch der Laie erkennen, daß der Weißdorn zu der Familie der Rosengewächse gehört. Die Blüten und die jungen Blätter ergeben einen ausgezeichneten Tee. Man erntet die Blüten, wenn sie sich gerade geöffnet haben, die Blätter, wenn sie voll entfaltet sind, trocknet das Sammelgut schnell und bewahrt es in gut schließenden Gefäßen auf.

Wermut:
Eine Wohltat für den Magen

»Die Medizin muß bitter schmecken, sonst nützt sie nichts.« Diese alte Volksweisheit stimmt auch hier im wahrsten Sinne des Wortes, vor allem, wenn wir an die zahlreichen Befindlichkeitsstörungen im Magen- und Darmbereich denken, ebenso an jene im Gallenbereich. Hier sind es nämlich die Bitterstoffe, die für vermehrte Verdauungssaftbildung sorgen, wodurch die Beschwerden sich meistens bessern. Wer die aufgenommene Nahrung nicht gut verdaut, wer sich nach dem Essen über Völlegefühl, Blähungen oder Druckschmerzen beklagt, wem das Essen »wie ein Stein im Magen liegen bleibt«, wer keinen Appetit hat, dem hilft ein bitterer Tee, besonders gut ein Wermut-Tee. Auch hat es sich gezeigt, daß Gallensteinträger durch rechtzeitige Einnahme von einer Tasse Wermut-Tee, sehr warm und schluckweise getrunken, einer Kolik vorbeugen können. Neben den Bitterstoffen ist es das ätherische Öl, das an der Wirkung beteiligt ist. Das Bundesgesundheitsamt ist bei der Beurteilung dieser wirksamen Heilpflanze etwas zurückhaltender, insbesondere was die Kolikvorbeugung bei Gallensteinen anbelangt; aber wohl nur, weil neuere Untersuchungen noch nicht vorliegen. Was aber die heilsame Wirkung bei Magenbeschwerden angeht, findet der Wermut auch dort Anerkennung; heißt es doch auf den Beipackzetteln der Standardzulassung unter dem Stichwort Anwendung: bei Magenbeschwerden, zum Beispiel durch mangelhafte Magensaftbildung; zur Appetitanregung. Als Gegenanzeigen werden Magen- und Zwölffingerdarmgeschwüre genannt. Bedeutsam ist der Wermut (auch sein milderer »Bruder«, der Beifuß, → Seite 147) als Gewürz für fette Speisen wie Enten und Gänsebraten, Bratkartoffeln, fetter Schweinebraten und fette Würste. Bei Gans und Ente gibt man ihn in die Fülle oder legt etwas Wermutkraut in die Bratpfanne. Ansonsten kann man auch mit gepulvertem Wermut würzen oder nachwürzen.

Wermut, die Botaniker nennen ihn Artemisia absinthium, gehört in die botanische Familie der Körbchenblütler (Compositae = Asteraceae). Im Volksmund kennt man ihn auch unter dem Namen Absinth, Artenheil, Bitterer Beifuß, Eberreis, Heilbitter, Magen- oder Wurmkraut.

Der Wermut ist eine ausdauernde Staude, die eine Höhe von 60 cm bis über 1 m erreicht. Wermut wächst aufrecht, verzweigt und trägt sowohl am Stengel als auch an den Blättern ein silbergraues Haarkleid, wodurch die ganze Pflanze einen Grauschimmer erhält. Dadurch unterscheidet sich der Wermut auch deutlich vom Beifuß,

Wermut

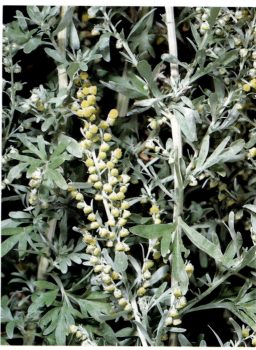

dessen Stengel braunrötlich überlaufen ist. Die Blätter des Wermut sind dreifach fiederspaltig, unten groß und nach oben zu kleiner, auch »einfacher« ausgebildet. Der Blütenstengel trägt zahlreiche halbkugelige, nickende, hellgelbe Blütenköpfchen (Beifußblüten sind meist rötlich), in reichblütigen, verzweigten Rispen angeordnet. Die ganze Pflanze riecht stark würzig.

Sowohl der Wermut als auch der Beifuß lieben sonnige Standorte an Wegrändern, Flußufern und Zäunen; der Beifuß ist dort jedoch häufiger anzutreffen.

Anbau

Diese ausdauernde Staude können Sie in Kübeln auf der Terrasse oder im Garten an sonnigen Plätzen ziehen. Am einfachsten ist es, wenn Sie sich bereits fertige Stauden in der Gärtnerei besorgen.

Am besten gedeiht Wermut auf kalkhaltigem und nährstoffreichem Boden. Stickstoffdünger sorgt dafür, daß die Triebe nicht zu stark verholzen.

Die günstigste Pflanzzeit ist der Herbst. Haben Sie sich eine große Staude besorgt, dann schneiden Sie sie zurück, denn das regt die Pflanze an, im nächsten Frühjahr üppig »auszuschlagen«. Alle drei bis fünf Jahre sollten Sie die gerade austreibenden Stöcke teilen und umsetzen.

Geerntet werden die blütentragenden End- und Seitentriebe, die man gebündelt an der Luft trocknet, dann trocken und dunkel aufbewahrt.

Als magenstärkendes Gewürz gibt man den Gerichten bei der Zubereitung ein kleines Triebstückchen zu, das sich nach dem Kochen leicht entfernen läßt. Als Tee verwendet man vor allem die Blätter und die Triebspitzen.

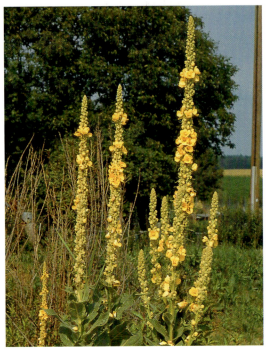

Wollblume

Wollblume (Königskerze): Schon bei den Griechen beliebt als Hustenmittel

Das ist gar nicht so verwunderlich, denn die beiden großen Königskerzenarten, die uns die arzneilich genutzten Wollblumen liefern, sind in Mittel-, Ost- und Südeuropa, Kleinasien, Nordafrika und Äthiopien beheimatet. Und Pflanzen, die so stattlich aussehen, die über viele Wochen immer neue Blüten ausbilden, zogen natürlich die Aufmerksamkeit der Menschen auf sich. Die Blüten wurden erfolgreich bei Erkältungskrankheiten, vor allem bei Husten, eingesetzt. Der Kaltauszug in Olivenöl, das sogenannte Königsöl, wurde als Wundöl geschätzt.

Bei uns war die Wollblume in alter Zeit zunächst nur eine Zauberpflanze, mit deren Hilfe man Blitz, Krankheit und durch böse Geister heraufbeschworene Gefahren abwenden wollte. Auch zum Fischfang in »verbotenen« Gewässern wurde sie zur Zeit Karls des Großen mißbraucht. Kocht man nämlich eine große Menge Königskerzenkraut mit Wasser aus und schüttet den Absud in Fischteiche, so entspannen die darin enthaltenen Saponine das Wasser so stark, daß es in die Kiemen der Fische gelangt, die dann in ihrem eigenen »Element« ertrinken. Seit Hildegard von Bingen die »Wullena«, wie sie die Wollblume nannte, gegen Brust- und Lungenleiden pries, wurde sie auch bei uns ein geschätztes Hustenmittel.

Heute sind die Blüten der Wollblume ein wirksamer Bestandteil verschiedener Hustentee-Mischungen, vor allem jener, die zähen Schleim lösen und herausbefördern sollen. Das Bundesgesundheitsamt empfiehlt Wollblumen bei Erkältungskrankheiten und Husten zur Reizlinderung und als Expektorationshilfe (Erleichterung des Abhustens).

Als Wirkstoffe müssen wir heute neben zahlreichen anderen Inhaltsstoffen vor allem den Schleim, die Saponine und die Flavonoide ansehen.

Die beiden arzneilich genutzten Wollblumenarten sind die Großblütige Königskerze (Verbascum thapsiforme) und die Gemeine Königskerze (Verbascum phlomoides), die in die botanische Familie der Braunwurzgewächse (Scrophulariaceae) eingereiht werde. Sie wachsen oft an Böschungen, Bahndämmen, steinigen Hängen, auf Ödland und können über 2 m hoch werden. An den langen, gelegentlich rispenartig verzweigten Blühstengeln sitzen dicht bei dicht, zu Büscheln von zwei bis fünf vereinigt, goldgelbe Blüten.

Anbau

Platz muß man für die Königskerze haben, denn die Pflanzen können eine Höhe von über 2 m erreichen. Der Anbau ist nicht schwer. Man besorgt sich zunächst Samen, die man im April oder im Mai in einem Gartenbeet aussät. Es bilden sich Blattrosetten aus, die man im Abstand von etwa 10 cm stehenläßt, um sie im Herbst an den Platz zu verpflanzen, an dem man sie haben möchte. Es muß eine sonnige, etwas windgeschützte Stelle sein. Besondere Anforderungen an den Boden stellen Königskerzen nicht, jeder Gartenboden ist ihnen recht.

Im nächsten Jahr bildet sich aus der Blattrosette der Blühstengel aus, der zu stattlicher Größe heranwächst. Nach der Blüte kann man die flachwurzelnden Pflanzen einfach ausreißen.

Wer erst einmal Königskerzen im Garten hat und eine Pflanze bis zur Samenreife stehenläßt, braucht sich um Nachwuchs nicht mehr zu sorgen. An allen möglichen Stellen findet er Blattrosetten, die er dann nur an die Stellen verpflanzen muß, an denen die Königskerzen erwünscht sind.

Geerntet werden die goldgelben Blüten nur bei schönem Wetter, wenn man einen auch optisch ansprechenden Tee erhalten will. Die günstigste Sammelzeit ist der späte Vormittag, wenn die Sonne den Morgentau abgetrocknet hat. Dann lassen sich die Blüten leicht pflücken. Es dürfen nämlich nur die Blütenkronen mit den daran sitzenden Staubgefäßen gesammelt werden. Ohne Aufschub müssen sie getrocknet werden, am besten im Backofen bei geöffneter Tür und einer Temperatur von 50 °C. Wenn die Blüten gründlich getrocknet sind, müssen sie sofort in gut schließende Gefäße gegeben werden. Da sie außerordentlich feuchtigkeitsempfindlich sind (sie werden grau und unansehnlich), sollte man in das Aufbewahrungsgefäß ein Trockenmittel geben (gelben Kieselgur oder Blaugel aus der Apotheke).

Zum Nachschlagen

Register

Abführ-Tee 62, 80
Abführmittel 63, 79, 80, 81, 116
Abführwirkung 117
Abnutzungserscheinungen, altersbedingte 123
Abwehrkräfte 81, 91
Achillea millefolium → Schafgarbe 198
Ackerschachtelhalm (Equisetum arvense) 141
Aegopodium podagra → Geißfuß 165
Afrikanische Teufelskralle (Harpagophytum procumbens) 124, 208
Aggressivität 99
Agropyron repens → Quecke 194
Akne 100, 101
Alkohol 58, 86
Allergien 72, 136
Allergiker 61
Alltagsstreß 98
Alter 112, 123, 137
Altershusten 121
Althaea officinalis → Eibisch 158
Amara acria 9
Amara aromatica 9
Amara tonica 9
Anetum graveolens → Dill 157
Angelica archangelica → Angelika 159
Angelika (Angelica archangelica) 159
Angina 10
Angina pectoris 131
Anisbonbons 126
Antidyskratika 70
Antriebsarmut 99
Apotheke 9
Appetit 9, 59, 60, 61, 97
Appetitlosigkeit 58, 60, 61, 67, 87, 97, 98, 99, 112, 113, 115
Arctostaphylos uva-ursi → Bärentraube 146
Arnica chamissonis → Arnika 143
Arnica montana → Arnika 143
Arnika (Arnica montana) 142
Artemisia absinthium → Wermut 215
Arteriosklerose (Arterienverkalkung) 130, 131
Arthritis 78
Arthrosen 78

Asthma 94, 121
Atemnot 94, 120
ätherisches Öl 9, 10, 114, 125, 140
Aufbereitung 9
Augentrost (Euphrasia rostkoviana) 143
Avena sativa → Hafer 166, 167

Badezusatz 11
bakterielle Infektion 105
Bakterien 9, 10
Baldrian (Valeriana officinalis) 144
Ballaststoffe 8
ballaststoffreiche Kost 63, 116
Bärentraube (Arctostaphylos uva-ursi) 145
Basilienkraut (Ocimum basilicum) 146
Basilikum (Ocimum basilicum) 146, 147
Bauchschmerzen 96
Behaartes Bruchkraut (Herniaria hirsuta) 156
Beifuß 147
Beinwell (Symphytum officinale) 148
Beklemmungsgefühle 131
Bergbohnenkraut (Satureja montana) 152
Beruhigung 98, 125, 133
Beruhigungsmittel 100
Beschriftung 12
Bettnässen 94, 95, 96
Betula pendula → Hängebirke 149
Betula pubescens → Moorbirke 149
Bewegung 63
Bewegungsmangel 70
Bindegewebe 11, 125
Birke (Betula)148
Bittermittel 9, 10
Bitterorange (Citrus aurantium) 150
Bitterstoffdrogen 9, 11
Bitterstoffe 9, 79, 114
Blähungen 8, 60, 61, 62, 66, 67, 90, 91, 94, 99, 114, 115, 131
Blasen-Tee 80
Blasenentleerung 122
Blasenleiden 112
Blasenschließmuskulatur 95
Blase 123
Blinddarmentzündung 96
Blutdruck 130
–, niedriger 120
Blutergüsse 136
Bluthochdruck 120, 132
Blutreinigungskuren 11, 80

Blutwurz (Potentilla erecta) 151
Blutzucker 118
Bockshornkleesamen-Tee 127
Bohnenkraut (Satureja hortensis) 151
Bohnenschalen (Phaseolus vulgaris) 152
Braunwurzgewächse (Scrophulariaceae) 143, 217
Brechreiz 77
Breitwegerich (Plantago major) 205
Brennessel (Urtica dioica) 153
Brombeerblätter (Rubus fruticosus) 154
Bronchien 11
Bronchitis, chronische 121
Bruchkraut (Herniaria glabra) 156

Calendula officinalis → Ringelblume 195
Carum carvi → Kümmel 180
Cassia angustifolia → Senna 204
Cassia senna → Senna 204
Centaurea cyanus → Kornblume 179
Centaurium erythraea → Tausendgüldenkraut 207
Cetraria islandica → Isländisches Moos 175
Chamomilla recutita → Kamille 176
Chelidonium majus → Schöllkraut 202
Citrus aurantium → Bitterorange 150
Coriandrum sativum → Koriander 178
Crataegus monogyna → Weißdorn 214

Darm 9, 58, 70, 116
-bewegung 114, 116
-geschwüre 64
-reizungen 77
-verschluß 62
Dekubitus 137
Depressionen 104, 105, 117, 119
Digitalis (Fingerhutarten) 119, 130
-therapie 130
Dill (Anetum graveolens) 157
Doldengewächse (Apiaceae) 157, 159, 164, 165, 178, 180
Dörrpflaumen 63, 64, 117
Droge 9, 10
Druckgefühl 58, 87
Duftöle 10

Register

Durchblutung 125
Durchblutungsstörungen 133
Durchfall 8, 10, 60, 61, 62, 77, 91, 94, 96, 117
Durchliegen 126
Durchliegeschäden 136
Durst 112

Echte Goldrute (Solidago virgaurea) 166
Eibisch (Althaea officinalis) 158
Einreibungen 78
Einschlafstörungen 104
Eiweißstoffe 10
EKG 131
Elektrolytverarmung 63, 116
Elymus repens → Quecke 194
Engelwurz (Angelica archangelica) 159
Entspannung 125, 126, 133
Entwässerung 81
Entzündungen 10
Enzian (Gentiana lutea) 160
Enzyme 12
Equiseti herba → Ackerschachtelhalm 141
Equisetum arvense → Schachtelhalm 141
erbliche Komponente 70
Erbrechen 58, 60, 62, 96
Erdrauchgewächse (Fumariaceae) 161
Erdrauchkraut (Herba fumariae) 161
Erdrauch 161
erhöhter Blutdruck 132
Erkältungen 8, 92, 93, 100, 112
Ernährung 65, 91
Ernährungsstörungen 90
Ernte 9, 140
-zeit 140
Eucalyptus globulus → Eukalyptus 161
Eukalyptus 161
Euphrasia rostkoviana → Augentrost 143
Euphrasia stricta → Augentrost 143

Fabaceae (Bohnengewächse) 152
Fasten-Tee 81
Faulbaum (Frangula alnus) 163
Fenchelhonig 91
Fenchel (Foeniculum vulgare) 163
Fettleber 86
Fettunverträglichkeit 75, 115
Feuchtigkeit 12, 140
Fieber 60, 90, 92, 94
Fingerhutarten (Digitalis) 130
Flavone 10
Fleisch 70
Flores Graminis → Heublumen

170
Flüssigkeitszufuhr 112
Foeniculum vulgare → Fenchel 164
Fragaria vesca → Walderdbeere 212
Frangula alnus (Faulbaum) 163
Frauenarzt 107
Frauenbeschwerden 104
Frühjahrskur 72, 81
Frühstücks-Kräutertee 59, 80
Fumaria officinalis (Erdrauch) 161
Fußbad, warmes 127

Galle 71, 84
-abflußstörungen 84
-abfluß 86
-bildung 86
Gallenbeschwerden 86
Gallenblase 84, 87
Gallenfunktion 9
Gallensteine 84, 85
Gallentropfen 85
Gallenwege 84, 87
Gartenbohnenkraut (Satureja hortensis) 152
Gärungserreger 10
Geißblattgewächse (Caprifoliaceae) 172
Geißfuß (Aegopodium podagraria) 165
Gelbsucht 86
Gelenkerkrankungen 72
Gelenke 78
Gelenkrheuma 124
Gelenkschmerzen 124
Gemeine Königskerze 217
Gentiana lutea –> Enzian 160
Gerbstoffdrogen 10
Gerbstoffe 10
Gewürze 113, 114
Gewürzkunde 114
Gicht 70, 71, 72, 73, 77, 80, 81
Gicht-Tee 76
Giersch (Aegopodium podagraria) 165
Giftpflanzen 130
Glycyrrhiza glabra –>Süßholz 207
Glykoside 11, 130
Glykosidrogen 11
Goldrute (Solidago virgaurea) 165
Gräser (Poaceae) 194
Großblütige Königskerze 217
Große Brennessel (Urtica dioica) 153
Grüne Minze (Mentha spicata) 193
Gurgelmittel 10
Gurgeln 11, 100
Gynäkologe 106

Haare 11
Hafer (Avena sativa) 166
Hagebutten (Rosa canina) 167

Halsweh 100
Hämorrhoiden 10
Hanfgewächse (Cannabinaceae) 173
Hängebirke (Betula pendula) 149
Harnentleerung 123
Harnröhre 122, 123
Harnsäure 70, 72
Harnsäure-Ausscheidung 75
Harnsäurekristalle 70
Harpagophytum procumbens → Teufelskralle 208
Hauptwirkstoff 8
Hausapotheke 67, 76
Haustee 8, 112
Haut 10, 11, 125, 126
-reizungen 72
-unreinheiten 11
-veränderungen 61
Heidekrautgewächse (Ericaceae) 146, 169, 193
Heidelbeeren (Vaccinium myrtillus) 169
Hepatitis 86
Herbstkur 72, 81
Herniaria glabra → Kahles Bruchkraut 156
Herniaria hirsuta → Behaartes Bruchkraut 156
Herz 113, 121, 125, 130, 131
-beschwerden 130
-enge (Stenokardie) 131
-infarkt 113, 130
-klopfen (Tachykardie) 130, 131
-kranzgefäße 119
-leistung 119
-muskel 119
-rhythmusströrungen 119
-schwäche 119
-störungen 10
-untersuchung 119
Herz, nervöses 133
Herz- und Kreislaufbeschwerden 116
Herz- und Kreislaufstörungen 112
Heublumen (Flores graminis) 170
Hexenschuß 72, 136
Hibisci flos → Hibiskusblüten 171
Hibiscus sabdariffa → Hibiskusblüten 171
Himbeerblätter (Rubus idaeus) 154
Hitzewallungen 107
Holunder (Sambucus nigra) 172
Homöopathische Mittel 81, 90, 91, 93, 94, 96, 101
Hopfen (Humulus lupulus) 173
Huflattich (Tussilago farfara) 30
Humulus lupulus → Hopfen 173
Husten 11, 92, 93, 100
Hydrolyse 11
Hypericum perforatum → Johanniskraut 175
Hypotoniker 133

219

Zum Nachschlagen

Inaktivität 104
Infektionskrankheit 93, 130, 132
Inhalationen 100, 125
Inhalieren 92, 93
Inhaltsstoffe 8, 9, 10, 105
Insektenstiche 137
Intimbereich 106
Ischias 72, 136
Isländisches Moos (Cetraria islandica) 30, 174

Johanniskraut-Öl 126
Johanniskraut (Hypericum perforatum) 175
Juckreiz 106
Juniperus communis → Wacholderbeeren 211

Kahles Bruchkraut (Herniaria glabra) 156
Kamille (Chamomilla recutita) 176
Kapillarbrüchigkeit 10
Keuchhusten 8, 93
Kieselsäure 11
Kieselsäuredrogen 11
Kinderkrankheiten 93
Kinderpsychologen 95
Kleine Brennessel (Urtica urens) 153
Kleinkinder 90, 91
Klimakterium 107, 109
Knochenbrüche 136
Kohletabletten 62
Kohlsaft-Kur 64
Koliken 84
Königskerze 216
Königskraut (Ocimum basilicum) 146
Konzentrationsmangel 98
Kopfschmerzen 104, 107, 109, 126
Korbblütengewächse (Asteraceae) 143, 165, 185, 195, 215
Koriander (Coriandrum sativum) 178
Kornblume (Centaurea cyanus) 48, 179
Kreislauf 113, 121, 125, 130
-beschwerden 131
-funktion 10
-schwäche 132
-störungen 10
Kreuzdorngewächse (Rhamnaceae) 163
Kümmel (Carum carvi) 180
Kürbiskernkur 123

Lavandula angustifolia → Lavendel 181
Lavandula officinalis → Lavendel 181
Lavandula spica → Lavendel 181

Lavendel (Lavandula officinalis) 181
Leber 71
-beschwerden 86
-diät 86
-erkrankungen 84
-funktion 9, 75
– -Tee 86
Leberschutz-Therapie 84, 85
Leinsamen 11
Lein (Linum usitatissimum) 182
Lichteinfall 12
Licht 140
Linde (Tilia) 183
Linum usitatissimum → Lein 182
Lippenblütler (Lamiaceae) 147, 151, 181, 186, 189, 190, 193, 198, 210
Löwenzahn (Taraxacum officinale) 185
Lungenemphysem (Lungenblähung) 121

Magen 9, 58
-, nervöser 59
-, überladener 58
Magen- und Darm-Erkrankung 61
Magen- und Darm-Tee 64
Magen-Beschwerden 116
Magen-Tee 67
Magen-Tropfen 67
Magendrücken 94
Magengeschür 58, 64, 65, 96
Magensäure 64
Magenschleimhautentzündung 67
Magenschleimhautreizung 58, 73
Magenschmerzen 77
Magenverstimmung 58, 99
Majoran-Salbe 91, 92
Majoran (Origanum majorana) 186
Malva silvestris → Malve 187
Malvengewächse 158, 171
Malve (Malva silvestris) 187
Mandelentzündungen 100
Mariendistelfrüchte 188
Masern 93
Matricaria chamomilla → Kamille 176
Melissa officinalis → Melisse 189
Melissengeist 109
Melisse (Melissa officinalis) 189
Menstruation 104, 106
Mentha aquatica → Wasserminze 193
Mentha piperita → Minze 193
Mentha spicata → Minze 193
Meteorismus 131
Migräne 104
Mineralien 12
Mineralstoffe 61, 125
Mitesser 100

Mittlerer Wegerich (Plantago media) 205
Mohngewächse (Papaveraceae) 161, 202
Monarda didyma → Melisse 189
Moorbirke (Betula pubescens) 149
Mumps 93
Mund- und Rachenschleimhautentzündungen 137
Mundspülen 11
Mundspülmittel 10
Muskeln, verkrampfte 137
Muskelrheuma 72, 78
Myrtengewächse (Myrtaceae) 161

Nägel 11
Nährstoffe, essentielle 70
Nasenschleimhaut 92
Nebenwirkstoffe 8
Nebenwirkungen 8
Nelkengewächse (Caryophyllaceae) 156
nervöse Beschwerden 104
nervöses Herz 133
nervöse Magenbeschwerden 59
nervöse Unruhe 130, 131
nervöse Verstimmungen 104
Nervosität 66, 98, 99, 106, 107, 120, 133
Niedergeschlagenheit 132
niedriger Blutdruck 120, 121
Niere 71, 73
Nieren-Tee 47, 53, 80
Nieren- und Blasentee, Indischer 190
Nierenleiden 112
Nierentätigkeit 80
Nikotin- und Alkoholmißbrauch 65

Oberbauch-Meteorismus 66
Obstessig auf Zucker 126
Obstessig mit Honig 77
Ocimum basilicum → Basilienkraut 147
Ödeme 11, 72
offene Beine 126
Ohrenschmerzen 92, 94
Öl, ätherisches 9, 10, 125, 140
Öldrogen 10
Origanum majorana → Majoran 186
Orthosiphonblätter (Orthosiphon spicatus) 190
Orthosiphon spicatus → Orthosiphonblätter 190

Parasiten 9
Passifloraceae 191
Passiflora incarnata → Passionsblume 191

220

Passionsblume (Passiflora incarnata) 191
Pedaliaceae 208
Periode 104
Peristaltik 116
Pfarrer Sebastian Kneipp 125
Pfefferminze (Mentha piperitae) 192
Pflanzenteil 140
Phaseolus vulgaris → Bohnenschalen 152
Phytotherapeutika 98
Phytotherapie 9, 72
Pilzinfektion 105
Plantago lanceolata → Spitzwegerich 205
Plantago major → Breiter Wegerich 205
Plantago media → Mittlerer Wegerich 205
Pomeranze (Citrus aurantium) 150
Potentilla erecta → Blutwurz 151
Preiselbeer-Mus 97
Preiselbeeren (Vaccinium vitis-idaea) 193
Primeln (Primula) 201
Primulaceae 201
Primula officinalis → Primel 201
Primula veris → Primel 201
Prostatabeschwerden 72, 107, 122, 123
Prostatavergrößerung 114, 123
Prostata 122, 123
Prostatakrebs 122
Prothesendruckstellen 137
Prüfungsängste 98
Prunus spinosa → Schlehdorn 200
Pubertät 100

Qualität 140
Quecke (Agropyron repens) 194

Radix Valerianae → Baldrianwurzel 145
Raucherhusten 121
Rauhblattgewächse (Boraginaceae) 148
Reizblase 49
Reizhusten 8
Reizmagen 58
Reizmilderung 11
Rekonvaleszenten 132
Rekonvaleszenz 130
Rheuma 70, 71, 72, 73, 77, 78, 79, 80, 123, 124, 126, 136
Rheuma-Bäder 77
Rheuma-Tee 74, 76, 80
Rheumatiker 85
Rhizinus-Öl 126
Ribes nigrum → Schwarze Johannisbeere 203

Ringelblume (Calendula officinalis) 195
Roemheld-Syndrom 66, 115
Rollkur 58, 65
Rosa canina → Hagebutte 167
Rosengewächse (Rosaceae) 151, 154, 200, 212, 214
Rosmarin (Rosmarinus officinalis) 196
Rosmarin-Bad 77, 121, 125, 133
Rosmarin-Wein 121
Rubus fruticosus → Brombeere 154
Rubus idaeus → Himbeere 154

Salbei (Salvia officinalis) 197
Salbenverband 126
Salicis cortex → Weidenrinde 213
Salix alba → Weide 213
Salvia officinalis → Salbei 198
Salvia pratense → Wiesensalbei 198
Sambucus nigra → Holunder 172
Saponine 11, 77
Satureja hortensis → Bruchkraut 151, 152
Satureja montana → Bruchkraut 152
Säuglinge 90, 91
Säuglingsschnupfen 91
saures Aufstoßen 65
Schachtelhalm-Hauhechel-Tee 48
Schafgarbe (Achillea millefolium) 198
Scharf- und Bitterreize 113
Scharfstoffe 10, 114
Schlafhilfe 118
Schlafkissen 118, 119
Schlafstörungen 94, 98, 108, 112, 117
Schlaf 118, 120
Schlankheits-Tee 81
Schlehdorn (Prunus spinosa) 200
Schlehen-Mus 97
Schleimhaut 10
Schleim 11
Schleimdrogen 11
Schluckauf 126
Schlummertrunk 118
Schlüsselblumen (Primula) 201
Schmerzlinderung 72, 73, 77, 126
Schmerzzustände, rheumatische 70, 72, 74, 123, 124
Schmetterlingsblütler (Fabaceae) 204, 207
Schnupfen 94, 100
Schöllkraut (Chelidonium majus) 202
Schonkost 61, 113
Schulschwierigkeiten 98
Schulstreß 101
Schwangerschaft 62, 73, 133

Schwarze Johannisbeere (Ribes nigrum) 203
Schweißausbrüche 107, 109
Schwellungen 136
Schwitzkuren 8
Sedativum 95
Sehnenrisse 136
Selbstbehandlung 58, 61
Senfkörner 63, 64
Senfmehl-Fußbad 109, 127
Senf 56, 57, 61, 65, 113, 114
Senna (Cassia senna) 204
Silberweide (Salix alba) 213
Silybum marianum → Mariendistelfrüchte 188
Silikate 11
Sodbrennen 58, 65
Solidago virgaurea → Goldrute 165
Sommerlinde (Tilia platyphyllos) 183
Sommersprossen 101
Speichelsekretion 114
Speisenunverträglichkeit 62, 66
Spitzwegerich (Plantago lanceolata) 205
Sport 136
Sportverletzungen 136, 137
Spurenelemente 12
Stachelbeergewächse (Grossulariaceae) 203
Steinbildung 85
Steingalle 84
Steinprophylaxe 85
Stickhusten 93
Stiefmütterchenkraut 206
Stillen 91
Stillzeit 62
Stoffwechselerkrankung 70
Stoffwechselvorgänge 70
Störungen beim Wasserlassen 122
Streß 70
Stillkinder 90
Strobuli Lupuli → Hopfenzapfen 173
Stuhlentleerung 116
Stuhlerhärtung 116
Stuhlgang 71
Stuhlträgheit 63, 80, 87, 113
Stuhlverstopfung 91, 112, 116, 117
Sumpfbrennessel (Urtica kioviensis) 153
Süßholzwurzel-Saft 64
Süßholz (Glycyrrhiza glabra) 207
Symphytum officinale → Beinwell 148

Talgdrüsen 100
Talgpfropfen 100
Tamarinden-Mus 63, 117
Taraxacum officinale → Löwenzahn 185

Zum Nachschlagen

Tausendgüldenkraut (Centaurium erythraea) 207
Tee-Kuren 8
Tee-Kur 9
Teufelskralle (Harpagophytum procumbens) 208
Thymian (Thymus vulgaris) 209
Thymus vulgaris → Thymian 209
Tilia cordata → Winterlinde 183
Tilia platyphyllos → Sommerlinde 183
Tinctura valerianae → Baldrian 145
tränende Augen 101
Tranquilizer 107
Traubenzucker 118
Trichomonaden 105
Trockenheit im Mund 126
Trocknen 140

Übelkeit 58, 60, 96, 104
Umschläge 126
Unausgeglichenheit 66, 107
Unpäßlichkeiten 104, 115
Unruhe 98, 100, 112, 117
Unterschenkelgeschwüre 126
Urin 70
Urtica dioica → Große Brennessel 153
Urtica kioviensis → Sumpfbrennessel 153
Urtica pilulifera → Pillenbrennessel 153
Urtica urens → Kleine Brennessel 153

Vaccinium myrtillus → Heidelbeeren 169
Vaccinium vitis-idaea → Preiselbeeren 193
Valeriana officinalis → Baldrian 144
vegetative Dystonie des kleinen Beckens 104, 106
Vegetativum 107
Veilchengewächse (Violaceae) 206
Venenleiden 125, 136
Verbascum phlomoides → Königskerze 217
Verbascum thapsiforme 217
Verbesserung der Durchblutung 126
Verdauung 9, 112
Verdauungsbeschwerden 75, 94, 96, 115
Verdauungsorgane 113
Verdauungssaft 56, 114
Verdauungsschwäche 60, 97, 98
Verdauungsapparat 114
Vergiftung 62
verkrampfte Muskeln 137
Verletzungen 136
Verschleimung der Bronchien 121
Verstopfung 62, 63, 75, 96, 116, 117
Viola tricolor → Stiefmütterchen 206
Viren 10, 100
Vitalisierung 125
Vitalniveau 113
Vitamine 12
Vogelbeeren-Preßsaft 76
Völlegefühl 58, 61, 67, 99, 114, 115
Vorsteherdrüse 122

Wacholderbeeren (Juniperus communis) 211
Walderdbeere (Fragaria vesca) 212
Warzen 101, 126
Wasserminze (Mentha aquatica) 193
Wasserstauungen 81
Wechseljahre 107, 108, 109, 126
Weidenrinde (Salicis cortex) 213
Weißdorn (Crataegus) 214
Weißfluß 104, 105, 106
Wermut (Artemisia absinthium) 215
Wiesensalbei (Salvia pratense) 198
Windpocken 93
Windsaft 90
Winterlinde (Tilia cordata) 183
Wirkstoffe 8
Wirkstoffgehalt 9
Wirkstoffgruppen 9
Wirkung von Heilpflanzen 8
Wollblume 216
Wunden 136
Würzen 61, 65, 113

Zahnen 94
Zahnfleischentzündungen 137
Zahnungsdurchfall 91
Zinnkraut (Equisetum arvense) 141
»Zipperlein« 123
Zwölffingerdarm-Geschwür 64, 65
Zypressengewächse (Cupressaceae) 211

Bücher, die weiterhelfen

Bachmann, Dr. med. Robert M.: *Rheumaschmerzen natürlich behandeln;* Gräfe und Unzer Verlag, München

Bachmann, Dr. med. Robert M., Lothar Burghardt: *Keippen für jeden;* Gräfe und Unzer Verlag, München

Collenberg, Dr. med. Irmhilt Rued von: *Wechseljahre – Beschwerden natürlich behandeln;* Gräfe und Unzer Verlag, München

Dorstewitz, Dr. med. H.: *Erkältung und Grippe natürlich behandeln;* Gräfe und Unzer Verlag, München

Eichborn, Benita von: *Gemüse aus der Vollwertküche;* Gräfe und Unzer Verlag, München

Flade, Dr. med. Sigrid: *Allergien natürlich behandeln;* Gräfe und Unzer Verlag, München

Keudel, Dr. med. Helmut: *Der große GU Ratgeber Kinderkrankheiten;* Gräfe und Unzer Verlag, München

Lützner, Dr. med. H.: *Wie neugeboren durch Fasten;* Gräfe und Unzer Verlag, München

Lützner, Dr. med. H, Million, H.: *Richtig essen nach dem Fasten;* Gräfe und Unzer Verlag, München

Marzell, Heinrich: *Die heimische Pflanzenwelt im Volksbrauch und Volksglauben;* Leipzig

Nassauer/Fröhlich-Krauel/Petzoldt: *Für Diabetiker. Das GU Bildkochbuch.* Gräfe und Unzer Verlag, München

Naturmedizin heute – Gesund werden mit sanften Mitteln und Methoden. Das Buch mit Disketten. Gräfe und Unzer Verlag, München

Pahlow, Mannfried: *Das große Buch der Heilpflanzen. Gesund durch die Heilkräfte der Natur;* Gräfe und Unzer Verlag, München

Pahlow, Mannfried: *Heilpflanzen-Kompaß;* Gräfe und Unzer Verlag, München

Pfeiffer, Dr. med. Amrei: *Magen-Darm-Beschwerden natürlich behandeln;* Gräfe und Unzer Verlag, München

Podlech, Dr. rer. nat. Dieter: *Naturführer Heilpflanzen;* Gräfe und Unzer Verlag, München

Pospisil/Schwandt/Richter: *Cholesterinspiegel senken;* Gräfe und Unzer Verlag, München

Schindler, H.: *Die Heilkräfte der Natur;* Wien

Schmidt, Dr. med. Hans G.: *Krampfadern natürlich behandeln;* Gräfe und Unzer Verlag, München

Stellmann, Dr. med. H. M.: *Kinderkrankheiten natürlich behandeln;* Gräfe und Unzer Verlag, München

Stumpf, Werner: *Homöopathie;* Gräfe und Unzer Verlag, München

Weiß, Rudolf F.: *Lehrbuch der Phytotherapie;* Hippokrates Verlag, Stuttgart

Zauner, Renate: *Rückenschmerzen natürlich behandeln;* Gräfe und Unzer Verlag, München

Impressum

Der Autor

Mannfried Pahlow, Apotheker i.R., war über 40 Jahre praktizierender Apotheker in Bogen und ist anerkannter Heilpflanzenexperte. Er veröffentlichte Beiträge zur Phytotherapie, schrieb Bücher über Heil- und Gewürzpflanzen (darunter *Das große Buch der Heilpflanzen, Mit Homöopathie natürlich behan-deln*) und erhielt 1962 von der Deutschen Pharma-zeutischen Gesellschaft die Sertürner Medaille. Zahlreiche weitere Auszeichnungen folgten.

Bildnachweis:

de Cuveland: 165. Eigstler: 142, 160, 185, 195, 197, 199, 203. Eisenbeiss: 4, 110, 128, 144. Fischer: vordere Umschlaginnenklappe unten links, unten rechts. Hagen: 208. König: 153, 178, 192, 205. Photo-Center Greiner & Meyer: 28, 88, 172, 186, 212. Reinhard: vordere Umschlaginnenklappe oben links, 16, 53, 54, 102, 138, 147, 154, 161, 166, 170, 173, 175, 181, 196, 208, 211. Reuter: 145, 180, 182, 188, 190, 204, 207. Riedmiller: hintere Umschlaginnenklappe, 149, 162, 213, Umschlagrückseite. Schacht: 150. Scherz: Titelbild, vordere Umschlaginnenklappe oben rechts, 40, 68, 148, 155, 163, 167, 168, 169, 184, 187, 200, 201, 206, 214, 216. Schimmitat: 143, 151, 156, 159, 179, 193, 202, 209. Schrempp: 82, 134, 141, 152, 164, 174, 194, 215. Skogstad: 146, 157, 189. Strauß: 171, 191. Wothe: 2/3, 158, 177.

© 1992 Gräfe und Unzer Verlag GmbH, München
Alle Rechte vorbehalten. Nachdruck, auch auszugsweise, sowie Verbreitung durch Film, Funk und Fernsehen, durch fotomechanische Wiedergabe, Tonträger und Datenverarbeitungssysteme jeder Art nur mit schriftlicher Genehmigung des Verlages.

Redaktion: Doris Schimmelpfennig-Funke
Lektorat: Anne Kaspar, Michael Kurth
Herstellung: Michael v. Bressensdorf
Bildredakton: Christine Majcen-Kohl
Umschlaggestaltung: Heinz Kraxenberger
Reproduktionen: ORD, Gronau
Satz: GSD, München
Druck: Appl, Wemding
Bindung: Kraus, Kempten

Auflage	6.	5.	4.
Jahr	98	97	96

ISBN 3-7742-1387-9

Unser Gesundheits- Programm

Um dauerhaft gesund zu bleiben, vertrauen viele Menschen heute wieder auf die eigenen Kräfte und gehen bewußter mit Körper und Seele um. Die **Ratgeber Gesundheit** von Gräfe und Unzer bieten Expertenrat zu aktuellen Gesundheitsthemen und eine Fülle von praktischen Übungsprogrammen. Sie zeigen, wie man die eigenen Kräfte mobilisieren und das Wohlbefinden steigern und erhalten kann.

Intensiv und umfassend informieren die **Großen GU Ratgeber** über wichtige Themen wie „Homöopathie", „Fasten", „Ätherische Öle" und „Heilpflanzen".

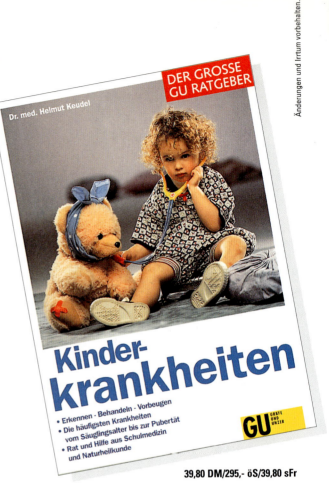

39,80 DM/295,- öS/39,80 sFr

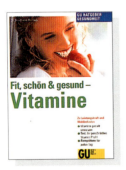 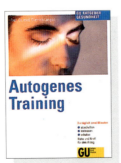 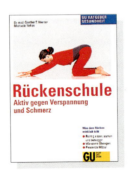 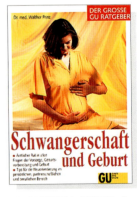

19,80 DM/145,- öS/19,80 sFr   19,80 DM/145,- öS/19,80 sFr   19,80 DM/145,- öS/19,80 sFr   39,80 DM/295,- öS/39,80 sFr

Mehr draus machen. Mit GU.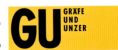

Änderungen und Irrtum vorbehalten.